手术室护理与管理

主 编　薛　明　王晓娟　梁　姣　刘　倩
　　　　于卓梅　李春燕　程思思

四川科学技术出版社

图书在版编目(CIP)数据

手术室护理与管理/薛明等主编. —成都:四川
科学技术出版社,2023.7
ISBN 978 - 7 - 5727 - 1014 - 8

Ⅰ.①手… Ⅱ.①薛… Ⅲ.①手术室—护理②手术室
—管理 Ⅳ.①R472.3②R612

中国国家版本馆 CIP 数据核字(2023)第 125784 号

手术室护理与管理

SHOUSHUSHI HULI YU GUANLI

主　编　薛　明　王晓娟　梁　姣　刘　倩　于卓梅　李春燕　程思思

出 品 人　程佳月
责任编辑　李迎军
封面设计　刘　蕊
责任出版　欧晓春
出版发行　四川科学技术出版社
　　　　　成都市锦江区三色路 238 号　邮政编码 610023
　　　　　官方微信公众号:sckjcbs
　　　　　传真:028 - 86361756
成品尺寸　185mm×260mm
印　　张　17.25
字　　数　410 千
印　　刷　成都博众印务有限公司
版　　次　2023 年 7 月第 1 版
印　　次　2023 年 7 月第 1 次印刷
定　　价　78.00 元

ISBN 978 - 7 - 5727 - 1014 - 8

邮　　购:成都市锦江区三色路 238 号新华之星 A 座 25 层　邮政编码:610023
电　　话:028 - 86361770

本书编委会

主　编　薛　明　王晓娟　梁　姣　刘　倩　于卓梅
　　　　　李春燕　程思思
副主编　何　荷　张　睿　郑　颖
编　委　（排名不分先后）
　　　　　薛　明　泰安市妇幼保健院
　　　　　王晓娟　新疆医科大学附属中医医院
　　　　　梁　姣　新疆医科大学附属中医医院
　　　　　刘　倩　夏津县人民医院
　　　　　于卓梅　滨州医学院烟台附属医院
　　　　　李春燕　威海市妇幼保健院
　　　　　程思思　昆明医科大学第一附属医院
　　　　　何　荷　昆明医科大学第一附属医院
　　　　　张　睿　昆明医科大学第一附属医院
　　　　　郑　颖　昆明医科大学第一附属医院
　　　　　付　虹　平阴县中医医院

前　言

　　随着医学科学技术的飞速发展,医院的医疗设备、护理理念与护理技能都发生了较大改变,为了实现"科技兴护"的目标,全面提高手术室护理人员整体素质、理论知识及专业技能,我们特组织了全国手术室护理专家、学者,在繁忙的工作之余,参考最新国内外文献,编写了这部《手术室护理与管理》一书。

　　本书共分8章,涵盖了手术室的发展、布局与环境、组织结构和管理、基础护理技能、消毒物品的管理、常用消毒灭菌方法、麻醉与护理配合、输血与输液技术等领域。体现了新理论、新概念、科技创新及新举措,实用性强,具有可操作性,可作为在职手术室护理人员的业务参考书。希望该书的出版能对手术室护理可持续性发展产生积极而有效的影响。

　　由于本书编写时间仓促,又限于编者水平,错误和疏漏之处在所难免,敬祈广大读者指正。

编　者

2022 年 11 月

目　录

第一章　手术室的发展

手术室是怎么发展而来的呢？外科手术的历史可以追溯到遥远的新石器时代。随着时代的进化，外科学得到了飞速发展，而外科学的发展又带动了无菌法和消毒法的发展。到了19世纪，麻醉学诞生，首例麻醉下的手术诞生于1846年，由美国一位牙科医生完成。尽管当时的场地设在图书馆的教室内，尽管没有一个人身着白大衣，但是这的确揭开了手术室历史的序幕。

一、手术室的进化

第一代手术室我们称为创世纪简易型手术室。医学在进步，1886年，随着细菌学的发展，蒸汽灭菌法诞生；1887年，手术时的洗手法开始使用；1897年，手术时开始使用口罩；1898年，开始使用手术衣，至今均已有100年以上的历史。

20世纪的欧洲，医院分散的各个病房内，开始各自配置相关的手术室，手术室进入第二代，我们称为分散型手术室。1937年，法国巴黎万国博览会召开，现代模式的手术室在那个时期正式创立。

20世纪中期，病房开始集中化，手术室也进入第三个时代：集中型手术室。1955年，日本东京大学集中型中心手术部正式开设，揭开了日本集中型手术室的帷幕；1963年，平面布局为中央供应型的手术室在美国诞生；1966年，世界上第一间层流洁净手术室在美国的巴顿纪念医院设立；1969年，英国卫生部推荐的平面布局手术室，就是今天被广泛使用的污物回收型手术室的雏形。

21世纪后，医学的飞跃发展提供了一个崭新的医疗环境，第四代手术室步入我们的时代。

二、手术室的现状和发展趋势

据 Frost & Sullivan2019 年调查报告，美国和欧盟5国的医院手术室产品及解决方案的市场规模为45亿美元。

机器人辅助手术设备（RASDs）的快速发展有望开创一个手术室新时代，带来井然有序的外科手术环境，使患者免受感染之苦，并利用智能和高效的工具，提高服务的精准性和可预测性。35%~45%的手术室将成为一体化手术室；到2030年，随着手术室逐渐成为外科各科室枢纽，未来将向轴辐模式转变，价格合理，易于使用，惠及更多人群。一体化手术室是随着微创技术的发展而诞生的一个新的医疗项目，它是以打造高效率、高安全性手术室以及提供手术室对外交流平台为目的的多个系统（如医学、工控、通信、数码等）的综合运用。

现阶段，数字化医院是未来医院的发展方向，而建成数字一体化手术室系统是医院实现数字化管理的标志工程，能够提高医院的知名度。该系统实施后，医院能在充分利用现有设备的基础上，减少患者的等待时间，提高患者的满意度，能够吸引更多的患者，为医院带来更多的收益。同时为管理者提供有效的实用工具，医院可实时、有序、系统及监督性管理，提高医院设备资源利用率，完成医院患者信息的科学、系统的积累，提高诊疗保险，减少投资风险性，为医院创造极好的社会效益和经济效益。

数字一体化手术室，是将净化工程与信息数字化完美融合，将所有关于患者的信息以最佳方式进行系统集成，使手术医生、麻醉医生、手术护士获得全面的患者信息、更多的影像支持、精确的手术导航、通畅的外界信息交流，为整个手术提供更加准确、更加安全、更加高效的工作环境，也为手术观摩、手术示教、远程教学及远程会诊提供了可靠的通道。

从医院的需求角度来讲，数字一体化手术室一定要满足以下几个特点：

1）实时共享手术视频和医学影像资料，全程高清手术直播，实现远程教学和远程会诊。

2）全面整合手术周边信息接入［数字减影血管造影（DSA）、腔镜、超声、术中影像等］，任意路由切换。

3）手术室设备集中控制（环境、视频、音频、医疗设备等），触控一体化操作。

4）手术进程信息互通，提高工作效率，改善医患关系，提升就医体验。

5）物联网应用，实现人员、设备定位追踪，手术进程实时监控。

6）围术期整体临床信息解决方案，全面整合医院信息系统（HIS）、实验室信息系统（LIS）、影像归档和通信系统（PACS），实现信息互联互通。

7）建立麻醉专家咨询及预警系统，提高麻醉质量，减少麻醉意外。信息数字化与净化工程整体设计，一体化施工，真正实现手术室的高效智能、灵活扩展。

8）通过商业智能（BI）分析，为手术室决策提供数据支持，全面提升数字一体化手术室管理水平。

手术室是现代医学技术与工程技术结合的产物，是医院外科核心部分；洁净手术室是现代化医院的一个重要标志，它体现了现代化医院的设施水平、医疗水平和管理水平。净化与数字化结合的手术室是未来数字一体化手术室发展的趋势。洁净手术室要严格控制人员流动，完善的内部通信系统，可保障术中医务人员的信息沟通。为了直观地了解有手术的房间使用情况，安装全方位数字电视监控系统也已成为必需。手术安排、人员安排、器材的消毒和消耗品储备管理，以及每台手术的全过程记录管理（时间、人员、麻醉、手术信息发布）等，这一系列复杂的过程也要进行计算机综合信息管理。通过在手术室内设立中央控制室，对这些设备和系统进行集中控制和管理，整合成一个中央控制系统这样可以直观显示并控制整个手术室内状况，同时经过接口也可与外界进行信息交流。

数字一体化手术室主要包括四个组成部分：数字一体化手术室影音管理系统、数字一体化手术室集中控制系统、数字一体化手术室存储系统和数字一体化手术室交互式示教系统。具体设备如下。

1. 集成了内置摄像机的手术照明设备

通过触摸屏进行中央控制的手术照明设备、内置摄像机的室内照明设备。

2. 手术室设备

通过触摸屏进行中央控制，预编程的系统配置节省了手术准备和更替时间。

3. 手术床

采用触摸屏控制的可调性手术台。

4. 档案管理

记录手术中发生的重要事件。

5. 视频转播

可灵活获取图像数据。

6. 视频会议

能够在无菌区里使用的专业通信工具。

7. 吊臂

可以整洁和安全摆放设备。

8. 液晶显示器

紧凑的体积、清晰的图像质量。

9. 触摸屏

使用方便，从无菌区直接监测和控制。

目前认为，这是一种未来的模式，能够满足大部分目前无法释放的需求。这种连接可以确保中枢提供全方位的服务，而被连接的机构像辐条一样相互作用，追踪患者，并按指定路线发送到相关中枢。在美国和欧洲，有70%～75%的大医院已经采用手术室管理解决方案。

三、现代手术室平面布局类型

（一）流线分离与平面布局类型

手术室优化平面布局的目的之一是要求最大限度地保持手术室环境接近无菌的清洁环境，减少手术导致的创伤和感染。尽管不可能达到无菌状态，但是，以手术室为中心的清洁区域与手术室外的非清洁区域的划分，中间亚清洁带的设置，以及如何处理人员和物品的流向（或称流线）仍然是我们的设计重点。

（二）手术室的平面布局类型如下。

1. 中央清洁型

洗完手的医生和护士以及灭菌器材，都从中央清洁侧进入手术室，手术后则从反对侧（外周走道侧）离开手术室。患者则都从外周走道侧进出。

2. 中央供应型

有升降机或电梯运来的灭菌材料，通过中央厅送入各个手术室。在中央厅里面工作的人员则必须进行洗手和换衣后进入其中。其他的人员包括洗手医生、护士和患者都从外周走道侧进入和离开手术室。使用后的器材则由外周走道侧搬出手术室。

3. 外周供应型

平面布局大致上与中央供应型几乎相同，只是手术室周围的灭菌器材，洗手医生、护士等工作人员、患者的流向正好相反。

4. 污物回收型

从防止感染的观点出发，使用后的被污染器材、脓盆吸引瓶等的处理被认为最为重要。这样，使用后的器材和手术室中所产生的废弃物则由外周走道侧送出。其他的任何器材、工作人员、患者等的出入则全部由中央侧进出。

5. 单向通过型

此类型则是，无论是患者，工作人员还是器材的流向都单方向进行，不允许逆向。不允许清洁流向与非清洁流向交叉。是最彻底的设计方案。

（薛明）

第二章　手术室布局与环境

第一节　普通手术室

手术室的建筑，以"工"字形为宜，位置应设在清洁和安静条件较好的部位和楼层，如医院建筑的顶层或单独一侧，有垂直及水平交通，并与各手术科室、血库、病理室、化验室、放射科毗邻，以便联系。手术室应设有供水、供电、供氧及吸引系统，隔音、空气净化、湿度及温度调节装置。室温应保持在 22～25℃，相对湿度为 45%～50%。手术间的数量应根据医院性质、规模和任务量而定。可设集中手术间和分散型的各科手术间及隔离手术间。普通手术间的面积一般为 36～48 m²。小手术间为 24～30 m²。手术间以朝北方向为宜，如为朝南方向可采用有色玻璃窗，以避免光线直射影响手术视野。手术间应设较宽的出入口，自动控制，双轴弹簧门或踏式感应自动开关门，窗户口宽大，装有双层磨砂玻璃，地面以水磨石等便于清洁的材料制成，并需设排水孔，墙壁可用淡绿色瓷砖砌成钝角便于刷洗。走廊宽度为 2.2～2.5 m，教学医院可在手术台的上方设电视和录像系统，另设放像室以供学生观看手术操作。手术室还设有附属间，按清洁无菌原则可分为：①无菌区，包括洗手间、手术间、无菌物品储藏间、煮沸间。②相对无菌区，包括器械间、敷料间、洗涤间、消毒间、麻醉复苏间及麻醉准备间；③非无菌区（清洁区），包括值班室、办公室、更衣室、淋浴室、贮藏间、杂用间、放像室及示教室等。

一、手术间

手术间分为三种：①无菌手术间，供各科无菌手术用，设在最不受干扰处；②相对无菌手术间，供胃肠等手术用；③有菌手术间，供感染隔离手术用。手术间布置应力求简洁。家具应用坚固耐湿的材料制成，以便清洁及消毒。各种物品应有固定放置地点，术中备用物品各间统一固定位置放于壁柜内。手术间的基本配备设万能手术台、麻醉台、升降托盘、器械台、药柜、敷料架、脚凳、聚光灯、无影灯、吸引器、中心供氧设备、污敷料桶、时钟、阅片灯等。现代手术室要求设层流式无菌手术间，使手术间空气通过高效过滤消除尘粒和细菌，气流从一侧墙壁吹出，由对侧墙壁吸入，呈水平层流，多用于开展无菌手术，如器官移植、心胸手术等。

二、消毒间

设高压灭菌锅和煮沸灭菌设备。室内设排气孔道，要求用机械通风。

三、器械间

设玻璃柜，放置各种手术器械。

四、无菌物品储藏间

储藏各种已灭菌的手术包等。

五、洗涤间

设洗手池、干燥箱、污水和污敷料处理池，并应设有污敷料的投送管道。

六、杂用间

存放平车、输液架等物品。

七、麻醉准备间

麻醉准备间是先给患者进行麻醉诱导，再送患者进入手术间，以缩短连台手术的等待时间，也减轻患者对手术间的恐惧。

八、麻醉恢复间

由麻醉医生和护理人员管理，备有必要的仪器设备和急救药品，观察、护理全身麻醉（简称全麻）术后患者，待患者完全清醒后送回病室。

第二节 洁净手术室

洁净手术室是指采用一定的空气洁净措施，使手术室内的细菌数控制在一定范围和空气洁净度达到一定级别。建设洁净手术室是当代医院发展的必然趋势。

一、手术室洁净原理

引起手术感染的途径大致有三种：直接接触感染、患者自身的感染和浮游于空气中的病菌落入伤口而引起的感染。据有关资料报道：25%的伤口感染是由浮游于空气中的病菌引起的，包括病房、换药室和手术室多个环节，因此也要注意控制带菌者出入无菌间。

手术室洁净措施就是要清除浮游于空气中的病菌，减少由此引起的术后感染。其方法有：控制浮游粒子发生量；迅速有效地排出室内已发生的浮游粒子；有效阻止室外浮游粒子进入室内。

1. 非单向流洁净室原理（也称乱流洁净室原理）

经过过滤除菌的干净气流由送风口送入室内，然后向四周扩散、混合，同时把差不多同样流量的空气从回风口排走。这股气流稀释着室内的污染空气，把原来污染严重的空气冲淡，保持相对平衡状态。

2. 单向流洁净室原理（也称层流洁净室原理）

单向流洁净室就是在室内从送风面到回风面经过滤和除菌的气流流经途中的断面几乎没有变化，加上送风静压箱和高效过滤器的均压均流作用，使全室断面上的空气流速均匀，没有涡流。也就是说在洁净室内，干净气流不是一股或几股，而是充满全室，洁净原理不是依靠掺混稀释作用，而是依靠推出作用，将室内污浊的空气沿整个断面排至室外，从而达到净化空气的目的，有人称这种洁净空气流为"洁塞流""平推流"。

净化技术通过正压净化送风气流控制空气洁净度来达到无菌的目的。根据送风气流方式不同，净化技术可分为紊流系统和层流系统两种。

二、洁净手术室的净化标准

空气洁净的程度是以含尘浓度衡量。含尘浓度越低洁净度越高，反之洁净度则越低（见表 2 - 1）。

表 2 - 1　洁净手术室的等级标准

等　级	手术室名称	级　别	手术区浮游菌最大平均浓度（个/m³）
Ⅰ	特别洁净手术室	100 级	≤5
Ⅱ	标准洁净手术室	1000 级	≤25
Ⅲ	一般洁净手术室	1 万	≤150
Ⅳ	准洁净手术室和辅助用房	30 万	≤175

三、洁净手术室的空气净化技术

洁净手术室的空气净化系统主要由空气处理器，初、中、高效过滤器，加压风机，空气加温器，回风口及送风口等组成。目前采取的净化措施是在空调技术上采用超净化装置自动调节。手术室的空气净化技术是通过初、中和高效三级过滤控制室内尘埃含量。通过采用不同气流方式（乱流式气流、垂直层流和水平层流）和换气次数（中国标准是 1 万级 25 次/小时，10 万级 15 次/小时）可使空气达到一定级别的净化标准。

1. 乱流式气流

乱流式气流不平行、方向不单一和流速不均匀，而且有交叉回旋的气流；除尘率较差，可用于 1 万级以下的手术室，适用于污染手术间和急诊手术间。

2. 垂直层流

垂直层流是将高效过滤器装在手术室顶棚内，垂直向下送风，两侧墙下部回风。

3. 水平层流

水平层流是在一个送风面上布满过滤器，空气经高效过滤平行流经室内。

采用后两种层流方式的洁净室又称单向流洁净室。恰当流速的层流能使手术室内的气流分布均匀，不产生涡流，并能将浮动在空气中的微粒和尘埃通过风口排出手术室，最大限度减少了手术室内细菌传播的媒介。

洁净手术室的净化空调系统应与辅助用房的净化空调系统分开设置，各洁净手术室宜采用独立设置的净化空调机组。

四、洁净手术室平面结构和分区

洁净手术室在手术室的平面结构上有尽端布置、侧面布置、核心布置、环行布置等形式，一般分为 3 个区，即非限制区、半限制区、限制区。非限制区设在最外侧，包括办公室、会议室、标本室、污物室、资料室、电视教学室、值班室、更衣室、医护人员休息室、手术患者家属等候室等；半限制区在中间，包括器械间、敷料间、洗涤间、消毒灭菌间、手术间外走廊、麻醉恢复间、石膏间等；限制区在内侧，包括手术间、刷手间、手术间内走廊、无菌物品储藏间、储药、麻醉准备间等。为保持环境洁净，3 个区必须严格区分或隔离。

五、洁净手术室主要房间配置

包括手术间和附属工作间。手术间分 3 类：①无菌手术间，供心血管手术、甲状腺手术、疝修补术、骨关节手术等无菌手术使用，设在限制区的最里侧；②相对无菌手术间，供可能污染的手术使用，如胃肠手术；③污染手术间，供感染手术使用，如阑尾穿孔的手术，设在限制区的最外侧。另可设置急诊手术间或感染手术间，安排在靠近外走廊处。

附属工作间包括洗涤间、敷料间、消毒灭菌间、器械间、刷手间、麻醉准备间、麻醉恢复间等，应分别安置在合理的位置上。

六、洁净手术室室内设置要求

中心供氧、中心吸引、中心空气调节以及高效的层流式空气净化装置等是现代化大型手术室的必备条件，此外应有心电监护、移动式 C 臂 X 线机，以及闭路电视设备、电视录像装置、参观台以供教学、参观之用。为保证不因意外停电影响手术，还应有双电源或备用的供电装置。

七、洁净手术室的管理

1. 设感染监控领导小组

该领导小组由科室主任、护士长、器械打包护士、维修技师和感染监控护士组成，负责制定工作制度和质量标准，做到管理有章可循、质量评价有量化标准。各自的工作职责分别为：

1）科主任、护士长：主要负责成员的培训教育与各环节质量跟踪。

2）器械打包护士：负责落实物品的消毒、灭菌。

3）维修技师：负责净化空调机组的检测、清洁和保养。

4）感染监控护士：负责手术环境、物品表面及手术人员手的细菌监测、结果分析、资料储存及信息上报工作。

2. 严格管理人流、物流

1）严格控制人员进出：一台手术参观人员不超过 3 人。开展特殊手术，可通过录像转播进行参观。特殊感染手术，拒绝无关人员参观。

2）严格着装管理要求：进入手术室的工作人员必须按规定穿戴手术室所备的衣、裤、鞋、帽、口罩等，离开时将其放在指定位置；手术患者一律贴身穿干净病号服，由交换车接送，戴隔离帽，步行者换鞋。

3）严格管制手术间门户：手术人员及参观者进入手术室后，迅速到指定位置，尽量减少人员走动，不可互串手术间。通向外走廊的门，减少术中打开次数。按专科相对固定手术间，所用物品定位放置，减少人员进出手术间的次数。

4）严格分离洁、污流线：设立手术室医护人员通道、手术患者通道和污物通道。将医护人员、患者以及洁净物品的流线作为洁净流线；手术后器械、敷料、污物等的流线作为污物流线，严格区分，以保障洁净手术室空气的洁净度及手术流程的需要。

5）划分无菌、急诊和感染手术间：急诊手术间在手术室的最外边。感染手术间靠近污物通道，有侧门、缓冲间，以便于隔离和消毒。接台手术应先做无菌手术再做感染手术。特殊感染手术必须在感染手术间施行。

3. 强化清洁卫生管理

洁净手术室的一切清洁工作必须采用湿式打扫，并在净化空调系统运行期间进行。手术间无影灯、手术床、器械车、壁柜表面及地面应在每日手术前、后用消毒液、清水各擦拭 1 次。每周进行彻底清洁 1 次。使用的清洁工具不宜用易掉纤维的织物材料制作。设备、物品进入洁净手术室前，应安装完毕、擦拭干净。手术人员隔离鞋每日用消毒液清洗 1 次。每月对洁净手术室空气、物体表面、手术人员的手进行细菌培养，对空气浮游粒子数、噪声、温度和湿度进行检测 1 次，并将结果记录备案。

（薛明）

第三章　手术室的组织结构和管理

第一节　人力资源管理

手术室护理管理的核心是人员的管理，只有合理地建立手术室的组织结构，明确手术室护士的职责和要求，注重不同层次护士的培养，才有利于手术室的长远发展。

一、手术室组织结构

（一）专业人员

在国外许多医院里，"手术室督导"是手术室护士的管理者。但在一些机构里，负责管理手术室的护士称为手术室协调人、手术室护理主任或护理主任—手术室助理等。这一职位和身份相当于直接参与整个医院管理的部门负责人。在设置这一职位的医院里，手术室主管只是"第二把手"，偏重于指导手术室的日常工作。

在国内，根据手术室及其成员的不同规模及等级，可有一个或几个手术室督导助理、患者护理或临床协调员。在督导一级以上的职位为手术室护理主任或科护士长；在督导一级以下的职位为护士长。同样，根据部门及工作量的大小，可有一个或几个护士长。护士长的职责包括在指定的职责范围内，指导护理工作者及人事安排。护士长下设一个或几个护士长助理。所有这些职位都聘用注册护士。

在职培训教师或职工培训协调人可列入手术室编制或者作为职工培训部成员，该教师一般为主管护师或副主任护师，负责协调新人的专业定向及手术室护士的在职教育。

（二）准专业人员

大多数手术室也聘用助理护士、助手和护理员。他们的主要任务是负责供应及环境卫生，器械及其他用品的清洗、打包和灭菌。有些人员可协助做好手术室的后勤管理工作。护理员负责运送患者，协助医护人员将患者安放在手术台上，并执行其他与直接护理患者无关的任务。

一些手术室设有"部门经理"的职位。在手术室工作人员中增设部门经理，是为了使护士长能从办公室的杂务和文件工作中解脱出来，集中注意力和时间用来指导和监督本部门的护理工作。部门经理通常具有商务工作的经历。

多数手术室在部门经理以外或在此职位上设柜台护士，协助专业人员安排手术时间、接听电话、协调各项事务、接待外来人员，搬运患者等。

这些专业和准专业人员的称谓多见于综合性医院的手术室。

二、手术室护理人员的素质要求

（一）手术室护理人员的素质

1. 思想素质

1）热爱护理专业，献身护理事业，全心全意为人民服务，一切以患者为中心。

2）对患者有高度的责任感和同情心，在工作中兢兢业业、一丝不苟。

3）坚守岗位，勤奋工作，随时准备投入急诊手术和抢救工作中。

4）不怕脏、不怕累，自觉克服困难；牺牲个人利益，有崇高的奉献精神。

2. 技术素质

1）具有现代医学、护理学基础理论知识和专业技术知识。

2）熟练地掌握消毒灭菌技术、急救技术和各种仪器的使用。

3）精通专科手术准备和操作技能，操作中做到轻、准、稳、快，和医生和其他人员配合默契。

4）善于学习，勇于实践，精益求精，不断提高自己的业务和技术水平。

3. 心理素质

1）具有敏锐的观察力和灵活主动性。

2）在施行手术中，能高度集中注意力，观察病情细微变化，判断准确，反应敏捷，主动配合，使医生信赖、患者放心。

3）应具有稳重的性格和镇定的情绪，在急诊手术和抢救危重患者中，对随时可能出现的意外情况，不惊慌、不急躁，沉着冷静，情绪镇定。

4）有较强的自我控制和应变能力，具有谦虚自重、亲切和蔼的态度，主动关心患者，协调各种关系，与医生配合密切，从而在术前、术中、术后建立起良好的人际关系和和睦气氛。

4. 身体素质

随时进行急诊手术和危重患者抢救，不断开展的大型、复杂的高难度手术都具有紧迫性、连续性、体力消耗大的特点。因此，必须具有强健的体魄、良好的耐力和较强的适应力。

三、职责

（一）手术室护士长职责

1）在护理部主任的领导下，负责本室的行政管理、护理工作和手术安排，保持整洁、肃静。

2）根据手术室任务和护理人员的情况，进行科学分工，密切配合医生完成手术，必要时亲自参加。

3）督促各级人员认真执行各项规章制度和技术操作规程，并严格要求遵守无菌操作规程，做好伤口愈合统计分析工作。

4）组织护士、卫生员的业务学习，指导进修、实习护士工作。

5）督促所属人员做好消毒工作，按规定进行空气和手的细菌培养，鉴定消毒效果。

6）认真执行查对和交接班制度，严防差错事故。

7）负责手术室的药品、器材、敷料、卫生设备等物清领、报销工作，并随时检查急诊手术用品的准备情况，检查毒、麻、限剧药及贵重器械的管理情况。

8）督促手术标本的保留和及时送检。

9）负责接待参观事宜。

副护士长协助护士长负责相应的工作。

（二）手术室护士职责

1）在护士长领导下担任器械或巡回护士等工作。并负责手术前的准备和手术后的整理工作。

2）认真执行各项规章制度和技术操作规程，督促检查参加手术人员的无菌操作，注意患者安全，严防差错事故。

3）参加卫生清扫，保持手术室整洁、肃静，调节空气和保持室内适宜的温度。

4）负责手术后患者的包扎、保暖、护送和手术标本的保管和送检。

5）按分工做好器械、敷料的打包消毒和药品保管工作。

6）参加手术室值班，物品保管和统计工作。

7）指导卫生员做好清洁卫生、消毒灭菌等护理工作。

8）参加对进修生及实习生的教学和临床实践指导工作，参加在职培训，提高业务技术水平，参与科研工作，写出论文和经验总结。

（三）巡回护士职责

1）在指定手术间配合手术，术前应了解病情及熟悉所施的手术。检查手术间内各种药品是否齐全，室内固定物品是否适用，根据当日手术需要，落实、补充、完善一切物品，使之处于正常的运转状态，并协助开无菌手术包。

2）患者接来后，按手术通知单核对患者的姓名、床号、住院号、手术名称、部位、血型、过敏史；清点带入物品，检查手术区皮肤准备情况。关心患者的安危、利益和舒适。

3）全麻及意识不清的伤患者或儿童，应适当束缚在手术台上，或由专人看护，防止发生坠床。根据手术需要，帮助患者固定手术体位，暴露手术野，根据医嘱进行输血、输液，并仔细核对，避免差错；协助麻醉师工作。

4）帮助手术人员穿好手术衣，安排各类人员就位；随时调整灯光、温度、湿度；接好电器插头；使用电灼器时，正确处置电极板，防止烧伤，及时补充室内手术缺少的各种物品。

5）手术开始前及术毕时督促清点器械，纱布、纱垫、缝针及线卷等物品并做认真登记；术中增添及掉落的器械等要及时记录，以防遗留于体腔或组织内，切口缝合完毕再清点一次。

6）准确执行手术中医嘱，在操作前要重复一遍口头医嘱并做到"三对"（对药品、对剂量及对用法）输血时与麻醉师认真查对，防止差错事故。

7）手术中要坚守工作岗位，不可擅自离开手术间，随时提供手术中所需要的一切物品。注意病情变化，观察患者肢体是否受压，输液是否通畅，并及时纠正。监督台上及台下人员正确执行无菌技术，保持手术间清洁、整齐、肃静的环境。

8）手术完毕，协助包扎切口，并清理、补充手术间内物品，定位归原。进行空气消毒，切断一切电源。

（四）器械护士（洗手护士）职责

1）器械护士必须有高度的责任心，对无菌技术有正确的概念。术前应了解病情，必要时参加术前讨论，熟悉局部解剖与手术步骤，以便与手术者密切配合完成手术。

2）洗手护士应提前20分钟洗手，按规定的方式穿灭菌手术衣、戴灭菌手套，检查整理术中所需器械物品，确保器械运转自如，品种齐全。

3）胸腹腔或深部手术在手术开始前及手术将完毕前，要和巡回护士、手术第二助手共同准确无误清点器械、纱布、纱垫缝针及线圈等数目，手术完毕时再清点一次，严防异物遗留在体腔或组织内。

4）手术开始时，要集中精力，迅速而准确地传递器械、纱布、缝线等，严格无菌技术，保持器械台和手术区整洁。术中可能有污染器械和物品，按无菌操作技术及时更换处理，防止污染扩散。

5）负责妥善保管切下的组织或标本，防止搞错或遗失。

6）手术完毕，协助医生封闭包扎切口，负责清洗器械，整理手术用品。精密、锐利手术器械分别处理，切勿损坏遗失零件。

（五）内镜护士职责

1）检查、保持内镜手术间的整洁。
2）检查内镜器械及物品是否齐全、完好。
3）每日负责仪器的检查、保养、清洁和管理。
4）发现仪器有损坏，要及时分析原因，尽快维修，及时报告。
5）认真配合手术，严格监督无菌技术，根据内镜器械的不同材质，选择不同灭菌方法，如还氧乙烷、等离子体、低温灭菌器等。
6）每日做好内镜电动手术床的清洁、保养、充电工作。
7）每日做好低温灭菌器的清洁、保养工作。
8）指导内镜清洗员做好内镜器械的清洗保养、整理工作。

（六）值班护士职责

1）手术室实行24小时值班制，值班期间值班护士不得擅离职守。
2）值班人员一般三人一组，高年资护士为值班当日主要负责人，有权处理一般事务，如有特殊情况应及时向上级请示、汇报。

3）负责管理手术室内水、电、气及一切物品，注意安全检查工作。

4）负责配合急诊手术及抢救工作，无特殊情况，在接到急诊手术通知后 20 分钟内接患者。

5）与上一班交接各类物品并如实记录。

6）次晨巡视各手术间，检查调节各手术间冷暖气、净化空调开关情况，重点查对并陪伴等待室的手术患者，严防差错事故的发生。

7）无急诊手术的情况下，替换巡回护士就餐。

8）双休日、节假日负责供应部责任护士工作，负责标本核查与交接并做好登记工作。

（七）麻醉恢复间护士职责

1）检查吸引器等仪器设备是否处于正常工作状态，准备吸痰用物、四肢约束带等。

2）接到各手术间入住通知后，根据患者是否脱机、拔管、清醒，做出相应准备。

3）与巡回护士交接病历、患者及患者财产交接本、术中护理记录单、器械物品清点单、麻醉记录及手术收费单等。

4）协助麻醉医生连接呼吸机，行氧饱和度、心电及血压监测。

5）查对患者、病历、腕式识别带，并挂好手术间标志牌。

6）与巡回护士仔细交接病情、各引流管道、输液通道、伤口敷料情况等，注明送入时间并签名。

7）约束患者，严防管道脱落、坠床及其他意外的发生。

8）保持输液通畅，根据医嘱给药，严格查对，配合麻醉医生等待患者复苏。

9）患者离开麻醉恢复间前，检查并完善护理记录单，总结出入量。

10）认真登记恢复室患者情况。

11）协调机动护士送患者。

12）保持恢复室整洁、工作有序。

（八）手术室麻醉护士职责

麻醉护士在科主任的领导下，承担麻醉恢复间的护理工作，执行医嘱，并及时汇报病情。完善医疗文书，物资清点、保管和维护，及其他相关护理常规。

1. 交接及备物

1）晨会交接：恢复间患者护理及用物交接。

2）清理和补充恢复间用物，检查和核定急救药品、气管插管等物品、监测设备、呼吸机、氧气及抽吸系统是否齐全和完好。

3）了解当日手术麻醉情况，提前 10 分钟做好患者入室准备，呼吸机和监护仪处于待机状态。常规检查药品、器械用具，要求药品齐全，器械功能完好。

2. 患者入室

1）转运：由麻醉医生、主管医生、巡回护士将患者从手术间送到恢复室，途中应严格观察患者病情变化，危重患者应用呼吸器辅助或控制呼吸。

2）交接：由麻醉医生和巡回护士向恢复间医生及麻醉护士交接，内容为简要病史、诊断、麻醉及手术方法、术中用药、生命体征变化、输血输液情况、麻醉及拮抗药的使用情况。预计苏醒时间，可能发生的问题以及特殊情况的交接等。

3. 患者护理内容

自觉遵守医院和科室的各项规章制度，严格执行各项护理技术和操作规程，准确及时地完成各项治疗、护理措施，严防护理差错和事故的发生。

1）监测：心电图、血压、血氧饱和度，血压监测每10分钟一次，危重患者5分钟一次，严密观察病情变化，做好术后监测和麻醉后管理，如发生病情骤变，应迅速判断，并及时向麻醉医生报告同时告知术者，共同研究，妥善处理。

2）认真执行各种各项规章制度和技术操作规程，严格"三查、八对"制度，严防差错事故发生。密切观察和处理呼吸道问题，掌握吸痰技术，观察患者的意识活动、术后出血等情况。安全而充分地进行术后镇痛。必要时帮助患者做肢体活动和深呼吸，甚至需用人工呼吸机辅助呼吸，观察肌张力恢复情况及皮肤颜色并记录。如有他科情况，即请有关医生会诊、处理。

3）医嘱执行：按医嘱完成复苏患者其他各项监测、治疗和特殊情况处理。

4）护理记录：护理记录包括麻醉恢复室的输液用药情况，输血量、尿量、引流量等的记录。此单完成后随病历夹放。

4. 恢复室内按照《医院感染管理规范》进行清洁、消毒。麻醉器具按性能选择消毒方式，医疗废物按规定进行分类处理。

5. 恢复室整理

物品清理和归位，管理所属麻醉科仪器的清洁和保养工作。

6. 严格执行麻醉恢复室操作规程和消毒灭菌制度，负责患者资料的登记工作。定时、定人进行检查。

7. 认真学习新技术、新业务，不断更新知识，提高技术水平。

（九）总务护士职责

1）负责手术室设备及器械的报修工作。

2）检查清点手术室内固定物的数量及完整性。

3）检查手术床上的零件及电刀的数量及完整性。

4）检查次日手术用品准备是否齐全。

（十）供应室护士职责

1）每日上午检查消毒物品有效期，清点各种手术敷料包及手术器械的数量。

2）及时补充添加各类一次性物品。

3）准备次日手术用器械、敷料，特殊手术需要与手术者联系，如为特殊器械应立即准备，并做灭菌处理，以备次日使用。

4）接受术后常规器械，按器械清点单清点各类器械数量，送入清洗机，按相应程序清洗。清洗完毕，整理器械，按常规添加各类物品，准备消毒物品。

5）每日需将已灭菌完毕的备用小包放置到位，按先后顺序排列。

6）负责所有一次性物品的领取或购买，并做好登记。

7）每半年对供应室的设备进行保养，请设备公司技术人员检修并登记。

（十一）柜台护士职责

1）负责口罩、帽子、衣裤、钥匙等物的分配，及更衣橱的清洁工作。

2）接待每日的手术医生及参观者，礼貌用语，做好外来人员及手术患者家属的解释工作。

3）负责标本管理，每日核对标本和帐单。

4）协助报修工作。

（十二）护士长助理职责

1）按照护理部的要求积极配合并协助其工作。

2）熟悉手术室各项规章制度及各班职责，配合护士长加强各项制度执行情况的检查。

3）熟悉手术室护理人员的合理安排，掌握日常及应急工作的人员安排。

4）加强工勤人员的培训和考核，督促工勤人员的工作质量。

5）每季度进行设备科财产的清点、登记、保养和维修。

6）每月做好一次性物品购买发票的核对、登记。

（王晓娟）

第二节 业务技能管理

一、专业分组的管理模式及实施过程

（一）根据手术室规模在手术室内实施专业分组

1）体外、微创、胸外科组。

2）肝移植、肝胆、血管组。

3）胃肠、乳房、内分泌组。

4）神经科、耳鼻喉科、妇产科组。

5）内镜、泌尿科组。

（二）制订专科组长竞聘要求

1）具有为手术室工作的奉献精神。
2）具有一定的组织协调管理能力、沟通能力及带教能力。
3）具有一定的专科技能与知识。
4）护师，担任过手术室器械护士半年以上。
5）任期2年。

（三）制订手术室对专业组长的奖励机制

1）发放专科组长津贴。
2）在任期间，参加全国专科护士学习交流会或培训班一次。
3）晋升推荐重要依据之一。
4）提供本市外语培训一次，时间 <1 个月。

（四）组织专科组长竞聘工作（采用多媒体演示介绍）

1）自我介绍。
2）分组优势。
3）该组目前存在的问题。
4）对组员的要求、计划。
5）通过分组，在任期内将达到的目标。

（五）由各专科组长制订年度工作计划

包括工作质量的评估、专科工作常规、带教新思路、每年的论文科研完成计划、制订业务学习计划等。

（六）护士长每半年对各专科组长进行一次考核

随着手术分科越来越细，专科技术的要求越来越高，这就要求手术室护士具有精湛的专科技能。开展科内专科组长竞聘工作，选择优胜者担任各专科组长。此举改变了科室内部论资排辈的传统，大大调动了护士的工作积极性，发挥了她们的智慧和潜能。采用专科化管理提高了护士的专科技能，提供了优质高效的服务，尤其是作为较大规模综合型的手术室，专科化管理已成为发展方向。

二、手术室护理质量控制和管理

（一）手术室护理质量控制

手术室护理质量控制是手术室护理质量的核心，是手术室的灵魂。

1. 手术室护理质控小组

组长。

副组长。

组员：各手术配合组组长。

2. 手术室护理质控内容

1）无菌技术质量。

2）手术器械准备的完好率。

3）手术配合业务熟悉的程度。

4）手术患者全程护理的合理性和有效性。

5）差错事故的防范措施。

6）各项记录的完整性。

7）规章制度的健全和落实情况。

8）护理文件书写质量：主要是手术护理记录单的书写。

9）消毒隔离技术质量：包括污物的处理、消毒，灭菌的过程，限制、半限制、非限制区的划分和流程是否合理。

10）精密、贵重器械、仪器的完好率。

11）急救物品准备的完好率。

12）有无过期的无菌用物。

13）清洁卫生情况等。

3. 手术室护理质控方法

1）每周确定一项质控重点。

2）每周组织一次质控活动，并记录。

3）每月按护理质控标准对手术室进行一次全面质量检查并记录。

4）每月进行一次质控分析并提出整改措施。

5）每年进行一次质控效果评价。

4. 质量控制制度

1）科室质量控制小组分工细致，职责明确。

2）每周根据质控工作的重点，对各项工作依据工作标准，定期或不定期进行检查，并做好记录，每周六进行差错信息讲评和分析。

3）每月召开质量分析会议 1 次，汇总检查情况，对工作质量进行评价反馈，同时提出整改措施。

4）对存在的问题经过认真分析讨论后，如确因责任心不强、思想不重视或屡教不改者严格控制。

5）引用 PDCA 管理机制，实行持续质量改进，以科学务实的态度对待每项工作。工作环节或程序方面存在的问题及时与相关部门协调解决，建立便捷、科学的工作流程，努力提高工作质量。

5. 质控小组的职责

1）负责手术室全方位护理质量控制及管理工作。制订年度质控工作计划。按照计划及科室月质控工作重点，逐步逐项进行检查和落实。

2）负责及时修订、完善、补充手术室质量控制检查标准。

3）每周对所分管的项目定期不定期检查考核，做到及时汇总、分析评价存在的问题并提出整改措施。每月召开质控小组会议1次，分析评价护理工作质量方面存在的问题，并通报检查结果。

4）及时听取各手术科室的意见，每季度满意度调查1次。对存在的问题或个人，实事求是地进行评价和分析，与护士或手术医生协商解决，并将解决措施及时反馈给手术科室。

6. 手术室护理质量安全防范措施

为了提高手术室护理质量，杜绝护士差错事故的发生，增强护理人员的安全防范意识，加强护理质量管理，特制订如下安全防范措施：

1）护士长负责科内护理质量、安全工作。

2）加强质控组成员的监控作用，对所管辖范围内工作认真检查、督促，发现问题，及时反馈，进行整改分析，吸取经验教训，采取改进措施。

3）每月对各职能科室检查结果、意见进行整改分析，吸取经验教训，采取改进措施。

4）手术室护士提前1天访视择期手术患者，查阅病历及相关检查资料，加强对患者的心理护理。

5）严格查对制度及安全接送患者制度，做到每位住院手术患者都能有护士接送，确保患者安全。

6）术中坚守工作岗位，密切配合手术进程，严格执行无菌技术操作原则及纱布、器械、物品清点制度，术中标本完好保存，不得遗失。

7）抢救器材，药品齐备，处于良好备用状态，抢救车整齐清洁，无菌物品、药品无过期，账务相符。

8）手术室一切物品原则上不外借，杜绝器械、物品出手术室引起的严重后果。

9）严格交接班制度，交接手术时由巡回护士、洗手护士与接班者共同认真清点台上所有物品及手术进展情况。不清者不交接，有疑问者不交接。

10）在现有条件下加强感染管理，严格消毒隔离制度及微生物监测制度，进一步降低院内感染的发生率。

11）加强对实习、进修护士的管理，无护士职业证书者一律不得单独进行手术配合。

12）如实、认真、按标准要求填写手术清点记录单。

13）严格执行各项操作规程，遵守院内规章制度及科室工作制度。由于工作不负责任、职责完成不到位、不按操作规程办事者，根据情节轻重，追究当事者责任。造成严重后果者逐级汇报，严格按医院规章制度执行。

（二）手术室护理质量管理标准

手术室是实施手术治疗以及抢救危重患者的重要场所，也是对患者实施开放性治疗最集中的科室，因而决定了手术室护理人员工作环境和工作性质的特殊性。手术室护士的护理质量直接关系到患者手术效果，同时也体现了护理人员素质、护理管理水平、护理业务技术和工作成效。手术室质量管理工作基本包括以下几个方面内容：

1. 护理人员管理

手术室的护士长必须树立"资源＝效能"的管理理念，利用现代管理的手段，使各级人员的知识、潜能得到最大限度的发挥，并释放出巨大的管理效能，提高人力资源的有效利用。在抓基础护理的同时，要按期组织专业性的业务学习，以提高护理人员的理论及专业技术水平，具备高尚的职业道德、过硬的操作技术、极强的应急能力等。手术室各类人员的规范管理是手术成功的重要保证。而做好各级人员的业务培训、合理培养人才又是保证手术室质量的一个重要前提和基础。

1）新入科护士培养。

2）专科护士培养。

3）进修实习人员管理。

4）其他人员的管理。

2. 手术质量的管理

1）术前准备与访视。

2）术中配合。

3）术后处理与访视。

3. 手术室感染控制管理

1）手术室的环境。

2）注重手术室环境卫生学质量控制。

3）器械的洗刷消毒灭菌。

4. 严格执行无菌操作。

5. 做好手术室医疗废物的分类收集和管理工作，有效预防医源性感染。

6. 急救物品管理。

7. 器械、设备、敷料管理。

8. 围手术期整体护理。

（三）手术室护理质量评价

1. 护理工作质量评估方法

质量抽查主要由护士长按照护士职责和质量标准每日进行抽查，内容包括：消毒隔离、抢救物品、手术间物品定位、清洁卫生、各班职责等。对存在问题，在月底与个人护理评估及当月奖金挂钩，并提出整改措施。

2. 手术科室医生的评价

通过发放手术室服务质量调查表的形式，由手术科室医生对每位护士进行评价。评价内容包括洗手、辅助质量、工作态度等各方面。

（王晓娟）

第三节　手术室护理信息化建设与管理

随着科技的不断进步，信息时代随即到来，网络技术在不断的发展，给人类的生产生活提供了方便，是人类生产生活的依靠和基础，慢慢地也成为了人类文明的重要组成部分。网络技术的快速发展也在不断影响着医疗工作，在护理中，能够通过网络信息化技术来实现更加优质的护理服务，提升护理管理的效率，在护理工作中的应用价值较高。在手术室的护理中，对护理人员的基本素质有更高的要求，需要有过硬的心理素质和护理技巧，才能够在手术室护理中做好各项工作。在信息化的时代，如何实现手术室信息化建设与管理，也成为了许多学者关注的问题，建立起全新的护理工作服务系统，帮助护理工作者在第一时间就了解到手术的类别、注意事项、患者禁忌证等，在一定程度上能够提升护理工作的安全性。

一、手术室护理基本内容

手术室护理的基本内容主要分为三个方面：

（一）手术护理工作的安全

手术室的护理安全非常重要，在进行护理之前一定要保障护理工作的安全。护理人员要严格执行查对制度，对患者的病历、腕带、手术通知、切口标识进行准确的核对，交接班一定要认真。在搬运患者的过程中，动作要轻、稳，注意不要碰到患者的损伤部位。在手术过程中，用药、输血均要进行严格的检查核对，使用过的药瓶、储血袋等在手术完成后经过核对清楚才能丢弃。手术中所需的器械、物品等也必须经过严格的检查等等。手术室的护理工作安全性是保障手术能够有效进行的重要基础，对于手术的进行有着非常重要的作用。

（二）体位安放原则

在手术室中，对于患者体位的安放也非常重要。在安放患者体位时，要尽可能实现舒适，使患者处于功能位状态暴露手术野，避免患者受寒，然后对患者的身体状况进行详细的检查。

（三）围手术期护理技巧

围手术期的护理工作是整个手术室护理中的核心内容。涉及术前、术中、术后的护理干预。几乎临床上所有手术室护理都需要从这三个阶段来开展。并且在手术室的护理细节有很多，护理人员要根据手术患者的病情症状不同有不同的护理方式。护理人员要有无菌观念，并且熟记各手术器械特点、用途、掌握常规医疗技术（如心肺复苏等）。

在手术室的护理中，护理人员身体素质要过硬，能撑住连台、急诊手术等。护理人员除了进行基本的护理工作外，还要具备和手术医生、麻醉医生交流、合作的能力。护理人员要有极强的责任心（如术后清点器械等）和奉献精神（平日夜间、周末值班或加班），手术室护理的工作不容小觑。

二、手术室护理信息化建设

（一）加强网络基础设施

随着科技的不断发展，网络基础设施不仅是手术患者病历资料分析的基础，更是实现手术完整进行的保障。因此，发展手术室护理信息化建设的第一步就是应该完善网络基础设施，扩大医院网络的覆盖面积，提高网络手术室护理的服务质量，为手术室信息化的建设做出贡献。比如构建患者病历资料网络检索系统、电子手术室监控系统等，在实施手术的过程中，只需要在搜索仪器上输入关键字，患者姓名或是相关术式，就能找到对应的护理信息资料，甚至可以搜索到网络知识中有关的信息，为查询者提供方便，也为手术室护理信息化建设创造良好的基础。

（二）临床护理信息系统的加入

在当今社会，手机、电脑等电子设备为人类提供了方便。在网络信息技术发展的背景下，手术室护理的信息系统也应该加以改进。在现代的医院中，应该将移动护理信息系统、临床护理信息系统、病患呼叫信息系统等纳入使用，以电子数据信息的方式存在电子设备中，这种做法不仅方便查阅，还可以增加资料的广泛性，为现代人类的发展提供更好的帮助。移动信息系统的使用，能够快速显示服务信息，使患者的病情变化能够及时告知护理人员，在很大程度上减少了不良事件的出现。并且许多医院的相关服务功能也在逐渐完备，拥有多种现代化的服务手段，可为患者提供更加完善的护理服务。在临床护理信息系统的发展过程中，还可以建立一个统一的资源管理标准，按照医院的科室体系的内容进行整合，最后为护理工作者提供一个集成信息服务平台。不仅可以提高护士资源查阅的速度，还可以促进信息化手术室护理的良性循环。

（三）护理管理系统

护理管理系统也是手术室信息化建设中的重要内容。手术室护理是一项技术性工作，只有在强大的技术工作人员的工作中才能实现真正的发展。所以提高护理人员的专业能力是发展的重要环节，通过护理管理系统来为年轻上进的工作者提供免费的培训机会，提高其临床护理技术水平。同时也要提高工作人员的综合素质，鼓励其发展特色的数字资源，为医院的发展做出贡献。在加强信息技术的同时，也要注意服务态度的改善。加深对医院对手术室护理工作的研究，将数字资源和手术室护理相融合，促进其相辅相成，共同发展。

三、手术室护理信息化管理

（一）完善手术室护理信息化管理机制

完善手术室护理信息化管理机制利用信息网络对手术患者各方面的情况进行清楚详细的记录，有效的实现对患者病情、基本资料的全面了解等，以及手术室的注意事项。加强手术室护理信息化的服务效率，提高工作人员对于手术室护理的信息服务意识。此外，还要通过信息化的管理机制来提升手术室护理服务大众的意义，结合网络信息化的发展，信息化管理能够在手术室护理信息中做好内容分类和数量统计，进一步解决由于人力不足所产生的管理缺失。使得手术室护理工作的安排井然有序。但同时，信息化的发展也给医院手术室护理工作带来了一定的威胁。可能会导致护理人员仅仅通过信息系统中的数据来分析患者的病情，有可能会在手术进行的过程中出现误差。针对这种问题，医院可以在手术室信息系统中可能出现变化的方面做好标识，提醒护理人员在临床进行观察分析和学习。

（二）管理者提升信息科技素质

手术室信息化系统的管理者对手术室护理工作的各方面发展起着决定作用，不仅决定了手术室护理信息化的发展方向，更决定了护理工作者接收信息的内容。

在信息化的发展下，医院需要一个有着信息科技知识的管理者，运用良好的知识文化素养和信息科技管理能力，只有同时具备这两种专业水平的管理人员才是最适合促进当今时代手术室护理信息化管理的人员。完成手术室护理信息化的建设，使得医院的手术室护理更具有先进性、科学性、实用性、使护理人员能够及时掌握全面的临床信息。

（王晓娟）

第四节　手术室的应急管理

手术室是抢救治疗的重要场所，手术室必须具备处理突发事件的能力，建立绿色通道，抢救生命，分秒必争。

一、手术室应急处理

1）接到急诊室直接送手术室抢救患者的电话，应先问明伤势类型（刺伤、挤压伤、撞击伤等）、部位、程度、生命体征等，以便根据情况及时准备抢救物品、器械。

2）立即通知麻醉科和外科医生，并根据情况准备通知相关科室（如骨科、泌尿科、神经科等）的值班医生。

3）根据病情准备好相关抢救器械。

4）值班工勤人员备好手术推车于电梯口准备迎接患者；手术室护士与急诊室护士要做好患者病情、过敏试验、血型及输血情况、患者衣物及特殊情况的交接班。如有家属在场则将患者衣物及贵重物品交由家属保管。

5）如病情复杂、危重，应及时通报医务处或行政值班。

6）协助联系落实患者住院事宜，并通知相关科室。

二、突发性创伤的应急处理

急救治疗创伤的目的是修复损伤的组织器官和恢复生理功能，首要的则是抢救生命。在处理复杂的伤情时，应优先解决危及生命和其他紧急的问题。必须优先抢救的急症有：心搏骤停、窒息、大出血、开放性气胸、腹部内脏脱出等。

急救注意事项：

1）抢救积极，但不慌乱，保持镇定、工作有序。

2）现场有多个伤员，组织人力协作。不可忽视沉默的伤员，因为他的伤情可能更为严重。

3）防止抢救中再次损伤，例如移动伤员时制动不够，损伤骨折端正常完好的血管神经。

4）防止医源性损害，例如输液过快过、多引起肺水肿，输入不相容的血液引起溶血等。

三、心肺脑复苏

心搏骤停是指心脏机械活动停止，收缩功能衰竭导致心脏突然丧失有效排血能力，自主血液循环停止的病理生理状态。心搏骤停可导致细胞缺氧死亡。脑组织发生缺氧或氧供应减少，可立即引起患者意识消失和呼吸停止。针对心搏骤停所采取的一切抢救措施，称为"心肺复苏"（CPR）。由于衡量心肺复苏成功与否的最终标准是患者脑功能是否恢复，因此，从20世纪60年代开始又把"心肺复苏"发展为"心肺脑复苏"（CPCR）。

（一）病因

1. 麻醉意外

全麻药用量过大或麻醉加深过快；硬脊膜外腔麻醉时药物误入蛛网膜下隙；呼吸道梗阻未能及时解除等，均可使血压骤降，使心肌急性缺血、缺氧，导致心搏骤停。

2. 神经反射因素

麻醉和手术过程容易引起迷走神经反射。如牵拉腹腔、盆腔脏器，刺激肺门或支气管插管等，都可反射性激发心搏骤停。

3. 血流动力学剧烈改变

任何原因引起的血压急剧下降或升高，以及大失血等，均可引起心搏骤停。

4. 急性冠状动脉供血不足或急性心肌梗死

急性心肌梗死早期发生心室颤动或心室停顿。急性心肌缺血未形成梗死者，也可发生心室颤动而致猝死。

5. 急性心肌炎

各种病因的急性心肌炎患者，特别是病毒性心肌炎患者，常发生完全性房室传导阻滞或室性心动过速而致心搏骤停。

6. 呼吸停止

如气管异物、烧伤或烟雾吸入致气道组织水肿，溺水和窒息等所致的气道阻塞，脑卒中、巴比妥类等药物过量及头部外伤等均可致呼吸停止。此时气体交换中断，心肌和全身器官组织严重缺氧，可导致心搏骤停。

7. 严重的电解质与酸碱平衡失调

体内严重缺钾或严重高血钾均可使心搏骤停。血钠和血钙过低可加重高血钾症状。血钠过高可加重缺钾的症状。严重的高血钙也可致传导阻滞、室性心律失常甚至发生心室颤动。严重的高血镁也可引起心搏骤停。酸中毒时细胞内钾外移，减弱心肌收缩力，又使血钾增高，也可发生心搏骤停。

8. 药物中毒或过敏

锑剂、氯喹、洋地黄类、奎尼丁等药物的毒性反应可致严重心律失常而引起心搏骤停。

9. 电击、雷击或溺水

电击伤可因强电流通过心脏而引起心搏骤停。强电流通过头部，可引起生命中枢功能障碍，导致呼吸和心搏骤停。溺水多因氧气不能进入体内进行正常气体交换而发生窒息。

（二）心搏骤停的临床判断特征

心搏骤停的诊断不难，但必须强调迅速做出判断并随即进行复苏处理。稍有延误，势必增加复苏的困难，也严重影响患者的预后。凡清醒的患者，一旦出现意识消失，呼吸增大，大动脉（颈动脉、股动脉）搏动消失，即可做出诊断。此时，患者往往出现瞳孔散大、面色死灰、血压测不出等体征。切勿为求"确诊"而反复测血压、听心音、触脉搏，甚至等待心电图检查，延误了不可再得的抢救时机。

（三）初期复苏（心肺复苏）

初期复苏（BLS）是呼吸、循环骤停时的现场急救措施，一般都缺乏复苏设备和技术条件。主要任务是迅速有效地恢复生命器官（特别是心脏和脑）的血液灌流和供氧。初期复苏的任务和步骤可归纳为 CAB：C 指建立有效的人工循环，A 指保持呼吸道顺畅，B 指进行有效的人工呼吸。人工呼吸和心脏按压是初期复苏时的主要措施。

1. C（人工循环）

1）心前区叩击术：是发现心搏骤停后应立即采取的一种紧急措施。通过拳击心前区的机械振动可转变为 3~5 秒的微弱电流来刺激心脏使其复跳。抢救者握拳用中等力量直接叩击心前区 1~3 次，或以一手覆于患者心前区，另一手握拳叩击手背数次。叩击后若无心音出现应行胸外心脏按压，同时行人工呼吸或吸氧和心内注射等。

2）人工心脏按压：胸外心脏按压可刺激心脏收缩，恢复冠状动脉循环，以复苏心搏，提高血压，维持有效血液循环，恢复中枢神经系统及内脏的基本功能。其作用机制：胸廓具有一定弹性，胸骨可因受压而下陷。按压胸骨时，对位于胸骨和脊柱之间的心脏产生直接压力，引起心室内压力的增加，瓣膜的关闭，促使血液流向肺动脉和主动脉；放松时，心室内压降低，血流回流，另外，按压胸骨使胸廓缩小，胸膜腔内压增高，促使动脉血由胸腔内向周围流动；放松时，胸腔内压力下降，静脉血回流至心脏。如此反复，建立有效的人工循环。

（1）操作方法

①与人工呼吸同时进行。使患者仰卧于硬板床或地上，睡在软床上的患者，则用心脏按压板垫于其肩背下。头后仰10°左右，解开上衣。

②操作者紧贴患者身体左侧，为确保按压力垂直作用于患者胸骨，救护者应根据个人身高及患者位置高低，采用脚踏凳式、跪式等不同体位。

③确定按压部位的方法是：救护者靠近患者足侧的手的示指和中指沿着患者肋弓下缘上移至胸骨下切迹，将另一手的示指靠在胸骨下切迹处，中指紧靠示指，靠近患者足侧的手的掌根紧靠另一手的中指放在患者胸骨上，该处为胸骨中、下1/3交界处，即正确的按压部位。

④操作时，将靠近患者头侧的手平行重叠在已置于患者胸骨按压处的另一手的背上，手指并拢或互相握持，只以掌根部接触患者胸骨，操作者两臂位于患者胸骨正上方，双肘关节伸直，利用上身重量垂直下压，对中等体重的成人下压深度为3~4 cm，而后迅速放松，解除压力，让胸廓自行恢复。如此有节奏的反复进行，按压与放松时间大致相等，频率每分钟80~100次。

有效的按压可扪到大动脉如颈、股动脉的搏动，动脉血压可升至50~82 mmHg*，瞳孔缩小，发绀减轻；皮温回升，有尿液排出，昏迷浅或意识恢复，出现自主呼吸，心电图好转。按压时过轻、过重，下压与放松比例不当；两臂倾斜下压，类似揉面状；一轻一重，或拍打式按压等都是不正确的。

（2）胸外心脏按压并发症：胸外心脏按压法操作不正确，效果大为降低。按压的动作要迅速有力，有一定的冲击力，每次松压时需停顿瞬间，使心室较好充盈。但按压切忌用猛力，以避免造成以下并发症：

①肋骨、胸骨骨折，肋软骨脱离，造成不稳定胸壁。

②肺损伤和出血、气胸、血胸、皮下气肿。

③内脏损伤，如肝、脾、肾或胰损伤，后腹膜血肿。

④心血管损伤，发生心脏压塞、心脏起搏器或人工瓣膜损坏或脱离、心律不齐、心室纤颤。

⑤栓塞症（血、脂肪、骨髓或气栓子）。

⑥胃内容反流，造成误吸或窒息。

有以下情况的患者不宜采用胸外心脏按压术，如大失血患者、老年人桶状胸、胸廓

---

* 1 mmHg = 0.133 kPa。

畸形、心脏压塞症、肝脾过大、妊娠后期、胸部穿通伤等。

在多数情况下，胸外心脏按压为首选措施，但目前通用的胸外心脏按压法所产生的血流，远不能满足脑和心肌的需要，因此提出开胸心脏按压的应用指征应予放宽。因此，当胸外挤压 5 分钟后仍无反应，或因胸廓畸形、张力气胸、纵隔心脏移位、心脏室壁瘤、左房黏液瘤、重度二尖瓣狭窄、心脏撕裂或穿破、心包积液时应果断开胸进行胸内心脏直接挤压。

2. A（呼吸道通畅）

开放气道以保持呼吸道通畅，是进行人工呼吸前的首要步骤。患者应平卧在平地或硬板上，头部不能高于胸部平面，解松衣领及裤带，挖出口中污物、义齿及呕吐物等，然后按以下手法开放气道。

1）仰头抬颏法：此法解除舌后坠效果最佳且安全、简单易学，适用于无头、颈外伤的患者。急救者一手置于患者前额，向后加压使头后仰。另一手的第二、三指置于患者颏部的下颌角处，将颏上抬，但应避免压迫颈前部及颏下软组织，且抬高程度以患者唇齿未完全闭合为限。

2）下颌前推法（托下颌法）：急救者将其拇指（左、右手均可）放在患者颧骨上作为支点，用同一手的示指或中指放在患者耳垂下方的下颌角处作为力点，将下颌向前向上托起，使下颌牙超过上颌牙，此时舌根便离开咽后壁从而解除了气道阻塞。如单手无力，也可将另一手放在对侧相同部位用双手托举。行口对口人工呼吸时，急救者可用颊部紧贴并堵塞患者鼻孔，当疑有颈椎病变时，头不应后仰，单纯托起下颌即可，此法效果确实，缺点是操作稍难，急救者腕部及手指易感疲乏。

3）清洁呼吸道：为排出呼吸道内异物或口腔内的分泌物、血液、呕吐物等，在应用上述手法的基础上，最好使用吸引器予以吸除，如现场无此设备，则可将头部后仰并转向一侧，以利于分泌物离开喉头或流出口外。对于口内浅部的固体异物，可用示指抠出，口腔深部甚至声门附近的气管内异物，可先试冲击患者的中、下胸部，继之以捶背、头转向一侧及用手指在口腔内抠出。

3. B（人工呼吸）

心搏骤停 20 ~ 30 秒后，呼吸亦随之停止，在胸外心脏按压的同时，须建立人工呼吸，否则心脏复跳很困难。

1）口对口人工呼吸

（1）单手抬颏法：开放气道后，一手抬起颏部使下颌前推、开口，另一手置于患者前额使患者头后倾，拇指与示指捏闭患者鼻孔或以颊部堵塞患者鼻孔，然后深吸一口气，用口部包含患者口部，用力吹入气体，同时观察胸廓起伏情况。

（2）双手托下颌法：用双手四指分别托起患者左右下颌角并使患者头后仰、下颌前推、开口，用双拇指分别捏闭左右鼻孔，然后深吸一口气，用口部包含患者口部，用力吹入气体。

2）口对鼻人工呼吸：对于牙关紧闭、下颌骨骨折或口腔严重撕裂伤等不适于口对口人工呼吸的患者应采用口对鼻人工呼吸。口对鼻人工呼吸时，应紧闭患者嘴唇，深吸气后，口含患者鼻孔，用力吹入气体。吹入气体量为 2 倍的患者潮气量或成人为 800 ~

1 000 ml。如果吹入气体量过大、流速过快，则可使咽部压大于食管开放压，空气进入胃，引起胃扩张，甚至胃内容物反流误吸。目前认为，应减慢吹气频率，吹气时间增至1.5~2秒（以往标准为1.0~1.5秒），使吹入气流压力低，不超过食管开放压，从而降低反流误吸的机会。胸廓起伏运动表示吹气有效。

在有简易呼吸器的条件时可用面罩扣紧患者口鼻，托起下颌，挤压气囊，吹气入患者肺内，再松开气囊使气体呼出，这样胸廓起伏一次即呼吸一次，给患者吸入100%的氧气。如插入气管导管，可接呼吸器，经导管进行间断正压人工呼吸。

3）口对口鼻人工呼吸法：用于婴幼儿。与上法相似，用口包住婴幼儿口鼻吹气，同时观察胸部有无抬起。

4）口对气管切开口人工呼吸法：与上两个方法相似，但向气管吹气时使患者口鼻关闭，患者呼气时使之开放。

5）口对辅助器具人工呼吸（使用空气或氧气）。

6）球囊面罩或球囊—插管人工呼吸（使用空气或氧气）。

7）手控式氧气动力人工呼吸器人工呼吸。

8）机械人工呼吸机。

注意：在心搏骤停刚发生时，最好不要立即进行气管插管（因要中断按压心脏，延误时间），而应先进行心脏按压及口对口呼吸。口对口呼吸效果不佳或是复苏时间过长以及有胃反流等才是气管插管的适应证。

心脏按压和口对口人工呼吸是心搏骤停抢救中最紧急的措施。两者必须同时进行，心脏按压和人工呼吸的比例为30∶2，如只有一人操作，则做15次心脏按压后接着做两次人工呼吸。

四、后期复苏

后期复苏（ALS）是初期复苏的继续，是借助于器械和设备、先进的复苏技术和知识以争取最佳疗效的复苏阶段。后期复苏的内容包括：继续BLS；借助专用设备和专门技术建立和维持有效的肺泡通气和循环功能；监测心电图，识别和治疗心律失常；建立和维持静脉输液，调整体液、电解质和酸碱平衡失衡；采取一切必要措施（药物、电除颤等）维持患者的循环功能稳定。因此，承担后期复苏的必须具备足够的复苏专用仪器设备和受过专门训练的专业人员。接诊时应首先检查患者的自主呼吸和循环是否已经恢复，否则应继续进行心肺复苏。然后进行必要的生理功能监测。根据监测结果进行更具有针对性的处理，包括药物治疗、电除颤、输液输血，以及其他特殊治疗。

（一）呼吸道管理

1. 气管内插管

应尽早进行，插入通气管后，可立即连接非同步定容呼吸机或麻醉机。每分钟通气12~15次即可。一般通气时，暂停胸外按压1~2次。

2. 环甲膜穿刺

遇有插管困难而严重窒息的患者，可用16号粗针头刺入环甲膜，接上"T"形管输氧，可立即缓解严重缺氧情况，为下一步气管插管或气管造口术赢得时间，为完全复苏奠定基础。

3. 气管造口术

是为了保持较长期的呼吸道通畅。主要用于心肺复苏后仍然长期昏迷的患者。

（二）呼吸器的应用

利用器械或呼吸器进行人工呼吸，其效果较徒手人工呼吸更有效。凡便于携带到现场施行人工呼吸的呼吸器，都属简易呼吸器，或称便携式人工呼吸器。呼吸囊—活瓣—面罩装置为最简单且有效的人工呼吸器，已广泛应用于临床。应用时清除上呼吸道分泌物或呕吐物，使患者头向后仰，托起下颌，扣紧面罩，挤压呼吸囊，空气由气囊进入肺部。当松开呼吸囊时，胸廓和肺被动弹性回缩而将肺内气体"呼"出。由于单向活瓣的导向作用，呼出气体只能经活瓣排入大气。呼吸囊在未加压时能自动膨起，并从另一活瓣吸入新鲜空气，以备下次挤压所用。呼吸囊上还附有供氧的侧管，能与氧气源连接，借以提高吸入氧浓度。便携式呼吸器种类较多，有的以高压氧作为动力，也有以蓄电池作为动力驱动呼吸器进行自动机械通气。其供氧和通气效果较好，也可节省人力，尤其适用于有气管内插管者和患者的转运。多功能呼吸器是性能完善、结构精细的自动机械装置。可按要求调节多项呼吸参数，并有监测和报警系统。使用这种呼吸器可进行有效的机械通气，且能纠正患者的某些病理生理状态，起到呼吸治疗的作用。主要在重症监护室（ICU）或手术室等固定场所使用。

（三）监测

在后期复苏期间，尤应重视呼吸、循环和肾功能的监测。在人工呼吸或机械通气时，都应维持 PaO_2 在正常范围，至少不低于 60 mmHg；$PaCO_2$ 在 36~40 mmHg。应密切监测血压并维持其稳定，在条件允许时应监测直接动脉压，也便于采取动脉血样行血气分析。此外，应尽快监测心电图，因为心脏停搏时的心律可能是心脏停搏，也可能是心室纤颤，心电图可明确性质，为治疗提供极其重要的依据。留置导尿管监测尿量、尿比重及镜检，有助于判断肾的灌注和肾功能改变，也为输液提供参考。对于循环难以维持稳定者，应放置中心静脉导管监测中心静脉压（CVP），也便于给药和输液。

（四）心肺复苏药物的应用

目前认为，心脏复苏药以气管内或静脉内给药物最为理想，但循环中断时宜做心内注射。切忌在心脏严重缺氧状态下，过早应用心脏复苏药物，通常在心脏按压下 1~2 分钟后，心脏仍未复跳时才考虑用药。

常用的心脏复苏药物：

1. 肾上腺素

肾上腺素为 α 受体和 β 受体兴奋剂，不仅使心率加快，而且能增加心肌收缩力，提高灌注压，增加心肌和脑组织血流量，可以使细颤变为粗颤，增加电除颤成功率，无论是室颤、心脏停搏或心电机械分离均可选用，是心脏复苏的首选药。用量为 0.1% 肾上腺素 0.5～1 mg/次静脉注射，5 分钟后心跳未恢复可重复使用。

2. 利多卡因

对于持续或顽固性室颤，应使用抗室颤药物。在相关指南中，利多卡因因其为大多数人熟悉，起效迅速而成为首选药物。利多卡因可降低心肌应激性、提高室颤阈、抑制心肌异位起搏点。对室性异位起搏最为有效，是目前治疗室性心律失常的首选药物。对室上性心律失常相对无效。推荐剂量为 1.0～1.5 mg/kg 静脉注射，可 3～5 分钟重复一次，总量至 3 mg/kg，若自主循环恢复，则继续以每分钟 1～4 mg 连续静脉滴注。

3. 溴苄胺

溴苄胺为交感神经节后纤维的阻滞剂。可提高心室颤动阈值，延长心室浦肯野纤维的不应期，增加房室结的自律性，使细颤变为粗颤。该药主要用于治疗心室颤动，顽固性室颤反复电击无效时，用溴苄胺可能奏效。该药还有降低低温下心室颤动发生的温度阈值，对抗高血钾诱发心室颤动等作用。成人首次剂量为 5 mg/kg，继而以电除颤。持续心室颤动时，可每 15～30 分钟追加 10 mg/kg，总量可达 30 mg/kg。也可将该药 500 mg 溶于 5% 葡萄糖液内，每分钟按 1～2 mg 持续静脉滴注。因为其具有肾上腺素能神经节后阻滞作用，易发生体位性低血压，有时需用小量升压药或扩容纠正。

4. 胺碘酮

胺碘酮除 α、β 阻滞作用外，还能影响钠、钾、钙离子通道，对房性和室性心律失常均有效。用法为 150 mg 加入 5% 葡萄糖 20 ml 中 10 分钟内缓慢静推，继之以 1 mg/min 持续点滴，6 小时后改为 0.5 mg/min 维持。

5. 阿托品

抑制迷走神经，加快窦房结激发冲动的速率和改善房室传导。主要用于治疗有症状的窦性心动过缓，也可用于治疗房室结水平的传导阻滞或心室不收缩。治疗心室不收缩的剂量是 1 mg 静脉注射，3～5 分钟可重复。治疗窦性心动过缓的剂量是 10 μg/kg 静脉注射，每 3～5 分钟重复至总量达 40 μg/kg。急性心肌梗死和心肌缺血时慎用阿托品。

对顽固性室上性心律失常（心房颤动、心房扑动和室上性心动过速）或室性心动过速可采用同步直流电转复。

6. 碳酸氢钠

严重酸中毒（pH 值 <7.2）时，各种酶活性降低，心肌收缩力明显减弱，心肌对儿茶酚胺的敏感性也明显降低。碳酸氢钠可引起高渗状态，增加混合静脉血、冠状窦血液和脑脊液中 CO_2 分压。有报道，CPR 期间使用碳酸氢钠可降低冠状动脉灌注压，不能改善生存率。因此，美国心脏学会（AHA）建议谨慎使用碳酸氢钠。初量一般为 1 mmol/kg（相当于 5% 碳酸氢钠溶液 1.66 ml/kg），在 CPR 低灌注期，再次追加时时间间隔不宜超过 10 分钟。追加量不超过初量的 1/2，随后应根据血气分析结果决定碳酸氢钠的用量，使维持 pH 值 7.3～7.5 或碱剩余（BE）在正常范围。因为 CPR 初期心搏骤停患者常表现为混合性酸中毒，尤以呼吸性酸中毒为主，因此，在 CPR 时需在通气足够的条件下使用碳酸氢钠，否则反而引起 CO_2 蓄积而加重酸中毒。

7. 钙剂

钙离子是心肌应激性离子，能增加心肌的张力和收缩力，并延长心脏的收缩期，但过高的钙离子浓度可使心肌持续收缩而出现"石头心"。心肌和血管平滑肌过度收缩，加重细胞缺血—再灌注损伤诱发心肌缺血缺氧和心肌梗死。对洋地黄化的患者，更有促使洋地黄中毒的危险。目前不建议常规使用钙剂。一般适用于高钾血症、低钙血症或钙通道阻滞剂中毒引起的心搏骤停。用量为 10% 葡萄糖酸钙 0.5 ml/kg（最大量 20 ml），或 10% 氯化钙 0.2 ml/kg（最大量 10 ml）。

8. 硫酸镁和氯化镁

在相关指南中作为Ⅱb类推荐，仅在有明确的低镁、低钾血症时使用。

9. 呼吸兴奋剂

使用呼吸兴奋剂的目的在于加强或完善自主呼吸功能。常用的有二甲氟林、尼可刹米、戊四氮、洛贝林等。新近认为，在呼吸复苏早期，由于脑组织内氧合血液的灌注尚未完全建立，细胞仍处于缺氧状态，此时不宜使用呼吸兴奋剂，用了反可刺激细胞的新陈代谢而加重细胞损害，致其功能恢复困难，甚至导致细胞死亡，常在复苏成功 20～30 分钟，脑组织才逐渐脱离缺氧状态，60 分钟后脑组织有氧代谢恢复。因此，呼吸兴奋剂的应用（包括中枢神经兴奋剂），在复苏成功 1 小时后才考虑应用，最好的适应证有自主呼吸恢复，但有呼吸过浅、过慢、不规则等呼吸功能不全者应用。

10. 其他用药

有指征时酌情应用升压药、强心剂、抗酸剂及抗心律失常药。

（五）电除颤

救护车内配备有心电监测和除颤器。一旦明确为心室颤动，应尽速用除颤器除颤，它是心室颤动最有效的治疗方法。目前强调除颤越早越好。用一定能量的电流使全部或绝大部分心肌细胞在瞬间内同时发生除极化，并均匀一致地进行复极，然后由窦房结或房室结发放冲动，从而恢复有规律的、协调一致的收缩。心室颤动发生早期一般为粗颤，此时除颤易于成功，故应急取在 2 分钟内进行，否则心肌因缺氧由粗颤转为细颤则除颤不易成功。在除颤器准备好之前，应持续心脏按压。一次除颤未成，当创造条件重复除颤。

1. 方法

1）在准备电击除颤同时，做好心电监护以确诊室颤。

2）有交流电源时，接上电源线和地线，并将电源开关转至"交流"位置，若无交流电源，则用机内镍铬电池，将电源开关转至"直流"位置。近年来以直流电击除颤为常用。

3）按下胸外除颤按钮和非同步按钮，准备除颤。

4）按下充电按钮，注视电功率数的增值，当增至所需数值时，即松开按钮，停止充电。

5）电功率的选择。成人首次电击，可选用 200 J，若失败，可重复电击，并可提高电击能量，但最大不超过 360 J。

6）将电极板涂好导电膏或包上浇有生理盐水的纱布。将一电极板放于左乳头下（腋下线心尖部），另一电极板放于胸骨右缘第 2 肋间（心底部）。或者将一电极板放于胸骨右缘第 2 肋间，另一电极板放在背部左肩胛下。电极板需全部与皮肤紧贴。

7）嘱其他人离开患者床边。操作者两臂伸直固定电极板，使自己的身体离开床沿，然后双手同时按下放电按钮，进行除颤。

8）放电后立即观察心电示波，了解除颤效果。如除颤未成功，可加大功率值，再次除颤，同时寻找失败原因并采取相应措施。

2. 注意事项

1）除颤前应详细检查器械和设备，做好一切抢救准备。

2）电极板放的位置要准确，并应与患者皮肤密切接触，保证导电良好。

3）电击时，任何人不得接触患者及病床，以免触电。

4）对于细颤型心室颤动者，应先进行心脏按压、氧疗及药物等处理后，使之变为粗颤，再进行电击，以提高成功率。

5）电击部位皮肤可有轻度红斑、疼痛，也可出现肌肉痛，3 ~ 5 天可自行缓解。

6）开胸除颤时，电极直接放在心脏前后壁。除颤能量一般为 5 ~ 10 J。

（六）体外无创临时起搏

心脏停搏在心肺复苏的基础上，应考虑立即进行无创体外起搏，心率严重缓慢的心律失常，如心率小于 60 次/分，有严重症状者，可按次应用阿托品 0.5 ~ 1.0 mg 静脉滴注，每分钟静脉滴注异丙肾上腺素 2 ~ 10 mg，再行体外无创临时起搏。如二度 II 型或三度房室传导阻滞，应准备经静脉起搏，并先用体外无创临时起搏过渡。

五、复苏后处理

心搏、呼吸骤停患者经抢救后，虽然心脏已复跳，呼吸已恢复，患者的紧急病情已得到改善，但这并不意味着患者已经脱离了危险。由于严重的缺氧和代谢障碍，使脑、心、肾等重要脏器受到不同程度的损害，仍然严重地威胁着患者的生命。所以，复苏后的处理是否得当，对患者的预后具有非常重要的意义。复苏后患者应给予重点监护，密切观察患者的生理功能。复苏后应根据病情，持续或间断观察血压、心电图、中心静脉压，以及电解质、酸碱平衡和血液气体分析等。

（一）维持循环功能

心搏恢复后，往往伴有血压不稳定或低血压状态，为判定有无低血容量及掌握好输液量和速度，宜做 CVP 监测，可将 CVP、动脉压和尿量三者结合起来分析以指导输液治疗。动脉压低、CVP 高、尿少，示心肌收缩乏力，以增加心肌收缩力为主。如心率慢（<60 次/分），可滴注异丙肾上腺素或肾上腺素（1 ~ 2 mg 溶于 500 ml 液体内）；如心率快（>120 次/分）可静脉注射毛花苷 C 0.2 ~ 0.4 mg。通常以多巴胺最为常用，将 20 ~ 40 mg 溶于 5% 葡萄糖液 200 ml 中滴注。如体内液体相对过多，在给予强心药的同时，可适当给予呋塞米 20 ~ 40 mg 静脉注射，以促进液体排出，减轻心脏负荷。

（二）维持呼吸功能

心搏恢复后，自主呼吸未必恢复，或即使恢复但不正常，故仍需加强呼吸管理，继续进行有效的人工通气，及时行血气监测，促进自主呼吸尽快恢复正常。自主呼吸出现的早晚，提示脑功能的损害程度，若长时间不恢复，应设法查出危及生命的潜在因素，给予相应的治疗，如解除脑水肿、改善脑缺氧等。

注意防治肺部并发症，如肺炎、肺水肿导致的急性呼吸衰竭，除了加强抗感染治疗外，用机械通气，对通气参数和通气模式要选择合适，在氧合良好的前提下，务必使平均气道压尽可能低，以免阻碍静脉回流，加重脑水肿或因胸膜腔内压增高而导致的心排出量减少等不良影响。

（三）纠正酸中度及电解质紊乱

根据二氧化碳结合力、血 pH 值及碱剩余等检测结果补充碳酸氢钠，一般复苏后的 2~3 天仍需每日给予 5% 碳酸氢钠液 200~300 ml，以保持酸碱平衡。根据血钾、钠、氯结果做相应处理。

（四）防治急性肾衰竭

在心肺复苏后早期出现的肾衰竭多为缺血再灌注损伤所致，其防治在于维持心脏和循环功能，避免使用对肾脏有损害的药物（如氨基苷类抗生素）及大剂量收缩血管药物（特别是去甲肾上腺素）等。心脏复跳后，宜留置导尿管，记录每小时尿量，如每小时尿量少于 30 ml，则需鉴别肾性或肾前性少尿（由于有效循环血量的不足），可试用 20% 甘露醇 100~200 ml 在 30 分钟内快速静脉输入，若注后 1 小时尿量仍在 20~30 ml，可再试用呋塞米静脉注射，若注射后尿量仍未增加，则提示肾脏急性缺氧性损害，出现急性肾衰竭。肾前性少尿一般经上述处理后，尿量即增加。如为急性肾衰竭，则应严格限制入水量，防治高血钾，必要时考虑透析治疗。待恢复排水量后需及时补充水和钠。

（五）脑复苏

为了防治心脏停搏后缺氧性脑损伤所采取的措施称为脑复苏。

1. 缺氧性脑损害的病理生理

心跳停止后 2~3 分钟，脑血管内红细胞沉积，5~10 分钟形成血栓，10~15 分钟血浆析出毛细血管，脑血流停止 15 分钟以上，即使脑循环恢复，95% 脑组织可出现"无血流"现象，主要由于血管周围胶质细胞、血管内皮细胞肿胀和血管内疱疹形成堵塞微循环，故有人提出心跳停止后立即于颈动脉内进行脑灌注（脑灌注疗法）。

脑组织在人体器官中最容易受缺血伤害，这是由于脑组织的高代谢率、高氧耗和对高血流量的需求。整个脑组织重量只占体重的 2%，但静息时，它需要的氧供却占人体总摄取量的 20%，血流量占心排出量的 15%。

正常脑血流（CBF）为每 100 g 脑组织 45~60 ml/min，低于 20 ml/min 即有脑功能

损害，低于 8 ml/min 即可导致脑功能不可逆损害，前者称为神经功能临界值，后者为脑衰竭临界值。

脑内的能量储备很少，所储备的 ATP 和糖原，在心跳停止后 10 分钟内即完全耗竭，故脑血流中断 5～10 秒就发生昏厥，继而抽搐，如超过 3～4 分钟，就有生命危险。研究认为，心搏骤停后的能量代谢障碍易于纠正，而重建循环后发生或发展的病理生理变化，即上述所谓"无血流"现象给脑组织以第二次打击，可能是脑细胞死亡的主要原因。心搏停止和重建循环后低血压的时间越长，无血流现象越明显。此外，脑生化方面的紊乱，在缺血期间活性自由基等的形成，可损伤细胞膜，甚至导致细胞死亡，因而有主张用自由基清除剂。缺氧后导致组织损害的另一重要激活因素是细胞内钙离子增加，认为细胞质中钙离子浓度增加是引起缺血、缺氧后脑细胞死亡的因素之一。

因缺血、缺氧，脑组织内的毛细血管因活性自由基蓄积和局部酸中毒的作用而通透性增加，加之静水压升高，血管内液体与蛋白质进入细胞外间隙而形成脑水肿。脑水肿的防治与提高脑复苏成功率有很大关系。低温、脱水疗法的疗效已被公认。

2. 脑复苏措施

脑复苏主要针对四个方面：降低脑细胞代谢率，加强氧和能量供给，促进脑循环再流通及纠正可能引起继发性脑损害的全身和颅内病理因素。

1）增加脑血流：增加脑血流是复苏后早期治疗的首要目标。脑灌注压必须大于由于血液黏度增加和脑微血管收缩引起的阻力才能保证脑血流的增加。动物实验证实，人工高血压能够改善神经系统的预后。将收缩压提高到 150～200 mmHg 能够恢复脑灌注，但同时导致心脏负荷增加，需要进行连续血流动力学监测。

2）通气支持：心搏骤停后的最初 24 小时应进行机械通气，保证最佳氧气供应，以重建细胞内 ATP 依赖的能量代谢过程。过度通气可引起正常血管收缩，但对受损血管几乎没有作用，有增加脑缺血的可能，故应维持 $PaCO_2$ 在正常水平。

3）低温：降低脑氧代谢率是复苏期和复苏后期脑神经元保护的核心。人工低温能降低脑氧代谢率、酶的反应速率和 ATP 的耗竭速率。

低温的脑保护作用机制有：

（1）减少 ATP 耗竭。

（2）减轻乳酸性酸中毒。

（3）减少游离脂肪酸产生。

（4）提高葡萄糖利用率，减少异常离子流。

（5）降低氧需，减少活性毒性产物，抑制活性自由基反应和有害的酶促反应。

（6）稳定细胞膜。

中度低温（28～32℃）对神经元更具保护作用，但易引起心室颤动。浅低温则可避免心脏方面并发症。

我国自 20 世纪 60 年代中期开始应用头部降温脱水疗法至今，已取得较为满意的疗效，并得出如下经验：

（1）及早降温，心脏复跳能测得血压后就开始头部戴冰帽降温，在 6 小时内达预期水平。因为低温在脑缺氧后 3 小时内开始，其降低颅内压力、减轻脑肿胀以及降低脑代谢的作用最为明显。随时间迁延，低温疗效逐渐降低，8 小时后效果明显减退。

（2）足够降温，在第一个 24h，在心电图的监测下使直肠温度降至 30℃，脑部温度可更低至 27℃左右。随后视情况而维持体温在 32℃上下。

（3）降温到底，待保护性反射动作恢复才终止降温，使体温逐步回升至 37℃，但一定要防止体温反跳性升高。

（4）及早足量脱水，在心脏复跳测得血压后，即静脉滴注甘露醇以减低颅内压，以后视尿量再辅用利尿药（呋塞米）或追加甘露醇，在第一昼夜中保持尿量多于输液总量，在成人约 1 000 ml。

（5）降温过程必须平稳，避免寒战反应，不平稳的降温弊多利少。因此，在降温的同时可辅助应用丙嗪类药物以控制寒颤反应。

4）高压氧治疗：高压氧作为一种特殊的治疗手段用于完全性脑缺血患者脑复苏的治疗取得了一定的成果。其机制可能通过：

（1）使血氧含量增高，改善了脑组织缺氧。

（2）增加脑组织的储氧量和脑脊液的氧含量。

（3）高氧分压可直接使脑血管收缩，使脑体积缩小。

（4）对脑电活动有保护作用。高压氧治疗是一种间歇性、短期、高剂量吸氧治疗，对完全性脑缺血一般采用 40 ~ 60 次长疗程，平均 50 次，压力为 2.5 ~ 3 个大气压*。

5）脱水疗法：脱水疗法可提高血浆胶体渗透压，造成血液、脑脊液、组织细胞之间渗透压差，使脑细胞内的水分进入血液而排出体外，从而脑体积缩小，脑压降低。心肺复苏成功后，应给 20% 甘露醇 125 ~ 250 ml，快速静脉滴入，或呋塞米、利尿酸钠 40 ~ 100 mg 静脉注射。也可用地塞米松 5 mg 静脉注射，每 6 小时 1 次，一般连用 3 ~ 5 天。

6）巴比妥酸盐疗法：巴比妥类能增加神经系统对缺氧的耐受力，可以抑制脑灌流复苏后脑氧代谢率的异常增加，具有稳定脑细胞膜的作用。巴比妥类还可减轻脑水肿，改善局部血流的分布异常，缩小梗死面积。此外，巴比妥类还可防治抽搐发作，强化降温对脑代谢率的抑制能力，提高低温疗法的效果。一般强调在心脏复跳后 60 分钟内开始应用，迟于 24 小时则疗效显著降低。可选用 2% 硫喷妥钠 5 mg/kg 即刻静脉注射，每小时 2 mg/kg（维持血浓度 2 ~ 4 mg），以达到安静脑电图为宜，总量不超过 30 mg/kg。或苯妥英钠 7 mg/kg 静脉注射。必要时重复给药。硫喷妥钠多用于昏迷患者，属于深度麻醉药，应在麻醉医生指导下进行。

下列情况暂停给药：

（1）维持正常动脉压所需血管收缩药物剂量过大时。

（2）心电图出现致命性心律失常时。

（3）中心静脉压及肺动脉楔压升至相当高度或出现肺水肿。

7）促进脑细胞代谢：ATP 可供应脑细胞能量，恢复钠泵功能，有利于减轻脑水肿。葡萄糖为脑获得能量的主要来源。此外，辅酶 A、细胞色素 C、多种维生素等与脑

---

* 1 个大气压 = 0.1 MPa。

代谢有关的药物均可应用。

8）肾上腺皮质激素的应用：肾上腺皮质激素在心肺脑复苏过程中具有多方面的良好作用。一般单独应用激素仅适于轻度脑损害者；多数情况下，常与脱水剂、低温疗法同时应用。其用量要大，如地塞米松每次 5~10 mg，静脉注射，每 4~6 小时 1 次，一般情况下应连用 3~5 天。

9）钙拮抗剂的应用和关于应用钙剂的问题：脑缺血后脑内 Ca^{2+} 的移行，使细胞内代谢、细胞内释放游离脂肪酸、产生活性自由基的异常，以及脑微血管无复流现象，这些异常均会导致神经元的损害，钙拮抗剂可改变这些过程。脑完全缺血后血流恢复，可有短暂 10~20 分钟的高灌流合并血管运动麻痹而血脑屏障破坏，形成水肿，以后有长时间 6~18 小时的低灌流。钙拮抗剂为强的脑血管扩张剂，可降低此种缺血后的低灌流状态。

脑缺血缺氧后进行复苏，再灌流不足和神经细胞死亡部分起因于 Ca^{2+} 进入血管平滑肌和神经元。

关于心搏骤停后钙剂的应用，近年来的文献指出：

（1）休克、缺氧或缺血时，有迅速而大量的 Ca^{2+} 内流进入细胞。

（2）细胞质内钙升高可减低腺苷酸环化酶的活性，引起类似肾上腺素能阻滞剂的应用。

（3）细胞质内 Ca^{2+} 增多，可使线性体氧化磷酸化失偶联，抑制 ATP 的合成。

（4）细胞质内 Ca^{2+} 升高导致心肌纤维过度收缩，抑制合适的左室充盈，减低最大收缩力。因此说明 Ca^{2+} 内流入细胞质有代谢和机械两方面毒性作用。故复苏时禁忌常规应用钙剂治疗，并必须仔细地重新评价。

10）抗自由基药物的应用：该类药物有阻断自由基作用的超氧化歧化酶、过氧化氢酶、谷胱甘肽过氧化物酶和自由基清除剂。如甘露醇、维生素 C、维生素 E、辅酶 Q_{10}、丹参、莨菪碱等。

（王晓娟）

第五节 手术室安全管理

手术室是实施手术的地方，而手术本身又是风险最大的治疗措施。因此，手术室的护理风险安全管理格外重要。

一、接错患者的风险与管理

（一）原因

1）未根据手术通知单接手术患者。

2）接患者的人员思想不集中，未认真核对科室，患者姓名、床号、性别、诊断、手术部位名称等。

3）患者术前紧张及应用镇静药后，不能正确回答问话，易发生接错患者或放错手术间。

（二）风险表现

不该做手术的患者被接来，或患者安置手术间错误，为医疗差错、事故埋下隐患。

（三）处理

1）立即停止操作，仔细查找原因，纠正错误。

2）安抚患者，做好解释工作。

3）及时向护士长汇报，通知科室主管医生，协助做好善后工作。

（四）防范

1）严格执行《手术室接送患者制度》。

2）接患者前认真核对手术通知单。

3）接患者的人员要到患者床旁核对患者姓名、床号、性别等。

4）患者应有护士接送，最好安排配合手术的护士接送。

二、输错血的风险与管理

（一）原因

1）血型搞错。

2）没有严格执行输血查对制度。

（二）风险表现

发热、畏寒、呼吸困难、血红素尿，休克。

（三）处理

1）立即停止输血，更换输液器，输生理盐水，遵医嘱给予抗过敏药物。

2）情况严重者通知医生立即停止手术，保留输血制品及有关设备，以待检验。

3）病情紧急的患者备好抢救药品及物品，配合麻醉医生进行紧急救治，给予氧气吸入。

4）按要求填写输血反应报告卡，上报输血科。

5）溶血、输血严重反应时，抽取患者血样与血袋一起送输血科。

6）加强病情观察，做好抢救记录。

（四）防范

1）严格执行输血查对制度。

2）输血前做到 2 人核对，核对患者和供血者姓名、输血号、住院号、血型、交叉配血结果及采血日期等，无误后方可输血。

三、手术体位安置不当致损伤的风险与管理

（一）原因

手术时体位安置不当容易导致损伤，如压疮、神经损伤、软组织损伤。

（二）风险表现

引起神经麻痹，支配的肢体功能受限；压伤的组织红、肿、水疱，静脉回流受阻。

（三）处理

1）重新调整体位。
2）局部消炎、理疗。
3）局部肌肉按摩、针灸，给予神经生长或营养药。
4）做好患者的解释、善后处理工作。

（四）防范

1）掌握各种手术体位的摆放方法及注意事项。
2）掌握摆体位的原则，保持呼吸、循环功能，充分暴露手术野，使患者舒适，固定牢固。
3）机体的着床支点避开神经走行的部位，避免肢体受压造成神经麻痹。
4）保持皮肤清洁干燥，手术床单平整、清洁，防止损伤皮肤。

四、手术中器械准备不足或不良的风险与管理

（一）原因

1）器械护士接手术通知单时，未仔细查看手术名称。
2）特殊手术未与手术医生沟通。
3）常规及急诊手术包配备不到位。
4）洗手及巡回护士术前未再次仔细查对器械是否齐全。

（二）风险表现

1）延误手术时间。
2）取消手术。
3）患者家属不满意。

（三）处理

1）立即启用应急的器械包。

2）及时告知患者家属。

（四）防范

1）手术前护士应根据手术需要准备器械，并应检查其性能是否良好。

2）施行重大或特殊手术所需特殊器械，手术者应在手术前一日及时与手术室护士沟通，准备充分，以保证手术的顺利进行。

3）在进行重要手术步骤前，手术者应先检查器械是否合适，发现有问题的器械，及时交巡回护士处理。

4）根据需要备齐常规器械包，同时应备有应急的器械包。

5）中等以上的手术，要通过术前访视了解患者情况及手术医生的需求，保证手术的顺利进行。

五、误用未消毒的或未达到消毒灭菌的手术器械和物品的风险与管理

（一）原因

1）消毒管理制度不健全。

2）消毒和未消毒物品混合放置在一起。

3）使用前未检查消毒效果、日期、名称，包装是否松散、潮湿、破损。

（二）风险表现

患者出现切口感染、全身感染症状。

（三）处理

1）更换消毒物品。

2）切口消炎处理。

3）静脉输入抗生素。

4）通知医生，及时会诊处理。

（四）防范

1）严格执行查对制度、消毒隔离制度。

2）消毒和未消毒物品要分开放置并有明显标识。

3）消毒员持证上岗，消毒灭菌物品要彻底。

六、手术与麻醉并发症——心搏骤停的风险与管理

（一）原因

1）患者患有器质性心脏病，引起心脏突然丧失泵血功能。

2）手术麻醉意外的发生。

（二）风险表现

1）意识突然消失，大动脉搏动消失。

2）听不到心音，血压测不到。

3）呼吸停止。

4）手术创面血色变紫、渗血或出血停止

5）瞳孔散大，无任何反射。

（三）处理

1）立即与医生分秒必争进行现场抢救。

2）胸外心脏按压、除颤、心内注射等。

3）通知护士长。

4）准确记录抢救时间、血压、药物剂量、给药途径及出入量。

5）严密观察尿量变化、肢端颜色、意识状态。

6）保持静脉通畅，补充有效循环血量。

（四）防范

1）备齐抢救所需药物。

2）备齐抢救仪器设备（监护仪、除颤器等），保障其功能状态。

3）制订应急处理预案，经常进行急救演练，做到有备无患。

七、手术室安全管理制度

（一）手术室专业护士准入条件

1）手术室专业护士长必须具备护师以上专业技术职务任职资格和 5 年以上手术室工作经验，具备一定的管理能力。

2）手术室护士应为经过不少于一个月的手术室专业岗位培训合格的注册护士。有较强的综合业务技术能力，敏锐精细的观察能力和突出的应变能力，会运用肢体语言与患者交流，并会对自我情绪进行调节和控制。定期接受手术室相关知识、技能的再培训与考核，再培训间隔时间原则上不超过 2 年。

3）手术室护士应具备的知识与技能

（1）熟悉手术室环境、布局及基本设备、物品的定位，特别是急救物品的定位和使用。

（2）掌握手术室各种专科仪器设备的使用、调试和保养。

（3）掌握无菌、消毒和隔离的知识并熟悉操作规程，掌握感染手术器械的处理。

（4）熟练掌握基础器械的名称、用途、使用方法及器械的清洗和保养；熟知各专科敷料单的名称和折叠方法。

（5）熟练掌握手术室的各项基本操作（包括铺无菌台、穿脱无菌手术衣和手套、洗手方法和患者手术体位的摆放等）及各专科手术的配合。

（6）掌握手术标本的固定、登记及固定液的配制；按要求进行护理文书书写（手术患者交接护理记录单、手术清点记录单）。

4）在医院护理部领导下，由护士培训与科研管理委员会的护士层级与特殊岗位培训小组制定手术室专业护士培训制度，确定培训计划、内容、方式、学时数等，并组织实施。

5）由护理部确定急诊专业准入条件，并在护理部领导下组织进行相关理论、专业技术考核。成绩合格者，经护理部审核准入后，方可独立从事手术室专业护士工作，并享受手术室专业护士的有关待遇。

（二）手术室护理工作制度

1）手术室工作人员，必须严格遵守无菌操作，严格执行手术室各级各类人员职责，各项规章制度及技术操作过程。

2）各临床科室应于手术前一日上午10时前填好手术通知单，送交手术室，并注明特殊器械用物，有经血液或体液传播可能的患者应注明，急诊手术可先电话通知，以后补填手术通知单。如手术室无手术房间，无法安排手术室时，手术患者应在急诊科或患者所在科室进行抢救、处置。手术室积极协调随时做好急诊手术准备工作。

3）手术患者须在患者所在科室做好各项术前准备。手术室应按时接送患者，并认真查对，填写《患者转运交接记录》。

4）当日手术医生凭本人胸卡及手术通知单上的记录，方可领取更衣柜钥匙进入手术室，其他人员未经相关部门及有关领导批准不得入内。

5）进入手术室时必须更换手术室专用鞋、帽、隔离衣及口罩，外出时应穿外出衣，换外出鞋，严格遵守手术室规则。

6）保持室内整洁、安静、严禁吸烟，值班人员在指定地点就餐。

7）建立值班人员登记制度，设立登记本，对来手术室进行检查、来访及其他非手术人员详细登记日期、姓名、理由、批准单位及领导。值班人员认真执行登记制度，保存好登记本。

8）进入手术室的见习人员，必须经有关领导同意，并严格执行参观、见习制度。在指定手术间参观学习，不得到其他手术间参观。参观人员须经医务部同意，并从严控制参观人数。

9）污染的器械和敷料，需及时进行消毒、清洗处理。有经血液或体液传播可能的患者，其用过的手术器械须用高效消毒液浸泡，其他物品用高效消毒液擦拭。特殊感染须行特殊处理，必要时暂停手术，彻底消毒。

10）做好手术室的消毒，定期检查消毒液的浓度、数量和质量，及时补充、更换。定期做空气消毒和培养，检测资料应逐月归档保存。无菌手术切口发生感染时，应与临床科共同讨论，查找原因，并提出改进措施。按月做好手术登记、统计工作。

11）手术室的药品、器械、敷料应专人保管、定位放置。各项急诊手术的全套器械、蒸汽设备应经常检查、维修、补充，以保证手术的正常进行。

12）爱护器械仪器，严格按操作规程使用，精密仪器要设专人保管，长期不使用的，要定期保养。避免损坏，一旦损坏应及时报告、及时维修。

13）建立常用手术器械卡，准备器械时按卡片进行查对，同时检查器械性能，保证适用。特殊重大手术，术者应亲自检查。手术包必须标明名称、消毒日期、失效期和责任者编号并签名。手术室急救物品一律不外借。一般器材特殊情况需外借时，应经医务部批准。

14）各种药品、器材均应定位放置，用后放回原处。手术器械应有专人保管，定期清点、擦拭和维修。麻醉药品、精神药品和医疗用毒性药品应有明显标志。氧气、氧化亚氮等不同种类气体的瓶罐或管道开关，应分别标识，醒目可辨，并按规定存放。

15）手术室应常规准备急诊专用器械、敷料等。如用完时，可动用其他择期手术器械、敷料等，如无特殊情况，任何人不得以任何理由拒绝或拖延接急诊手术。

16）手术人员应遵守无菌技术操作，无菌手术和有菌手术分室进行。如需在同一手术间进行，先做无菌手术，后做有菌手术。

17）手术期间，工作人员术前认真查对，术中精力集中，密切配合，确保手术顺利进行，不得大声谈论病情或与手术无关的事，保持室内肃静。巡回护士不得擅自离开手术间，如必须暂离手术间，应告知洗手护士和麻醉医生。

18）手术完毕，注意保护患者，严防意外发生，手术医生、护士和麻醉医生共同将患者转移至平车上，护送回病房，与科室医护人员交接术中情况、病情、所带衣物。

19）手术采取的标本，按规定保存，术毕由手术医生填写病理检查申请单并签名，由手术室人员核对登记及时送检。

20）手术室应对手术患者做详细登记，按时统计上报。

21）手术室人员应坚守岗位，不得擅离职守，夜间及节假日应有专人值班及听班，以便随时进行各种紧急手术。各类备用急诊手术包和急救药品、器材，每日由值班员清点，及时补充、更换。

22）手术室上午除特殊紧急情况外，一律不传私人电话。做好安全保卫工作。

（三）介入诊疗室护理工作制度

1）在科主任领导下进行工作，认真执行各项护理制度和技术操作规程，正确执行医嘱。准确、及时完成各项护理工作。严格执行查对制度，防止护理不良事件发生。

2）尊重患者，关怀患者，保护患者的隐私。

3）接诊介入诊疗患者，核对患者姓名、性别、年龄、床号、手术名称、各种药物试验结果、术前用药情况、皮肤准备情况，连接各种仪器，建立静脉通道，暴露手术野，配合术者消毒、铺敷料。危重患者和特殊治疗须进行心率、呼吸、血压等的监测。

4）制定并发症等紧急情况处理的应急预案和流程，充分做好相应的急救准备工作，切实保障患者医疗安全。

5）严格执行无菌操作规程，做好消毒隔离工作，每月进行空气培养一次，并有记录入册。

6）术中及时传递术中所需药品器材，密切观察病情变化，发现异常及时报告医生，积极配合做好抢救工作。

7）做好患者心理护理和健康教育。

8）每日清点各种药品、抢救器械，保持良好的备用状态。各种药品耗材由专人保管，及时出入库和整理补充。

9）介入治疗前做好各种准备工作，术后及时清理、消毒房间。

10）参加继续医学教育，不断更新理念及知识结构，提高业务技术水平。

（四）围手术期护理管理制度

1. 术前护理管理

1）手术医嘱开出后，护士严格查对，准确执行。

2）做好术前护理评估，包括患者的病情、配合情况、自理能力、心理状况；生命体征、饮食、睡眠、排便、原发病治疗用药情况；患者对疾病和手术的认知程度；女性患者是否在月经期等。

3）做好术前宣教。向患者说明手术的重要性，术前、术中、术后可能出现的情况及配合方法，帮助患者了解手术、麻醉等相关知识。

4）严格执行专科术前护理常规，做好术前常规准备，如个人卫生、手术区域皮肤准备、呼吸道准备、胃肠道准备、体位训练等。

5）根据手术需要，配合医生对手术部位进行标记。严格查对制度，对患者姓名、手术部位进行沟通确认。

6）提供安静舒适的环境，保证患者术前休息良好。

7）患者接去手术室前，进行再次评估，做好生命体征测量，遵医嘱给予术前用药等，检查患者自身准备情况，检查需带入手术室的各种药品、物品及资料，填写《手术患者术前评估/交接记录单》中评估及交接情况，并签名、签时间，手术麻醉科护士接收患者后确认签名。

2. 术中护理管理

1）护士常规检查手术室环境，保证所有电源、仪器、接线板、吸引器等都处于正常工作状态，仪器设备按规范化布局放置到位。

2）运用两种及以上的方法进行患者手术信息核对，同时对患者意识和全身状况以及患者带入物品进行评估并记录；通过交谈缓解患者的紧张情绪。

3）患者由医务人员接至手术间后，卧于手术台等待手术时，巡回护士应在旁照顾，防止坠床。

4）根据不同手术，评估并准备适合于患者的手术辅助设备、器械和敷料，按规范化布局进行各类仪器的摆放。

5）连接各仪器，使其处于功能状态。建立静脉通路，在实施正确体位的同时，确保静脉通路、尿管等各类引流管的通畅以及电刀负极板的安全放置。

6）手术医生、麻醉医生、手术室护士三方核对确认患者身份。

7）协助摆手术体位，注意做好患者隐私的保护，检查各部位有无受伤危险，各骨突处给予保护，约束带固定肢体，手术过程中勤观察皮肤及肢体血液循环，防止发生压疮。

8）注意电凝器安全使用，管理好电笔刀，防止电灼伤。手术过程中要给予患者必要的保温措施。术中使用热水袋时应有外套，盖要拧紧，防止漏水。使用冲洗液冲洗体腔及手术切口时注意测试水温，避免组织烫伤。

9）术中用药严格执行"三查七对一注意"。使用易发生过敏的药物，应查对药物过敏史及过敏试验结果。

10）术中执行口头医嘱时，应做到听、问、看、补。用药时提醒麻醉医生及时记录，并在术中护理记录单上记录。

11）术中输血前应仔细查对三遍（即：取血者与血库发血人员查对，输血前巡回护士与麻醉医生查对，输血时输血者与麻醉医生再次查对）。查对后在合血单上签名。输血后血袋存于冰箱，送输血科保存24小时后销毁。

12）巡回护士应密切观察患者的反应，及时发现患者的不适，配合麻醉医生和手术医生做好各种并发症及紧急情况的抢救工作。

13）严格执行手术器械物品使用管理制度。手术过程中由手术护士及巡回护士共同管理手术物品及器械，未经允许医生不得擅自拿取器械及敷料。手术开始及关闭体腔前须由手术护士和巡回护士共同清点器械、纱布、纱垫、缝针等数量完全相符，确保体内无遗留时方能缝合。关闭体腔后、手术结束分别再次清点器械及用物，并做好相关记录。

14）严格按照要求书写手术护理记录单（含术中器械清点），记录清楚、完整、无漏项。手术结束将手术护理记录单放于病历内，一并送回病房，交病房护士确认并签名。

15）患者出手术室前需再次评估，保证各种引流管正确连接、固定牢固、引流通畅，了解伤口有无渗血、包扎是否妥当、受压皮肤是否完好。

3. 术后护理管理

1）护士提前了解患者手术名称、麻醉方式等，做好接收患者准备。

2）术后患者由手术麻醉科医务人员送至病房，护送途中应注意保护患者，防止碰伤，加强保暖，管道固定妥当。送至病房后，与病房护士及医生共同进行交接。手术麻醉科医护人员填写《手术患者交接记录单》中患者评估及交接情况，签名签时间，病房护士及医生接收患者后确认签名，并保存于病历内。

3）护士应了解术中情况。观察患者意识状态、生命体征、伤口敷料、引流管固定、皮肤受压情况等。

4）按医嘱正确使用监护及治疗设备，密切观察病情变化，发现问题及时汇报处理，按规定做好护理记录。

5）严格执行专科术后护理常规，做好基础护理和专科护理。

6）病情稳定后做好术后康复指导，促进患者早日康复。

4. 围手术期访视制度

1）特殊手术体位患者、各专科新开展的手术患者、特殊患者及大手术患者必须进行术前访视。

2）术前访视工作由手术巡回护士负责，于手术前一天进行访视，了解病情、手术方案、术中特殊器械、仪器等，讲解手术注意事项，缓解患者压力。

3）访视内容

（1）确认患者，自我介绍，介绍手术室环境、注意事项及配合要点。

（2）了解患者病史：包括现病史、既往史、手术史、过敏史。

（3）了解患者生活习惯（吸烟量、饮酒量）、生活史、社会背景（职业、社会地位等）、性格；接受手术的态度，对医疗的协助程序。

（4）与患者进行心理沟通，询问患者的担忧与顾虑，尽最大努力解除患者的焦虑；讲解入手术室后的流程，手术时的体位等。

（5）对患者一般情况进行观察，以便确认患者有无口唇、甲床、皮肤颜色的改变，有无听力、语言等的障碍。

4）向主管医生及责任护士了解手术方案、特殊手术体位、所需特殊手术器械、敷料及设备、术中可能出现的并发症、患者心理状态等。

5）访视结束后，根据所获得的资料，制订护理计划。

6）术后回访时，了解患者对手术室工作的满意度，术后患者有无异常情况，重视患者提出的意见和建议，及时解决改正。

7）整理访视记录，定期总结，对存在的不足进行分析整改，跟踪随访。

（五）消毒隔离制度

1）病房内收住患者应按感染与非感染性疾病分别收治，感染性疾病的患者在患者一览表卡片上做标记。

2）医务人员进入感染患者房间，应严格执行相应疾病的消毒隔离及防护措施，必要时穿隔离衣、戴手套等。

3）一般情况下，病房应定时开窗通风，每日2次。地面湿式清扫，必要时进行空气消毒。发现明确污染时，应立即消毒。患者出院、转院、转科、死亡后均要进行终末消毒。

4）患者的衣服、被单每周更换一次。被血液、体液污染时及时更换，在规定地点清点更换下的衣物及床单元用品。

5）医护人员在诊治护理不同患者前后，应洗手或用手快速消毒剂擦洗。

6）各种诊疗护理用品用后按医院感染管理要求进行处理，特殊感染的患者采用一次性用品，用后装入黄色塑料袋内并粘贴标识，专人负责回收。

7）对特殊感染患者要严格限制探视及陪护人员，必要时穿隔离衣裤、戴口罩及帽子。

8）患者的餐具、便器固定使用，特殊感染患者的排泄物及剩余饭菜，按相关规定进行处理。

9）各种医疗废物按规定收集、包装、专人回收。

10）病房及卫生间的拖把等卫生清洁用具，要分开使用，且标记清楚。用后消毒液浸泡，并清洗后晾挂备用。

11）患者的床头柜用消毒液擦拭，做到一桌一巾，每日 1~2 次。病床湿式清扫，做到一床一巾，每日 1~2 次。

12）重点部门：如手术室、中心供应室、产房、重症监护室（ICU、CCU、NICU 等）、导管介入治疗室、内镜室、口腔科、透析室等执行相应部门的消毒隔离要求。

13）特殊疾病和感染者按相关要求执行。

（六）工作人员进入规则

1）应严格执行无菌技术，除参加手术的医疗人员和有关人员外，其他人一律不准进入手术室（包括直系亲属）。患有呼吸道感染，面部、颈部、手部有伤口或炎症者，不可进入手术室，更不能参加手术。

2）凡进入手术室人员，必须按规定更换手术室衣、裤、口罩、帽、鞋，并按规定着装、头发、口鼻必须遮盖。

3）进入手术室应保持肃静，不可随意跑动或嬉闹，不可高声谈笑、喊叫，禁止吸烟，手术进行中人员尽量不从正门进出。

4）必须外出时应更换外出衣和外出鞋，离室时应换下手术衣裤、口罩、帽子、鞋，并放到指定地点。

5）手术室工作人员，应坚守工作岗位，不得擅离、接私人电话和会客，遇有特殊情况必须和护士长联系，把工作妥善安排后，方准离开。

（七）接送患者制度

1）术前 30 分钟，按手术通知单到病区接患者，凡不能行走及已给予麻醉前用药者，用推车接送，危重患者由经治医生护送，注意保暖及安全。

2）接患者时要严格五查对（对床号、对住院号、对姓名、对性别、对年龄），同时检查患者皮肤准备情况及术前医嘱执行情况，衣裤清洁，嘱患者解便后，携带病历、X 线片等物推入手术室。患者贵重物品及义齿、发夹等一律不准带入手术室。

3）患者进入手术室必须戴手术帽，送到指定手术间，并与护士清点带来物品；患者卧于手术台上，注意防止坠床；护士按病历卡核对患者的姓名、床号、住院号、手术部位、手术名称、血型，严防差错。

4）急诊手术由医生通知手术室，按医嘱时间接患者入手术室，紧急时可在通知手术室后由病区直接送入手术室。

（八）手术室参观制度

1）参观人员最好安排在教学参观室观看闭路电视，如无条件应根据手术间的面积严格限定参观人数（40 m² 手术间不超过 6 人，25~30 m² 手术间不超过 4 人）。

2）参观者必须经手术室护士长、主管医生或有关科室同意后统一安排，按指定手术间、时间进行参观。

3）遵守手术室的管理规则，进入手术室按规定更换参观衣、口罩、帽子、鞋等。

4）严格遵守无菌技术规则，不得任意走动和出入，接受医护人员的指导。参观者应立于手术人员身后，不可距手术人员过近，避免污染。

（九）手术安排制度

1）每日施行择期手术，由手术科室负责医生填写手术通知单，于术前1天上午10时前送手术室。

2）无菌手术与污染手术应分室进行，若无条件时，应先做无菌手术，后做污染手术，严禁同时在一室内施行无菌及污染一种手术。

3）优先安排急诊手术，如急诊手术与择期手术安排冲突时，必须优先安排急诊手术。以免延误抢救时间，危及伤患者生命。

4）参加手术人员应在预定时间前20～30分钟到达手术室，做好准备工作；因故必须更改、增加或停止手术时，应预先与手术室护士长或值班护士联系。

5）夜间和节假日应有专人值班，随时进行各种急诊手术配合。

6）每日施行的手术应分科详细登记，按月统计上报。同时经常和手术科室联系，了解、征求工作中的意见，研究后及时纠正。

（十）手术间清洁消毒制度

1）保持手术间内物品清洁整齐，每日手术前后用消毒湿布擦拭门窗、低墙、器具等，拖净地面，通风消毒，务必保持手术间内器具清洁无尘。每周大扫除1次并做空气消毒。

2）每日手术前进行空气消毒，可用紫外线照射30～60分钟，连续手术之间应消毒。手术时间长，室内人员多的手术间，应加强术中空气消毒，可用高强度、低臭氧紫外线杀菌灯制成的空气消毒器进行消毒。

3）术毕，器械物品应严格两消毒—清洗的原则。污染手术后，依不同类型分别按消毒隔离制度处理。

4）手术间和附属工作间使用的清洁用具要区分开，且每天消毒1次。

5）每月对无菌物品、手指、空气等做细菌培养，以便及时发现问题并做出相应整改措施。

（十一）安全工作制度

1）手术室工作人员应严格执行各项规章制度，加强职业道德，保证手术安全完成。

2）加强查对制度，严防差错事故发生。

3）严格执行无菌技术操作和消毒灭菌程序，防止医源性感染发生。

4）手术室工作人员应坚守岗位，熟悉手术室内各种物品的固定放置地点及使用方法，尤其急救药品及抢救器材必须处于备用状态，以免耽误抢救手术。

5）电器设备及贵重仪器应有专职人员保管维修，各设备仪器上标明操作规程和注意事项，做到术前检查，术中有效，术后保养。

6）剧毒药品应由专人保管，标签明确，专柜存放，专人保管，建立登记本，经仔细查对后方能取用。此外，应定期清点；易燃物品应远离火种和电源。

7）手术室负责保存和送检手术中采集的标本，认真登记，按时送检，严防标本搞错或丢失。

8）消防设备、灭火器等，应定期检查。

9）夜班和节假日值班人员交接班后，应检查全手术室水、电、门窗是否关紧，手术室大门随时加锁。非值班人员勿任意进入手术室。

10）发生意外情况，应立即向有关部门及院部汇报。

（王晓娟）

第四章 手术室基础护理技能

第一节　手术室无菌技术行为规范

一、手术室着装行为规范

（一）目的

为医护人员在手术区域内规范穿着手术服装提供指导性意见，有助于保护患者和工作人员安全，降低手术部位感染（SSI）的风险。

（二）着装原则

1）工作人员由专用通道进入手术室，在指定区域内更换消毒的手术服装及拖鞋，帽子应当完全遮盖头发，口罩遮盖口、鼻、面部。特殊手术，如关节置换等手术建议使用全围手术帽。

2）保持刷手服清洁干燥，一旦污染及时更换。

3）刷手服上衣应系入裤子内。

4）内穿衣物不能外露于刷手服或参观衣外，如：衣领、衣袖、裤腿等。

5）不应佩戴不能被刷手服遮盖的首饰（戒指、手表、手镯、耳环、珠状项链），不应化妆、美甲。

6）进入手术室洁净区的非手术人员（检查人员、家属、医学工程师）可穿着隔离衣，完全遮盖个人着装，更换手术室拖鞋并规范佩戴口罩、帽子。

7）手术过程如果可能产生血液、体液或其他感染物飞溅、雾化、喷出等情况，应正确佩戴防护用品，如防护眼镜、防护面罩等。

8）工作人员出手术室时（送患者回病房等），应穿着外出衣和鞋。

（三）手术服装基本要求

1）刷手服所使用的面料应具备紧密编织、落絮少、耐磨性强等特点。刷手服也可使用抗菌面料来制作。

2）面料应符合舒适、透气、防水、薄厚适中、纤维不易脱落、不起静电等要求。

3）手术室内应穿防护拖鞋，防止足部被患者体液、血液污染，或被锐器损伤。拖鞋应具备低跟、防滑、易清洗消毒等特点。

4）刷手服在每天使用后或污染时，应统一回收并送至医院认证的洗涤机构进行洗涤。

5）洗涤后的刷手服应使用定期清洁、消毒的密闭车或容器进行存放、转运。

6）无菌手术衣应完好无破损且系带完整，术中穿着应将后背完全遮盖并系好系带。

（四）注意事项

1）刷手服及外科口罩一旦被污染物污染或可疑污染时，须立即更换。

2）外科口罩摘下后应及时丢弃，摘除口罩后应洗手。如需再次使用时，应将口罩内面对折后放在相对清洁的刷手服口袋内。

3. 工作人员穿着保暖夹克为患者进行操作时，应避免保暖夹克污染操作部位。

4）如工作人员身体被血液、体液大范围污染时，应淋浴或洗澡后更换清洁刷手服。

5）使用后的刷手服及保暖夹克应每天更换，并统一回收进行清洗、消毒，不应存放在个人物品柜中继续使用。手术帽应每天更换，污染时应立即更换。

6）防护拖鞋应"一人一用一消毒"。

7）外出衣应保持清洁，定期更换、清洗、消毒。

二、手术室流动方式行为规范

（一）目的

手术室流动方式包括手术室患者、医护人员和物品的转运等。对这些转运进行计划并加以控制是控制感染的基本要素。手术室的设计已经先一步决定了流动方式，此行为规范涉及手术室内和进出手术间的转运（由于建筑设计的不同，完全按此行为规范进行存在一定难度）。

（二）行为规范

1）所做的规定应方便手术室内患者和医护人员在各区域间的移动。从半限制区到限制区，对环境和着装的要求逐步提高。应有正确的标志提示流动和着装的要求。

2）手术进行过程中，人员的移动应控制在最小范围内。

3）在空间、时间和流动方式上，清洁物品、灭菌物品和仪器设备的转运应尽可能远离污染设备和废弃物。

4）对患者、医护人员和物品流动模式的规定和步骤，应每年予以回顾和修订，并迅速在实践中实施。

三、手术室无菌操作行为规范

（一）目的

保证手术室的灭菌区域，每一位在手术室内的人都有责任执行灭菌操作，在术前、术中和术后都要严格执行，以减少污染机会。

（二）行为规范

1）手术者要穿戴帽子、口罩、衣、裤、鞋、防护眼镜和其他隔离措施。

2）以手术巾来创造一个灭菌区。

3）灭菌区的一切东西必须保持无菌。

4）所有送往灭菌区的物品的开启、分发和转送应保持其灭菌性和完整性。

5）灭菌区必须不断接受监测与维护。

6）所有人在灭菌区内或周围移动，均要注意维持灭菌区的完整性。

7）基本灭菌操作规划及步骤要写成文字，每年审查，并迅速予以实施。

四、手术室无菌操作原则

（一）目的

手术中的无菌操作是预防切口感染、保证患者安全的关键之一，也是影响手术成功的重要因素，所有参加手术的人员必须充分认识其重要性，严格执行无菌操作原则，并且贯穿于手术的全过程。

（二）行为规范

1）手术室工作人员必须严格遵守无菌操作原则，除参加手术及有关工作人员外，其他人员不准入内。

2）手术室工作人员患上呼吸道感染者，面部、颈部、手部都有感染者及患皮肤病者一律不准进入手术间。

3）手术室应严格划分洁净、清洁区和污染区。入口处的消毒脚垫应每日更换。拖鞋与私人鞋、外出鞋应分别存放。

4）进入手术室必须更换拖鞋，衣、裤、帽，贴身内衣不可外露，外出必须更换。

5）手术室内保持肃静，不可大声说话，禁止携带私人通讯工具入内。除特殊紧急情况，一律不传私人电话。

6）连续施行手术时，应按Ⅰ类手术、Ⅱ类手术的顺序进行；Ⅲ类手术及特殊感染手术应在感染手术间进行，术后及时进行清洁消毒。遇有特殊菌种如：破伤风、气性坏疽、绿脓杆菌等感染手术时，应尽量缩小污染范围，术后进行严格消毒处理。

（1）Ⅰ类手术：经过消毒处理，手术部位达到无菌或接近无菌。如：甲状腺、疝气、人工关节置换、脊柱等手术。

（2）Ⅱ类手术：经过消毒处理，手术部位仍有细菌，但尚未发展成感染，如：消化道系统、子宫阴道、开放性创伤等手术，根据细菌数量的多少，又分为轻度感染和重度感染两类。

（3）Ⅲ类手术：手术部位已经发生感染。

7）血源性传染手术应放在当日手术最后一台。如遇特殊情况，后者为无菌手术与上一台为污染手术时，手术间应消毒1小时后方可使用。

8）手术室一切器械物品未经负责人许可，不得外借，以确保手术所需及防止交叉感染。

9）严重或特殊感染手术确定手术之后，立即和手术室联系，以便及时安排在感染手术间内施行。参加此类手术必须严格遵守有关规定，确保患者和工作人员安全。

10）预定参观手术人员名单，需要手术前一日在手术通知单上注明。

11）严格控制参观人数，经管医生和巡回护士有责任管理。进手术室见习、参观、必须经科主任、护士长同意。参观人员不可任意进入其他手术间和无菌储物间。

五、手术室刷手的目的、方法及注意事项

（一）目的

预防和控制病原体传播、手术后感染。

（二）操作步骤

1. 第一步

修剪指甲，去除甲下污垢，摘除所有首饰。换穿鞋、刷手衣、口罩、帽子（不得把头发、鼻孔露在外面）。将衣袖挽至肘上 10 cm。

2. 第二步

用消毒的毛刷蘸取消毒的肥皂水，按：指尖（左右刷好）、手部（左右刷好）、前臂（左右刷好）、肘上至 10 cm（左右刷好）的顺序刷（不可往返：比如刷完手臂就不能再刷手部了）。

3. 第三步

刷完后就冲洗，冲洗时应该保持拱手姿势，手高肘低让水流从手部流向肘部；肘部上流向肘部。之后再按上面的刷洗步骤刷洗 2 次，一共 3 次。肘上方每次都要比上一次低 2 cm（第一次 10 cm、第二次 8 cm、第三次 6 cm）。

4. 第四步

用无菌毛巾按上述顺序（指尖到肘上 6 cm）先擦干一侧手，翻转毛巾或换用另一条毛巾再擦干另一侧手（注意：不能往返如擦过肘部的毛巾不能再擦手臂）。

5. 第五步

将手（指尖至肘上 6 cm，且手不能碰到容器壁）放在 70% 的乙醇或 0.1% 的苯扎溴铵溶液里浸泡 5 分钟。

6. 第六步

将手拿出来保持拱手姿势晾干。

（三）注意事项

1）有手臂皮肤破损、化脓性感染、患有传染性疾病者禁止参与。

2）刷手时每个部位（指尖、手部、前臂、肘上）应左右手交叉刷，方向由远心端向近心端。

3）肥皂水要刷 3 遍，每一次肘上都要比上一次少 2 cm（肘上 10 cm、8 cm、6 cm）。

4）用水冲洗时应该保持拱手姿势，手高肘低让水流从手部流向肘部；肘部上流向肘部。

5）操作过程中到手术结束（除手术操作必要）都应该保持拱手姿势：拳高不过肩，肘低不过腰。

六、穿无菌手术衣和戴手套的目的、方法及注意事项

（一）目的

隔绝手术室医护人员皮肤及衣物上的细菌，防止细菌移位引起污染。

（二）操作方法

1. 穿无菌手术衣

手臂消毒后，取出消毒手术衣，并注意衣服的折法，站立于较空地方，认清衣服的上、下和反面关系。提住衣领两角，松开手术衣，反面朝向自己，两手插入袖管，两臂前伸，让巡回人员帮助穿上，不可赤手自己拉衣袖管。向前稍弯腰，使腰带悬空，两手交叉，提取腰带中下段向后递，由别人在身后将带收紧（图4-1）。

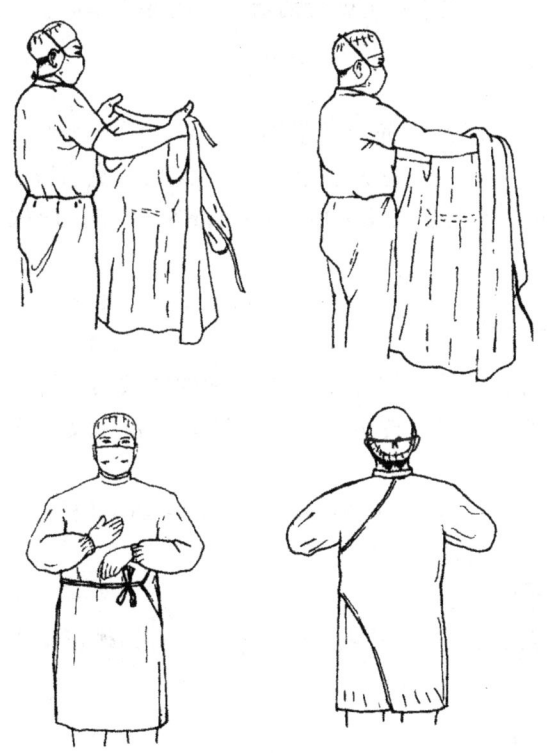

图4-1 穿无菌手术衣

2. 戴手套

1）戴干手套法：取出手套夹内无菌滑石粉包轻轻地敷擦双手，用左手自手套夹内捏住手套套口翻折部，将手套取出。先用右手插入右手手套内，注意勿触及手套外面；

再用已戴好手套的右手指插入左手手套的翻折部,帮助左手插入手套内。已戴手套的右手不可触碰左手皮肤。将手套翻折部翻回盖住手术衣袖口。用无菌盐水冲净手套外面的滑石粉,冲洗时双手不可低于脐下,以免冲洗水反溅,污染手套(图4-2)。

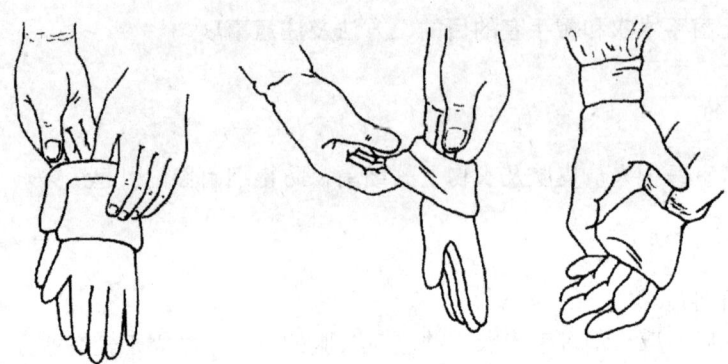

图4-2 戴无菌手套

2)戴湿手套法:手套内要先盛放适量的无菌水,使手套撑开,便于戴上。戴好手套后,将手腕部向上举起,使水顺前臂沿肘流下,再穿手术衣。

七、无菌桌的准备

无菌桌(器械桌)要求结构简单、坚固、轻便、可推动、易于清洁;桌面四周有围栏,栏高4~5 cm。一般分为大、小两种,其长、宽、高规格为:大号器械桌110 cm×60 cm×90 cm,小号器械桌80 cm×40 cm×90 cm,应根据手术的性质、范围进行选择。

(一)铺无菌桌的步骤

1)无菌桌选择清洁、干燥、平整、规格合适的器械桌,将无菌敷料包置于器械桌上,揭开无菌敷料包的外包布,按折叠顺序由里向外展开双层桌布,然后铺上无菌巾4~6层。

2)无菌单应下垂过桌缘不少于30 cm,周围的距离要均匀,桌缘下应视为污染区,参加手术人员双手不得扶持器械桌边缘。

3)打开无菌包及无菌盆。

4)洗手护士穿好无菌手术衣及戴无菌手套后,将器械按使用先后次序及类别整齐排列在无菌桌上。

(二)使用无菌桌原则

1)铺好备用的无菌桌超过4小时不能用。

2)凡垂落桌缘平面以下物品,必须重新更换。

3)必须严格保持器械桌上无菌要求,术中污染的器械、用物不能放回原处。如术中接触胃肠道等污染的器械应放于弯盘等容器内,勿与其他器械接触。

4）如有水或血渗湿者，应及时加盖无菌巾以保持无菌效果。

5）手术开始后，该无菌桌仅对此手术患者是无菌的，而对其他患者使用无菌物品，则属于污染的。

6）洗手护士应及时清理无菌桌上器械及用物，以保持无菌桌清洁、整齐、有序，并及时供应手术人员所需的器械及物品。

八、手术中的无菌操作原则

手术中的无菌操作是预防切口感染，保证患者安全的关键，也是影响手术成功的重要因素，所有参加手术的人员必须充分认识其重要性，严格执行无菌操作原则，并且贯穿于手术的全过程。

1）必须避免与无菌区外的物品、人员、地区接触。穿无菌手术衣戴无菌手套后，背部、腰部以下，乳部以上都应认为是有菌区。手术台头架以外、两侧和足端以外的布单下垂部分也认为是有菌区。不要接触。还要注意肘部不碰及参观人员和灯架。

2）不得在手术人员的背后传递器械及手术用品。

3）更换位置时必须面向无菌手术台或器械桌，然后背对背地交换，或先离开手术台，再交换位置。

4）布类品一旦潮湿即可能有细菌通过，必须另加干的手术单覆盖，如衣袖潮湿或碰触有菌地方，应另加无菌袖套。手套破损或污染，必须立即更换。

5）行皮肤切口前及缝合皮肤的前、后，均需用70%乙醇或0.1%新洁尔灭溶液再次消毒皮肤。

6）皮肤切口边缘，应以大纱布垫或无菌巾遮盖，并用巾钳或缝线固定，或切皮前贴上无菌医用保护膜保护皮肤；切开空腔脏器前，先用盐水纱布垫保护周围组织，以防止或减少内容物溢出污染。

7）手术进行过程中，手术人员除有关手术配合必要的联系外，禁止谈笑；避免向手术区咳嗽或打喷嚏；应随时警惕有无灰尘、小昆虫或汗珠落入手术区内。

8）参观手术人员不可贴近手术人员或脚站得高于手术台平面，不得随意在室内走动；对患有上呼吸道感染或急性化脓性感染者，禁止进入手术室；进入手术室前必须更换手术室专用的参观衣、鞋，并戴好口罩、帽子，人员尽量少或予以限量。

9）手术室内工作人员，必须严格执行，并认真监督和指导无菌原则的实施。

（郑颖）

第二节 手术前患者的准备

一、皮肤解剖的特点

皮肤指被覆在人体的表层，直接与外界环境相接触的组织。具有保护、感觉、分泌、排泄、呼吸等功能。由表皮和真皮紧密结合而成。

（一）表皮

表皮由复层扁平上皮构成，由浅入深依次为角质层、透明层、颗粒层和生发层。角质层由多层角化上皮细胞（核及细胞器消失，细胞膜较厚）构成，无生命，不透水，具有防止组织液外流、抗摩擦和防感染等功能。生发层的细胞不断增生，逐渐向外移行，以补充不断脱落的角质层。生发层内含有一种黑色素细胞，能产生黑色素。皮肤的颜色与黑色素的多少有关。

（二）真皮

真皮由致密结缔组织构成，由浅入深依次为乳头层和网状层，两层之间无明显界限。真皮厚度 $0.07 \sim 0.12$ mm；手掌和足底的真皮层较厚，约 1.4 mm；眼睑和鼓膜等处较薄，约 0.05 mm。乳头层与表皮的生发层相连，其中有丰富的毛细血管、淋巴管、神经末梢和触觉小体等感受器。网状层与皮下组织相连，其内有丰富的胶原纤维、弹力纤维和网状纤维。它们互相交织成网，使皮肤具有较大弹性和韧性。网状层内还有丰富的血管、淋巴管和神经末梢等。

皮肤覆盖于全身表面，是人体最大的器官，约占体重的 16%。成人皮肤面积为 $1.2 \sim 2.0$ m^2。尽管各处皮肤厚度不同，但都可分为表皮与真皮两层，并借皮下组织与深层组织连接。皮肤的颜色因人种、年龄和健康状况不同而有差异。皮肤上有很密的各种走向的沟纹，称为皮沟。皮沟间大小不等的菱形或多角形的隆起部分为皮嵴，它们在指腹构成指纹。个体之间的指纹形态是不同的，因而指纹具有个体差异。皮肤上有长短不等、粗细不同的毛发。四肢末端有指甲和趾甲。皮肤可分泌汗液和皮脂，是由汗腺和皮脂腺分泌的。

二、手术部皮肤准备的范围

（一）备皮的目的

剃除手术区毛发，去除污垢，为手术时皮肤消毒做好准备，预防手术后切口感染。

（二）备皮的注意事项

1）注意保暖照明。

2）手法正确，不可剃破皮肤。

3）备皮区有感染病灶及时与医生联系。

（三）常见手术的备皮范围

1. 乳腺癌手术

上起下颌，下至脐平，前至健侧锁骨中线，后过腋后线，包括患侧上臂上 1/3 皮肤及腋毛。

2. 上腹部手术

上平乳头连线，下至耻骨联合两侧到腋后线，剃净阴毛，清洁脐孔。

3. 大隐静脉曲张手术

上平脐，下至患侧整个肢体，两侧到髂嵴，剃净阴毛。

4. 妇科腹部手术

上起剑突弓，下达耻骨联合及大腿内侧上 1/3，双侧至腋中线。

5. 妇科阴道手术

上起耻骨联合以上 10 cm 左右，包括腹股沟大腿内侧上 1/3 处，下至肛门以下 5 cm，两侧至腋中线。

三、手术野皮肤消毒

手术野皮肤消毒的目的是消灭拟做切口处及其周围皮肤上的细菌。

（一）常用的皮肤黏膜消毒剂

常用的皮肤黏膜消毒剂见表 4 - 1。

表 4 - 1　常用的皮肤黏膜消毒剂

药　名	主要用途	特　点
2% ~3% 碘酊	皮肤消毒	杀菌谱广、作用力强，能杀灭芽孢
0.05% ~0.1% 碘酊	黏膜、伤口的擦拭或冲洗	杀病毒、真菌、细菌，刺激性强
0.2% ~0.5% 聚维酮碘（碘伏）	皮肤消毒	杀菌力较碘酊弱，不能杀灭芽孢，无须脱碘
0.02% ~0.05% 聚维酮碘（碘伏）	黏膜、伤口的冲洗	杀灭细菌、病毒、真菌，对芽孢无效，对乙肝病毒等部分亲水病毒无效
0.1% ~0.5% 氯己定	皮肤消毒	杀灭细菌，对结核分枝杆菌、芽孢有抑制作用
0.05% ~0.1% 氯己定	创面、颜面部、会阴、阴道、膀胱的冲洗	杀菌力弱

（二）皮肤消毒方法

目前，临床上主要采用 2% ~ 3% 碘酊消毒，75% 乙醇脱碘的方法进行皮肤消毒。颜面部采用 1% 碘酊、75% 乙醇脱碘的消毒方法。

（三）皮肤消毒注意事项

1）皮肤消毒时，应由手术区中心部向四周涂擦。
2）如为感染伤口或肛门等处手术，应自手术区外周涂向感染伤口或会阴肛门处。
3）已经接触污染部位的药液纱布，不应再返擦清洁处。
4）手术区皮肤消毒范围要包括手术切口周围 15 cm 的区域。
5）如手术时有延长切口的可能，则应适当扩大术前消毒范围。

（四）手术野皮肤消毒范围

1. 头部手术
头部及前额（图 4 - 3）。

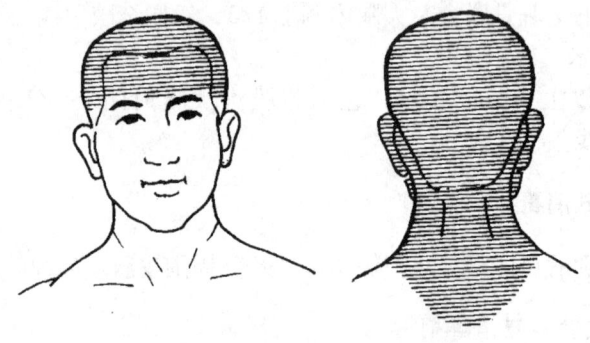

图 4 - 3　头部手术消毒范围

2. 颈部手术（图 4 - 4）

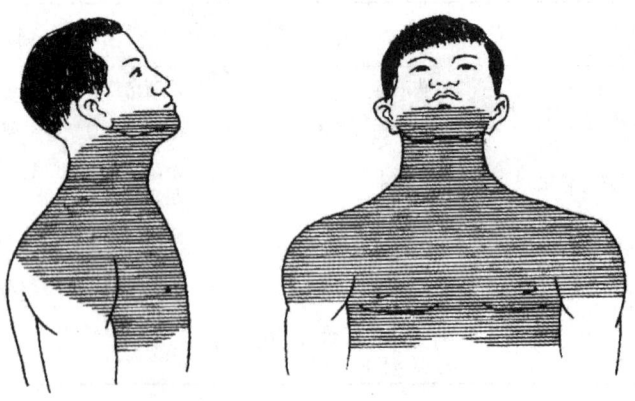

图 4 - 4　颈部手术消毒范围

颈前部手术：上至下唇，下至乳头，两侧至斜方肌前缘。

3. 胸部手术

侧卧位前后过腋中线，上至锁骨及上臂上1/3，下过肋缘（图4-5）。

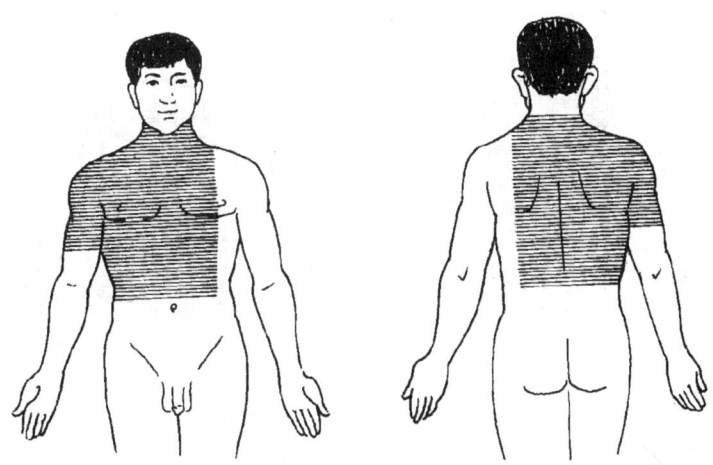

图4-5　胸部手术消毒范围

4. 乳腺癌根治手术

前至健侧锁骨中线，后至腋后线，上过锁骨及上臂，下过脐平行线（图4-6）。如大腿取皮，大腿过膝周围消毒。

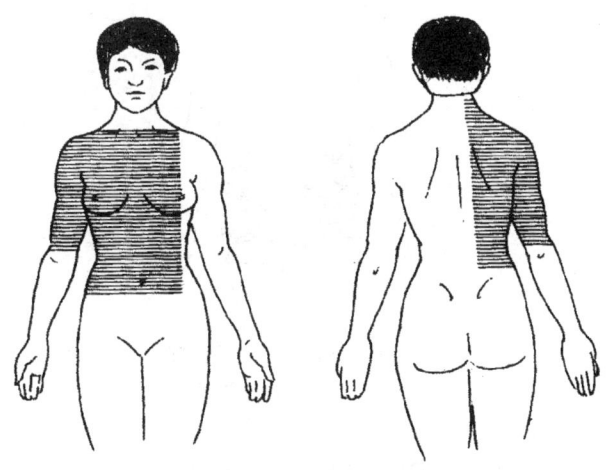

图4-6　乳腺癌根治手术消毒范围

5. 腹部手术

1）上腹部手术上至乳头，下至耻骨联合，两侧至腋中线（图4-7①）。

2）下腹部手术上至剑突，下至大腿上1/3，两侧至腋中线。（图4-7②）

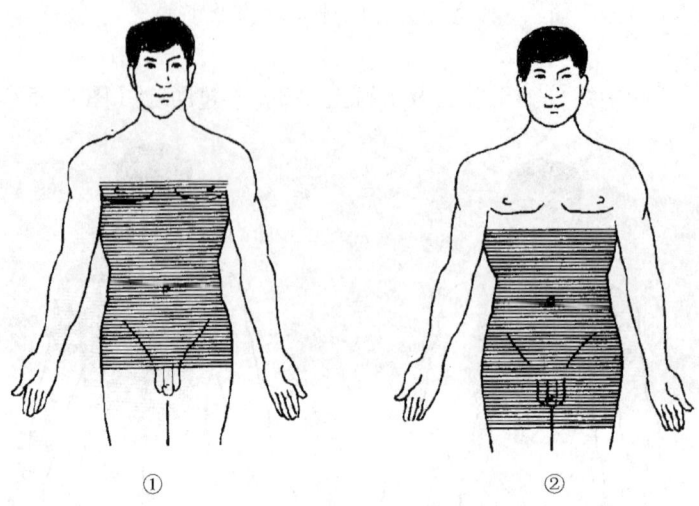

①   ②

图4-7　腹部手术消毒范围

6. 腹股沟区及阴囊部手术

上至脐平行线，下至大腿上 1/3，两侧至腋中线（图4-8）。

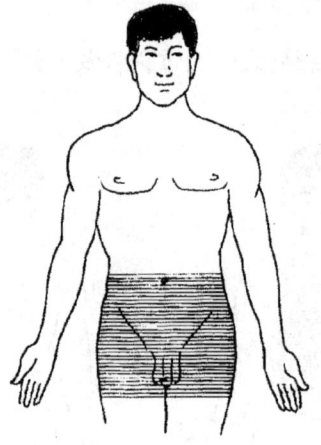

图4-8　腹股沟区及阴囊部
手术消毒范围

7. 肾脏手术

前后过腋中线，上至腋窝，下至腹股沟（图4-9）。

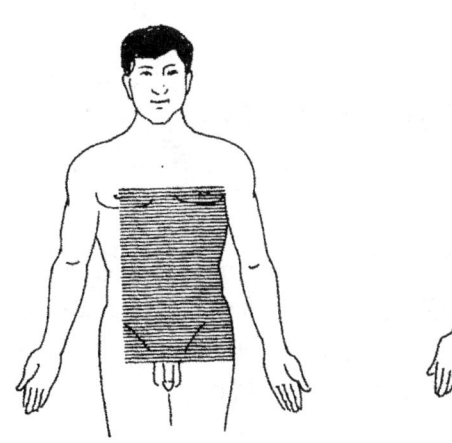
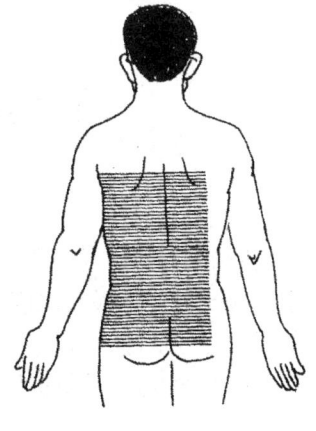

图4-9 肾脏手术消毒范围

8. 会阴部手术

耻骨联合、肛门周围及臀、大腿上 1/3 内侧（图4-10）。

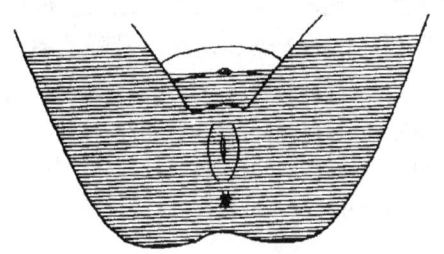

图4-10 会阴部手术消毒范围

9. 四肢手术

周围消毒，上下各超过一个关节（图4-11）。

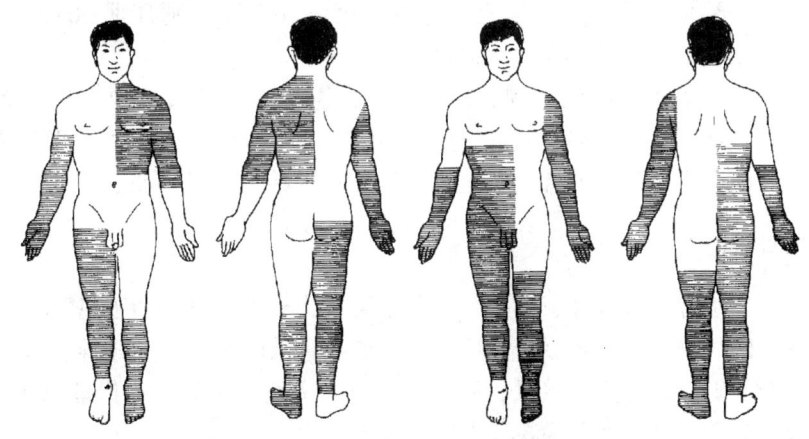

图4-11 四肢手术消毒范围

（郑颖）

第三节 手术体位

手术体位由巡回护士摆置，必要时由手术者或第一助手对患者的体位做最后核实。

患者手术体位的要求：①最大限度地保证患者的舒适及安全；②按手术要求，充分暴露术野，减少不必要的裸露；③肢体不能悬空，须托垫稳妥；④要保证呼吸和血液循环通畅；⑤避免神经血管受压；⑥防止身体各部肌肉扭伤。

一、仰卧位

仰卧位为最常用的手术体位。适用于腹部、乳房及身体前面的各种手术。手术台平置；患者仰卧，两臂用中单固定在体侧；头部置软枕；膝部用较宽固定带固定，膝下置一软枕，使腹肌松弛；足跟部垫脚圈。手术床的头端放置麻醉架或升降器械台，注意患者口鼻部要外露，以利呼吸和病情的观察，足端放升降器械台，离患者身体约 20 cm。

乳腺手术，患者仰卧位，术侧靠近台边，肩胛下垫以卷折的中单。上臂外展，置于臂托上。对侧上肢用中单固定于体侧，其余与上述相同。

颈前部手术，如甲状腺、气管切开术，仰卧，手术床头端抬高 10°~20°，颈后垫以卷枕，使头颈向后仰或转向健侧。

二、侧卧位

侧卧位适用于胸部、腰部及肾手术。

胸部手术，患者侧卧 90°，背部、胸部、肋下各垫一软橡皮枕，既可使手术野暴露明显，又可减轻臂部压迫，两手伸直固定在托架上，上面一腿屈曲 90°，下面一腿伸直，两腿间用软枕垫平，髋部及膝部以固定带固定。

肾手术与胸部手术侧卧位相同，但应注意：①手术床的腰桥要对准患者的第 11、第 12 肋，摇高腰桥后可使凹陷的腰区逐步变平；②下肢安放与胸部手术体位相反，即下方的下肢屈曲，上方的下肢伸直，这样可以使肾区转为平坦，便于手术操作。

三、俯卧位

俯卧位适用于脊椎及其他背部手术。基本姿势为患者俯卧，两手屈置头前，头转向一侧，胸部两侧、髋部、耻骨联合、两小腿胫前各置放软垫。若为颈椎手术，患者面部向下，额部与两侧颊部与头托接触，使口鼻部位于头托空隙处，可保证患者呼吸通畅。头托位置应适当低于手术台平面，使枕骨和颈部突出。

四、膀胱截石卧位

膀胱截石卧位适用于会阴部手术。患者做仰卧式，臀部位于手术床尾部摇折处，用橡皮单及中单置于手术床下部必要时在臀下放一小枕，以便手术操作。患者换上袜套，两腿分放在两侧搁脚架上，腘窝部垫以软垫，外用扎脚带固定。

五、半坐卧位

半坐卧位适用于鼻及咽部手术，如鼻中隔矫正术、鼻息肉摘除及扁桃体手术等。可减少出血，防止血液流入气管。把手术床头端摇高75°，床尾摇低45°，两腿半屈，头与躯干依靠在摇高的手术床上，整个手术床后仰15°，两手在身旁用中单固定。

（付虹）

第五章　手术室消毒物品的管理

第一节　手术室、供应室一体化管理

手术室、供应室（手供）一体化，又称手术室与供应室垂直升降仓储系统，是应用于手术室与消毒供应室之间，集仓储和运输功能于一体的专用物流系统。

一、运营部门布局

每个手术核心组由手术室、麻醉系统和辅助手术室组成，呈中心岛式布局向手术区辐射。其中手术辅助室采用中心岛式布局，如器械、敷料、药品等。医疗工作流程缩短，效率提高。

二、手术室检查设备

手术室是抢救生命的重要场所，重点设计以人为本、高效运转的洁净手术部。病理科和输血科与中心手术部同层，便于术中病理切片和术中紧急输血最快完成。手动供应集成、手术材料访问的智能管理、配置、可追溯性以及相关的信息网络交互。手术部护士站设有气动物流站，方便与检验科、病理科、血库交接物品。每个手术室的灯具安装都是事先设计好的，布置合理，避免了使用过程中的矛盾。

三、系统数据管理

基于订单的管理模式最大限度地减少了对现有工作流程的改变和工作中人为判断的比重，体现了精益管理和安全的要求。系统化管理库存和失效日期，摆脱单纯依靠人工统计的低效模式。将手术室区域进行分区管理，缩短工作人员的路线距离，减少时间和体力的消耗。实时数据交换，从手术预约到物品配置再到有效的存储管理，实时体现在各个区域，保证信息的对称性和系统性。

综上所述，手供一体化系统还实现了自动存储和追溯功能，节省了空间和时间，提高了效率、准确性和安全性，符合人体工程学。其存储和追溯功能可有效追溯无菌器械盒、辅料袋、手术衣袋、高值耗材、常规药品和血液制品。

此外，手供一体化管理具有以下优势：

1) 减少手术室环境污染，减少医院感染机会。手术室有限的空间内手术敷料的清洗、包装和准备，会给消毒隔离严格的手术室带来很多负面影响。将手术室的污染物品送到供应室集中处理，不仅可以避免交叉感染，还有助于净化空气。

2) 有利于仪器的清洗消毒质量和仪器的维护。清洗质量是灭菌成功的前提。手术室的护士在紧张的工作后，精力和体力都很疲惫，尤其是在做大手术时，很难保证清洁质量和对仪器的仔细检查和维护。供应室的工作人员经过专业培训，分区域、分岗位。按照流程对仪器进行专业清洗，确保清洗质量。包装仪器前，要仔细检查质量、有无锈迹、轴接头紧密度、剪刀锋利度等。以确保手术器械的功能完整性。

3) 减轻手术室护士的非专业工作量, 做到专心配合双手做好围手术期护理。

4) 充分利用好几个房间的现代化设施和条件, 在医院享受, 让交费房间的人力和资源发挥更大的效益, 从而降低了医院成本。

由上可见, 手供一体化系统能够更好地配合手术室和供应室的一体化管理, 降低医院感染的发生率, 提高手术器械的清洗质量, 保证手术器械符合灭菌要求, 提高手术室的环境质量, 减少手术室护士的非护理工作量。从而更好的保护患者的安全!

(付虹)

第二节 手术室、供应室基本设备

一、预真空压力蒸汽灭菌器的使用

利用机械抽真空的方法, 使灭菌柜内形成负压, 蒸汽得以迅速穿透到物品内部进行灭菌。通过115℃以上的高温, 使菌体蛋白质凝固, 核酸结构破坏, 从而杀死微生物。菌体内水分越多, 高温下蛋白质越易凝固, 故芽孢必须湿化方可杀死。

(一) 灭菌方法

1. 前处理

将待灭菌物品正确装载入灭菌器, 关闭炉门。真空泵反复抽除柜室内空气 (包括炉腔、包裹间隙、器械腔孔), 排除柜室空气98%左右, 加热加湿物品。

2. 灭菌

蒸汽冷凝成水, 释放热量升温至132~134℃, 保持4~6分钟, 121℃保持20分钟。

3. 后处理

停止输入蒸汽, 再次抽真空排除蒸汽, 使灭菌物品迅速干燥。

4. 压力平衡

灭菌器压力恢复为 "0", 温度降至60℃以下, 可开门取物。

(二) 物品装载

1) 预真空灭菌器的装载量不得超过柜室容积的90%, 同时又不得小于灭菌柜室容积的10%, 防止 "小装量效应", 残留空气影响灭菌效果。小装量效应是指柜室内灭菌物品越少, 灭菌效果反而差的现象。

2) 应尽量将同类物品放在一起灭菌, 若必须将不同类物品装放在一起, 则以最难达到灭菌物品所需的温度和时间为准。

3) 物品装放时, 上、下、左、右相互间均应间隔一定距离以利蒸汽置换空气。

4）难于灭菌的大包放在上层，较易灭菌的小包放在下层，织物包放上层，金属物品放下层，物品装放不能贴靠门和四壁，以防吸入较多的冷凝水。

5）金属包平放，盘、碟、碗等应处于竖立的位置；纤维织物应使折叠的方向与水平面成垂直状态；玻璃瓶等应开口向下或侧放以利于蒸汽进入和空气排出。

6）启闭式筛孔容器，应将筛孔的盖打开。

二、快速台式高压蒸汽灭菌器的使用

快速台式灭菌器，是一种新型的高压蒸汽灭菌器，具有体积小，易于操作，自动压力控制等特点。灭菌范围可在 100～135℃。适用于对热敏感的物品的灭菌，如手术室临时需要器械的紧急灭菌，还特别具有为感染废弃物丢弃之前消毒功能。

（一）灭菌前物品准备

物品的清洗、包装要点同压力蒸汽灭菌器，特别要指出的是器械不可直接接触炉壁。

（二）使用前准备

1）灭菌器必须放于一个平面上，最好是特制的平台。

2）加入灭菌器所需的蒸馏水于内腔，水的前沿以到达消毒炉前边的"指示槽"为准。

（三）使用操作步骤

1）确保引流阀关闭。

2）将电源插入灭菌器，接上电源。

3）放入待消毒物品。

4）关好炉门，并按顺时针方向转把手将门关紧。

5）打开启动开关。

6）屏幕上出现 SELECT CYCLE（设置程序）

7）根据待灭菌物品的包装情况，选择所需要的循环。

8）需要干燥的物品，根据屏幕提示 DRYING TIME（干燥时间），根据需要按 UP or DOWN（上或下）键，选择干燥时间，一般为 15 分钟。

9）最后按 START CYCLE（程序开始）键，机器开始注水。

10）若需要终止循环时，按 STOP（停止）键，可以随时终止循环。

常用物品灭菌参考时间见表 5-1。

表 5 - 1　常用物品灭菌时间

物品种类	灭菌温度/℃	灭菌时间/分钟
未打包物品、未加盖的容器	135	5
半包装物品、加盖打开侧孔容器	135	10
全包装物品	121	30
液体及其他适合此温度的物品	121	15

三、环氧乙烷灭菌器的使用

环氧乙烷气体穿透力强，杀菌力强，杀菌谱广，可杀灭各种微生物包括细菌芽孢。多数不宜用一般方法灭菌的物品均可用环氧乙烷灭菌，例如，电子仪器、光学仪器、医疗器械、塑料制品、木制品、内镜、透析器等。是目前最主要的低温灭菌方法之一。

（一）使用方法

环氧乙烷灭菌程序包括预热、抽真空、通入气化环氧乙烷达到预定浓度、维持灭菌时间、清除灭菌柜内环氧乙烷气体、解析以去除灭菌物品内的环氧乙烷的残留。

1）打开电源开关。

2）检查蒸馏水的量是否能够供应整个灭菌过程，及时加水。

3）取出篮筐，将已规范包装的物品倾斜放入篮筐，物品间留有间隙。对于纸—塑复合材料，须按纸面对塑面的次序放置。

4）装入气罐，将不同的环氧乙烷气罐插入相应型号的灭菌器气罐槽内。

5）设置温度，55℃或37℃。

6）设置通风时间，按△或▽设定时间，55℃设定12小时，37℃设定32～36小时，按开始键。正常情况显示屏显示灭菌指示图并开始抽真空。

7）程序结束后，取出物品，切断电源。

（二）注意事项

1）保证环氧乙烷灭菌器及气罐远离火源和静电。

2）每年对环氧乙烷工作环境进行空气浓度的监测15.2 mg/m³；灭菌环境中环氧乙烷浓度应低于2 mg/m³。

3）按厂家要求定期对环氧乙烷设备进行清洁维修和调试。

4）应对环氧乙烷工作人员进行专业知识和紧急事故处理的培训。过度接触环氧乙烷后，迅速将患者移离现场，立即吸入新鲜空气；皮肤接触后，用水冲洗接触处至少15分钟，同时脱去脏衣服；眼接触液态环氧乙烷或高浓度环氧乙烷气体至少冲洗眼10分钟，遇前述情况，均应尽快就诊。

四、干热灭菌器的使用

适用于高温下不损坏、不变质、不蒸发物品的灭菌，用于不耐湿热的器械的灭菌；

用于蒸汽或气体不能穿透物品的灭菌，如玻璃、油脂、粉剂和金属等制品的消毒灭菌。

（一）灭菌条件

通常为160℃，2小时或者170℃，1小时；180℃，30分钟。

（二）使用方法

1）打开电源。

2）设定灭菌温度和灭菌时间。当温度到达所设定的灭菌温度时，开始计时灭菌时间。

3）灭菌工作结束，关闭电源，清洁机器。

（三）注意事项

1）物品灭菌时勿与箱底及四壁接触，灭菌后要待温度降到40℃以下再开箱。

2）物品包装不能过大，不超过10 cm×10 cm×20 cm，物品不能超过灭菌箱高度的2/3，物品间应留有充分的空间（可放一只手），油剂、粉剂的厚度不得超过0.635 cm；凡士林纱布厚度不得超过1.3 cm。

3）温度高于170℃时，有机物会炭化。故有机物品灭菌时；温度不可过高。

五、全自动器械清洗机的使用

器械清洗机可分为全自动和半自动器械清洗机，这些清洗机一般包括冷水预洗、洗涤剂清洗、漂洗、热水消毒（水温为80~90℃，至少可达到中水平消毒）和干燥过程。因此机器清洗无需先预处理消毒，可直接处理感染患者用过的器械。

（一）使用方法

1）打开蒸汽开关、总电源开关、压缩空气开关以及水阀。

2）打开清洗消毒机电源，使清洗机呈待工作状态。

3）将需清洗的物品分类安放于不同的清洗架上，从污染区侧送至器械清洗机，选择合适的清洗程序后，按开始键。

4）清洗程序完毕后，于清洁区侧卸载清洗物品。

5）工作完毕，关闭清洗机电源。关闭水阀、压缩空气开关、总电源开关、蒸汽开关。

（二）注意事项

1）清洗前应避免污物变干。

2）清洗机应定期进行维护和保养。

六、超声波清洗机的使用

将高频的声波转化为机械振动，破碎的小水泡松动和吸离器械表面污垢。需配合温水（40～45℃）及特殊配方的清洁剂。机器内加酶可大大提高超声清洗的效果。

（一）使用方法

1）将需超声清洗的物品放于清洗筐内，加水至水位线（按需加入清洗剂）。

2）打开电源，机器进行3秒自检，选择除气程序，设置除气时间（一般为5～10分钟）。

3）除气后，选择超声程序，根据物品的数量、洁污程度设置超声时间（一般为20～40分钟）。

4）如需加热水温，选择设置溶液温度（一般不超过45℃）。

5）超声清洗结束后，关闭电源。

6）取出物品。

7）排水，清洁机器腔体。

（二）装载

1）不要直接放物品于腔底部，腔体底部的直接承重将会减弱声音能量，且损坏超声波发生器。通常使用篮筐来装载物品，在篮筐与腔底之间至少有3 cm的距离，并确定没有任何由巨大的器具所引起的"波的死角"。

2）器械的关节及卡锁必须打开，锋刃的边缘必须加以保护。

3）精细的器材不适合超声清洗，易磨损精细的尖端部分。

4）镀铬的器械不合适超声清洗，易损坏镀铬层，致脱落生锈。

（三）注意事项

1）医疗器械在超声清洗前必须先初步清洗以去除大的污物。

2）清洗水至少8小时更换一次。

七、全自动手套清洗，测漏、拍粉机

适用于大批量手套的清洗、测漏和上粉的一次完成。

使用方法：

1）打开电源。

2）将50副手套及适量清洗剂放入清洗桶内，关上清洗桶扣锁，合上手套机的顶盖。选择清洗程序，清洗机自动完成清洗、漂洗、干燥。

3）取出手套，人工将手套翻面，测漏（将手套套住圆柱形的测漏装置，右转，内置的压缩空气向手套充气，观察手套是否漏气）。

4）将手套放入清洗桶内，选择干燥程序，烘干手套另一面。

5）取出手套放入上粉桶，加入粉100 g，选择上粉程序，合上顶盖后机器开始上粉。机停后，立即取出手套，传至手套包装间。

6）工作结束后，关闭电源，清洁机器。

八、导管清洗器（高压水、气枪）

适用于清洗各种管状、导管等器械。利用高压使水流、气流更有力，对污染的管道进行连续的冲洗从而达到清洁、干燥管道内腔的目的。通常水压为 0.2 MPa，气压为 0.6 MPa。

（一）使用方法

1）导管或针头在冲洗前应先经过初处理，如在酶溶液中浸泡及在流动水下清洗。
2）冲洗前根据导管或针头的口径，选择与之相适应的喷嘴。
3）先用高压水枪冲洗内腔，直至冲洗出的水清洁透明。
4）冲洗后，再用高压气枪将内腔吹干。

（二）注意事项

1）使用喷枪时应先检查有无漏水、漏气，以免压力不足，影响清洗干燥的效果。
2）干燥时注意自我保护，接口处用手固定，管道出口处避免朝向操作人员。

九、纸塑袋封口机

适用于由纸与聚氯乙烯—聚酯薄膜或纸与聚丙烯—聚酯薄膜的纸塑复合材料的封口。

使用方法：

1）开启电源开关，等待升温。
2）设置封口温度，否则设备将自动升温至上次设定的温度。温度未达到设定值前，机器不能进行封口及打印工作。
3）待温度升至所设置温度 ±5℃ 时，设备可工作。
4）设置打印内容，如有效期、工作人员代码、科室代码等，并根据需要选择打印的内容。
5）封口时，纸塑袋应塑面向上，纸面向下，袋口对齐拉平，自左向右送入封口机，封口机将自动打印封口。
6）当日工作结束，关闭封口机右侧电源开关。

（何荷）

第六章　常用消毒灭菌方法

第一节　清洁、消毒与灭菌的概念

医院手术室内的清洁、消毒、灭菌工作是通过物理或化学的方法，以清除或消灭医疗手术器械、护理用具、人体皮肤黏膜，手术室环境的病原微生物，预防与控制手术室感染的发生与传播。切实搞好此项工作，则为防止医院感染提供了重要的技术保证。此项工作的贯彻与落实既需要思想的高度重视，同时还有其较强的技术性。

一、清洁的概念

清洁是指用物理方法清除物体表面的一切污垢及部分微生物。常用的清洁方法有水洗、机械去污和去污剂去污。常用于器材、地板、杂物等的处理，或物品在消毒、灭菌前的准备。

在医院手术室多用于手术器械、各种导管、负压吸引装置、注射用具、护理用具、各种敷料及桌面、床面、地面、墙壁等的清洁。常用的清洁方法如流动水浸泡冲洗、机械振动冲洗及去污剂刷洗洗涤等，物体表面清洁时可用湿抹布擦拭，有实验证明，用清水湿抹布和用高效消毒剂擦拭桌面、床面等，经细菌学检测两者无显著性差异，若用洗涤剂擦拭，则效果更佳。这就说明清洁虽不能杀灭细菌，但可去除部分细菌。因此，清洁在预防医院感染中显示着很重要的作用，应认真做好。

二、消毒的概念

消毒是指利用物理或化学方法，清除或杀灭传播媒介上的病原微生物，使之达到无害化的程度。消毒针对的是病原微生物，而不是所有的微生物。并且，只要求将有害微生物减少到无害的程度，而不是要将所有微生物完全杀灭。如对手术室环境的预防消毒、手术器械等的消毒。

影响消毒效果的主要因素有：

1. 强度和时间

一般强度越大、时间越长，消毒、灭菌效果就越好。

2. 病原微生物污染的速度（种类和数量）

数量多时则易形成机械保护作用，耐力强的病原微生物也随之增多，因此，污染愈重，消毒愈困难，要达到消毒目的，必须延长消毒时间和选用相应的消毒剂，如含氯消毒剂等。

3. 温度、湿度和酸碱度

在物理和化学消毒中均受温度的影响，一般温度愈高消毒效果愈好。有时消毒本身必须具备一定的温度方能达到消毒的效果，如紫外线照射时，灯管输出的强度随温度降低而减弱；空气中的相对湿度对某些方法的消毒效果有一定影响，如用干粉消毒剂喷洒地面时，可因相对湿度增高，消毒剂被潮解而充分发挥作用。紫外线照射时相对湿度增高，可影响穿透力，降低消毒效果。

4. pH 值

pH 值的变化可严重影响消毒剂的作用，如含氯消毒剂溶液的 pH 值向酸性转换时，杀菌作用随之增强；若溶液向碱性转换时，其杀菌作用随之降低。新洁尔灭、消毒净等在碱性溶液中消毒作用较大，pH 值 3 时杀菌所用剂量比 pH 值 8 时大 10 倍左右。煤酚皂等酚类制剂，在酸性溶液中消毒效果较好。

5. 穿透力

不同消毒因素的穿透力各不相同，湿热穿透较干热空透力强。因此，消毒时要有足够的穿透时间和创造较好的穿透条件。

6. 表面张力

表面张力低消毒剂，消毒效果好，如用乙醇配制的碘酊较用水配制的碘液表面张力低，消毒效果好。

7. 有机物的黏附

蛋白质、油脂类有机物附着在病原微生物上，可影响消毒效果。另外，化学消毒还可受其他拮抗物质的影响，如新洁尔灭消毒剂可被硬水、肥皂、阴离子残留和蛋白质等污染降低或失去作用。根据消毒的性质，可分为疫源地消毒和预防性消毒。

三、灭菌的概念

灭菌是指利用物理或化学方法完全清除或杀灭传播媒介上的所有微生物，使之达到无菌的程度。这时灭菌的概念是绝对的，灭菌也可以认为是最彻底的"消毒"。在消毒管理办法中规定，伸入组织、器官的医疗用品必须达到灭菌，各种注射、穿刺、采血器具必须一用一灭菌。对手术器械、各种窥镜和药品敷料等物品，也要求灭菌。

四、做好消毒灭菌工作的措施

（一）提高消毒灭菌工作重要性的认识

消毒灭菌工作落实即可有效地切断医院感染的传播途径。确保此项工作的建立与贯彻执行，也是能否真正做好防止医院感染的重要环节。

（二）建立健全切实可行的技术性措施

要求有关人员要明确以下几点。

1. 明确消毒的主要对象

如具体分析医院感染的途径，涉及的媒介物及感染病原微生物的种类。

2. 采取适宜的消毒方法

如根据消毒对象，选择一些简便、有效、不损坏物品、来源丰富及价格便宜的消毒方法，并指明达到的消毒水平。

3. 充分了解消毒措施的影响因素

如病原微生物的种类及污染程度，使用消毒因子的处理剂量、消毒时的温度、湿度、酸碱度、干扰物存在与否；消毒物品的穿透条件等。

4. 认真进行消毒质量的监控

确保消毒效果，避免消毒的失效，要及时检查与及时发现问题，采取相应的改进措施。

（三）熟悉常用的消毒方法

1. 用于医疗物品的消毒方法

1）热力灭菌法：包括压力蒸汽灭菌、预真空型压力蒸汽灭菌、低温甲醛蒸汽消毒、煮沸消毒、巴氏消毒、干热灭菌、微波加热消毒等。

2）辐射消毒与灭菌：包括紫外线消毒、电离辐射灭菌等。

3）化学消毒剂：常用的有含氯消毒剂、过氧乙酸、戊二醛、甲醛、环氧乙烷、乙醇、碘类消毒剂、醛类、氯己定、新洁尔灭等。

2. 用于手和皮肤的消毒方法

基本方法有两类：物理消毒和使用皮肤消毒剂。

3. 用于医疗器械的消毒方法

消毒方法包括清洗、消毒、灭菌和焚烧。消毒方法以热力消毒最可取。但某些物品不能用热力消毒时，则必须用化学消毒。

此外，对医院污水和污物的消毒处理也应高度重视，采取切实可行的方法，如机械处理和生物处理等方式，以保证消毒处理的良好效果。

（李春燕）

第二节　常用消毒灭菌方法

一、热力消毒灭菌法

利用热力破坏微生物的蛋白质、核酸、细胞壁和细胞膜，从而导致其死亡。分干热法和湿热法两类。前者由空气导热，传热较慢；后者由空气和水蒸气导热，传热快、穿透力强。

（一）干热灭菌

1. 燃烧法

是一种简单、迅速、彻底的灭菌方法。

适用范围：

常用于污染的废弃物、病理标本、带脓性分泌物的敷料和纸张等的处理，也适用于实验室接种环的消毒灭菌；某些金属器械、搪瓷类物品急用时也可采用燃烧法。

方法：

对废弃物可直接在焚烧炉内焚毁；培养用的试管或烧瓶，当开启或关闭塞子时，将试管（瓶）口或塞子，在火焰上来回旋转 2~3 次，实验室接种环也如此法烧灼；金属器械在火焰上烧灼 20 秒；搪瓷类容器可倒入少量 95% 乙醇，慢慢转动容器，使乙醇分布均匀，然后点火燃烧至熄灭。

注意事项：

1）远离易燃、易爆物品，如氧气、乙醚、汽油等。

2）在燃烧过程中不得添加乙醇，以免火焰上窜引起烧伤或火灾。

3）贵重器械及锐利刀剪禁用此法灭菌，以免锋刃变钝或器械损伤。

2. 干烤法

用干热灭菌箱进行灭菌，其热力传播与穿透主要靠空气对流和介质的传导，灭菌效果可靠。

适用范围：

用于高温下不损坏、不变质、不蒸发物品的灭菌，如玻璃器皿、油脂、粉剂和金属制品等的灭菌。干烤灭菌所需的温度与时间，应根据消毒灭菌的物品及烤箱的类型来确定。

注意事项：

1）物品干热灭菌前应洗净，以免造成灭菌失败或污物炭化；玻璃器皿灭菌前除应洗净外还应干燥。

2）灭菌时物品勿与烤箱箱底及四壁接触。

3）灭菌后要待温度降到 40℃ 以下再开箱，以防止炸裂。

4）物品包装不宜过大，装箱不超过箱高的 2/3。

（二）湿热消毒灭菌法

主要是通过凝固病原体的蛋白质而达到杀死该微生物的目的。湿热的杀菌力比干热强，因为湿热可使菌体含水量增加，从而使蛋白质易于被热力所凝固，加速微生物的死亡。

1. 煮沸消毒法

煮沸消毒法经济、方便，效果亦比较可靠，在家庭和一些基层医疗单位仍不失为一种常用的消毒方法。煮沸消毒的杀菌力比较强，适用于耐热、耐湿物品的消毒处理。一般用于餐具、食物、棉织物、金属和玻璃、陶瓷器皿的消毒处理。在水温达 100℃ 时，细菌繁殖体几乎立即死亡，通常水沸腾后，再煮 5~15 分钟，可达消毒目的。细菌芽孢耐热能力较强，有些芽孢需要煮沸数小时才能够杀灭。大气压对水的沸点影响较大，不同海拔地区，水的沸点有差异。高原地区水的沸点较低，因此煮沸消毒时间相应延长。在水中加入 1%~2% 的碳酸氢钠，可以提高沸点。对于不耐 100℃ 的物品，在水中加入少量增效剂,如0.2%甲醛或0.01‰升汞,经80℃处理60分钟,也可达到消毒灭菌作用。煮沸消毒法不能用于外科器械的灭菌。

方法:

1)煮沸前将物品彻底刷洗干净。不应留有血污、痰迹、脓液、分泌物与排泄物等。

2)玻璃类器材用纱布包好,首先放入冷水或温水中,然后加热,待水沸后开始计时,煮沸15~30分钟。

3)橡胶类物品用纱布包裹,待水沸后放入,煮沸5~10分钟。

4)金属及搪瓷类待水沸后放入,煮沸10~15分钟。如加入碳酸氢钠配成1%~2%的浓度时,可提高沸点达105℃,可促进芽孢死亡,增强杀菌作用,且能防锈。

5)锐利器材,如刀、剪等,在急需情况下,可用棉花将刃面包裹后放入沸水中煮沸3~5分钟即可。接触肝炎患者的刀剪等器械,应煮沸30分钟。

6)煮沸消毒达到预定时间后,用无菌持物钳将物品取出,放置无菌容器内,并保持无菌状态。

注意事项:

1)煮沸时物品应先清洗后煮沸,水量自始至终应淹没所有物品,消毒物品的放置不宜过多,一般不应超过消毒容器的3/4。有轴节的器械及带盖的容器应打开,使其内面完全与水接触。相同大小的碗、盆不能重叠,必须隔开。

2)消毒时间从水煮沸后开始计算。煮沸过程中不能再加入新物品,必须加入时,则应在第二次水沸后开始计时。

3)一般的细菌在100℃沸水中保持5~10分钟即可死亡,如疑有芽孢菌污染的器械物品则应煮沸1~3小时方能达灭菌目的。

4)消毒完毕应及时取出,放入无菌容器内,注意防止再污染消毒物品。最好是放掉煮沸消毒器中的废水,利用其余热自动将消毒物品烘干。

2. 流通蒸汽消毒

又称常压蒸汽消毒法,它是在1个大气压下,用100℃左右的水蒸气进行消毒。此方法常用于食品和一些不耐高热的物品。流通蒸汽消毒的作用时间应从水沸腾后有蒸汽冒出时算起,维持10~15分钟,可杀灭细菌繁殖体,不能杀死芽孢。消毒物品包装不宜过大过紧,宜垂直置放,吸入物品不要浸湿放入。

3. 高压蒸汽灭菌法

是医院使用最普遍、效果最可靠的一种首选灭菌方法。优点是穿透力强、能达物品深部,灭菌效果可靠,能杀灭所有的微生物。无味、无毒性。高压蒸汽灭菌法是利用高温和高压而灭菌的,其压力可达103.4 kPa,温度达121.3℃,经15~30分钟可达灭菌目的。凡属耐高温、不怕潮湿的物品均可采用此法灭菌,如各种布类、敷料、金属器械、玻璃器械、搪瓷用品等,均可采用此法灭菌。

方法:

1)手提式高压蒸汽灭菌器:加水2 000 ml至隔层器内,放入需灭菌物品,将盖旋紧,锅下加热,开排气门排尽冷空气。继续加热,待压力表升至15 lb/in² (103.4

kPa），温度 121.3℃时，调节热源，维持恒压 15～30 分钟后，进行排汽，待压力降至"0"时，将盖慢慢打开，蒸汽散尽后取出已灭菌物品。

2）大型高压蒸汽灭菌器：关闭所有开关，将需灭菌的物品放入锅腔内，开启蒸汽。当压力表指针上升至 10 lb/in² （68.9 kPa）时，打开放汽开关，排尽锅内冷空气，当压力表指针返回"0"时，关闭放气开关，继续加热，使压力上升至 15 lb/in² （103.4 kPa），温度达 121.3℃时，即可开始计算灭菌时间。15～30 分钟停止供热，并打开放气开关。待压力表指针回指"0"处后，再慢慢开启锅门，蒸汽散尽后，取出无菌物品。

注意事项：

1）详细检查高压灭菌器各部件性能是否完好；灭菌时不得随意离开，应注意防止事故。

2）物品不宜包装过紧、过大，以免妨碍蒸汽流通；但过松易被污染。

3）装锅不宜过满，要留有空隙，否则达不到灭菌目的。

4）贵重仪器、绝缘塑料类，不能高压灭菌。一般尖刃器械不宜加热灭菌，以免损坏刃部。

5）瓶内液体灭菌，应把瓶口扎紧，瓶内液体不可装满，应留有一定空隙。

6）橡皮类物品应涂擦少量滑石粉，装锅时不使受压，以防发生粘连。

效果监测：

是评价压力灭菌器运转是否正常，消毒效果是否达标的手段。

1）物理监测：用 150℃或 200℃的留点温度计。使用前将温度计汞柱甩至 50℃以下，放入待灭菌的物品包内，灭菌后检视其读数是否达到灭菌温度。

2）化学监测：利用化学指示剂在一定温度、时间、饱和蒸汽的条件下变色的特点，观察判断灭菌效果。常用化学指示胶带法，如 3 M 胶带，使用时将其粘贴于待灭菌物品外；也可选用指示卡，如 132 指示卡，将其放在标准实验包的中央部位；经一个灭菌周期后，将指示带（卡）的颜色及性状与标准合格色块比较以判断灭菌质量是否合格。

3）生物监测：是最可靠的监测法。利用对热耐受力较强的非致病性嗜热脂肪杆菌芽孢为检测菌株，制成菌纸片，将封入纸袋内的菌纸片放在标准实验包的中央，经一个灭菌周期后，用无菌镊取出菌纸片，放入培养基中，置 56℃温箱中培养 48 小时至 7 天，观察培养基颜色变化，如保持原色泽不变，为灭菌合格。

二、光照消毒法（辐射消毒）

主要利用紫外线的杀菌作用，使菌体蛋白质发生光解、变性而致细菌死亡。对杆菌杀菌力强，对球菌较弱，对真菌则更弱，生长期的细菌对辐射敏感，对芽孢敏感性差。

（一）日光暴晒法

由于日光具有热、干燥和紫外线的作用，有一定的杀菌力。常用于床垫、毛毯、衣服、书籍等物品的消毒。将物品放在直射阳光下暴晒 6 小时，定时翻动，使物品各面均能受到日光照射。

（二）紫外线消毒法

紫外线属电磁波辐射，其波长在 328～210 nm，一般认为其最大杀菌作用的波长为 365 nm。紫外线照射能量较低，不足以引起被照射物体原子的电离，仅产生激发作用。具有杀菌作用的紫外线主要作用于 DNA，使一条 DNA 链上的相邻胸腺嘧啶链结合形成特殊连接的二聚体，从而使微生物 DNA 失去转换能力而死亡。此外，紫外线通过空气，使空气中氧游离（破坏氧分子键）而产生臭氧。紫外线对细菌、病毒、真菌等微生物甚至部分芽孢均有杀灭作用。但是由于它的穿透力差，在空气中的穿透力会受尘埃颗粒与湿度的影响；在水中穿透力受水深和水中杂质的影响；紫外线不能穿透固体（如重叠的纸张、布类等）；玻璃中的氧化铁可阻挡紫外线，所以紫外线仅能杀灭直接照射到的微生物，因此在采用紫外线消毒时必须使消毒的部位充分暴露于紫外线的直接照射下。

紫外线一般多用于室内空气和室内物品的表面消毒。用于空气消毒，有效距离不超过 2 m，照射时间 30～60 分钟；消毒物品时，在 25～60 cm 距离下，照射 20～30 分钟。从灯亮 5～7 分钟开始计时（灯管需要预热，使空气的氧电离产生臭氧，需一定时间）。

注意事项：

1）紫外线对人的眼睛和皮肤均有强烈的刺激，直接照射 30 秒就有反应。因此，应注意眼睛及皮肤的保护，卧床患者要戴黑眼镜或用纱布遮盖，嘱患者不直视紫外线灯源，身体用被单遮盖，以免引起眼炎及皮肤红斑。

2）由于紫外线的穿透性差，故被消毒的物品不可有任何遮蔽，应摊开或挂起，经常翻动，使之在直光下照射。

3）照射前，房间内应保持清洁干燥，空气中不应有灰尘或水雾。因紫外线易被灰尘微粒吸收，停止人员走动，减少尘埃飞扬。

4）紫外线灯管要保持清洁透亮，灯管表面应经常用乙醇棉球轻轻擦拭，除去灰尘与油垢，以免降低灯管的照射强度。灯管要轻拿轻放，关灯后不应立即再开，需冷却 3～4 分钟再开，可以连续使用 4 小时，但通气散热要好，以保护灯管寿命。

5）灯管使用期限不能超过 4 000 小时，应建立使用时间登记卡，达到规定时间的 3/4 即应更换新管。

6）对紫外线效果要经常进行鉴定，定期进行空气培养，以检查杀菌效果。

（三）电离辐射灭菌法

电离辐射灭菌是利用 γ 射线、伦琴射线和其他电子辐射能穿透物品，杀死其中微生物的低温灭菌法。其作用机制主要是通过干扰微生物的 DNA 合成，破坏细胞膜，引起酶系统的紊乱而导致微生物的死亡。电离辐射灭菌法的优点是穿透力强，消毒均匀彻底，不受包装限制，保持物品干燥，灭菌速度快，效果可靠；适用于不耐热物品的灭菌。但目前的基本费用仍然较昂贵，需要经过培训的技术人员进行操作管理，多在大规模的工厂使用。

电离辐射灭菌已在世界范围内广泛应用。其研究和使用的领域除了对医药品、食物的处理外，还应用于污水、化妆品、动物饲料及一些日常生活用品。由于其费用较高，我国目前还未能普及。

三、微波照射灭菌法

微波是一种可穿透布、纸、玻璃、塑料、陶瓷等物质的高频电磁波。其作用原理是利用在电磁波的高频电场中有机物极性分子的高速运动引起相互摩擦，使温度迅速升高的热效应及其他非热效应作用达到消毒效果。其优点是作用时间短、方便。微波消毒多用于食品、食具、药杯等小型物品的消毒，但对于干燥物品需要先湿化处理。微波不能用于金属物品或金属容器的消毒。

四、化学消毒灭菌法

化学消毒灭菌法是利用化学药物杀灭病原微生物的方法。凡不适用于热力消毒灭菌和不怕湿的物品都可以选用化学消毒灭菌法，如对患者的皮肤、黏膜、排泄物及周围环境、光学仪器，金属锐器和某些塑料制品的消毒。

（一）化学消毒灭菌的原理

化学消毒灭菌法是利用化学药物渗透到菌体内，使菌体蛋白凝固变性，酶蛋白失去活性，而致微生物代谢障碍，或破坏细菌细胞膜的结构，改变其通透性，使细胞破裂、溶解，从而达到消毒灭菌的作用。

（二）化学消毒剂的选择

化学消毒剂的种类繁多，应根据消毒对象、要达到的消毒水平及可能影响消毒效果的因素选择最适宜、最有效的消毒剂。不同的消毒剂效力不同。

1. 高效

能杀灭一切微生物包括芽孢。如醛类、过氧乙酸、环氧乙烷、过氧化氢、含溴消毒剂等。

2. 中效

杀灭细菌繁殖体、结核分枝杆菌、真菌、病毒，但不能杀灭芽孢。如醇类、碘类、含氯类和氯己定、苯扎溴铵、酚类。

3. 低效

杀灭细菌繁殖体、部分真菌、亲脂性病毒，但不能杀灭结核分枝杆菌、亲水性病毒和芽孢。如氯己定、酚类、苯扎溴铵。

高浓度的碘、含氯消毒剂属高效消毒剂，低浓度的属中效消毒剂。

（三）理想的化学消毒剂应具备下列条件

化学消毒剂种类繁多，理想的化学消毒灭菌剂应具备以下条件：杀菌谱广，有效浓度低，作用速度快，性质稳定，作用时间长，易溶于水，可在低温下使用，不易受有机物、酸、碱及其他物理、化学因素的影响；无刺激性、腐蚀性，不引起过敏反应；无色、无味、无臭，而且使用后易于除去残留药物；毒性低，不易燃烧、爆炸，使用无危险性；用法简便，价格低廉。

目前已有的化学消毒剂中，尚无一种完全符合上述条件。要达到安全可靠的消毒灭菌效果，应根据消毒对象、要达到的消毒水平及可能影响消毒效果的因素选择最适宜、最有效的消毒剂。此外，使用中应严格遵循化学消毒剂的使用原则。

（四）化学消毒灭菌使用原则

1）根据物品的性能及微生物污染的情况，选择合适的化学消毒剂。
2）严格掌握消毒剂的有效浓度和浸泡时间。
3）被浸泡的物品必须洗净擦干，浸泡于消毒溶液之中，盖及轴节打开，管腔内充满消毒液，以确保消毒效果。
4）挥发性的消毒液应加盖保存，定期更换或测量比重等。
5）经浸泡消毒的物品，使用前应用无菌等渗盐水冲洗，避免消毒液刺激组织。

（五）化学消毒灭菌的使用方法

1. 浸泡法
将消毒物品浸泡于消毒液内。浸泡时间的长短根据物品和消毒液性质、浓度来决定。

2. 喷雾法
借助喷雾器将化学消毒剂均匀喷洒，使消毒剂产生微粒气雾弥散进行空气、物体表面的消毒。

3. 熏蒸法
利用消毒剂产生的气体进行消毒。

4. 擦拭法
选用对人体无毒性或毒性低，杀菌广谱、易溶于水、穿透力强的化学消毒剂来擦拭墙壁、桌椅等。

5. 环氧乙烷气体密闭消毒法
是利用灭菌剂气体，在密闭容器内进行消毒的方法，适用于不耐热、不耐潮的物品消毒。特别对不能耐受高湿热灭菌法的贵重医疗器械（呼吸器、雾化器、血压计、听诊器等）、化纤织物、书报、票证等，均无损耗和腐蚀等不良反应。

（六）常用化学消毒剂

1. 环氧乙烷
环氧乙烷属灭菌剂，其液体与气体均有杀菌作用，临床多采用其气体消毒。灭菌机制主要是通过对微生物蛋白质分子的烷基化作用，干扰酶的正常代谢而使微生物死亡。具有杀菌谱广、穿透力强、对物品损害小及灭菌效果可靠等优点。

环氧乙烷在低温下为无色透明液体，沸点 10.8℃。在常温下为无色带有醚刺激性气味的气体，易燃、易爆，空气中浓度达 3% 以上即有爆炸危险。适用于不耐热的精密医疗器械和不宜用一般方法灭菌的物品，如电子仪器、光学仪器、医疗器械、书籍、文件、皮毛、棉、化纤、塑料制品、金属制品、橡胶制品、内镜、透析器和一次性使用的治疗用品等。由于环氧乙烷易燃、易爆并对人有毒，所以必须在密闭的环氧乙烷灭菌器内进行。常用的环氧乙烷灭菌器有 3 种。

1）大型环氧乙烷灭菌器：其容量有数十立方米，一般用于大量物品的灭菌，用药量为 $0.8 \sim 1.2 \ kg/m^3$，在 $55 \sim 60℃$ 温度的条件下作用时间为 6 小时。

2）中型环氧乙烷灭菌器：容量有 $1 \sim 10 \ m^3$，一般用于一次性诊疗用品的灭菌。可用纯环氧乙烷或环氧乙烷和二氧化碳混合气体。其灭菌条件一般为：浓度 $800 \sim 1\,000$ mg/L，温度 $55 \sim 60℃$，相对湿度 $60\% \sim 80\%$，作用时间 6 小时。灭菌物品可用透过环氧乙烷的塑料薄膜密闭包装。

3）小型环氧乙烷灭菌器：多用于医疗卫生部门对少量医疗器械的灭菌，为了安全，通常采用环氧乙烷和二氧化碳混合气体。这种灭菌器的自动化程度高，自动抽真空、自动加药、自动调温度和相对湿度、自动控制灭菌时间。环氧乙烷气体灭菌用量为 800 mg/L，消毒用量为 450 mg/L，温度 $55 \sim 60℃$，相对湿度 $60\% \sim 80\%$，作用时间 6 小时。

2. 臭氧

臭氧属高效消毒剂，是一种强氧化剂。其杀菌机制首先是直接氧化细胞壁，再逐渐作用到细胞外壳蛋白和脂多糖层，直至完全破坏细胞内各种成分，导致微生物死亡；臭氧还可以直接作用于细菌的细胞膜，使细胞壁和细胞膜的成分受损害，通透性发生改变，细胞内成分变性、溶解，导致细菌死亡；臭氧通过破坏核糖核酸（RNA）或脱氧核糖核酸（DNA）物质完成对病毒的灭活，还可破坏构成病毒衣壳的蛋白多肽链，使 RNA 和 DNA 受到破坏。是一种广谱杀菌剂。

臭氧在常温下为爆炸性气体，其密度为 2.144 g/L（标准大气压，0℃）。臭氧稳定性极差，在常温下可自行分解为氧。所以臭氧不能贮备，只能边生产边使用。在医院，臭气可用于室内空气、物体表面和水等方面的消毒。

使用方法：

1）空气消毒：根据房间大小选择相应功率的臭氧空气消毒机。封闭空间，人不在的条件下进行开机消毒，臭氧浓度达到 $30 \ mg/m^3$，作用 15 分钟。消毒后至少 30 分钟才能进入。

2）物品表面消毒：臭氧对物品表面上污染的微生物有杀灭作用，但作用缓慢，用量为 $60 \ mg/m^3$，相对湿度 ≥70%，消毒时间为 $60 \sim 120$ 分钟。

3）诊疗用水消毒：臭氧量 $0.5 \sim 1.5$ mg/L，对于水质差的水，臭氧量应为 $3 \sim 6$ mg/L，作用 $5 \sim 10$ 分钟。

4）医院污水的处理：按照医院床位建一个相应规模的臭氧处理系统，采用 $15 \sim 20$ mg/L 臭氧投入量，作用 $10 \sim 15$ 分钟，即达消毒目的。

注意事项：

1）臭氧对人有毒，其毒性主要来自对蛋白质和脂肪酸的氧化，从而损伤机体组织。所以臭氧消毒必须在人不在的条件下进行，消毒后 30 分钟才能进入。国家规定空气内臭氧最高允许浓度为 0.2 mg/m³。

2）臭氧为强氧化剂，对多种物品有损坏，浓度越高对物品损害越重。对橡胶类制品的腐蚀性较大，对金属亦具有腐蚀性，使织物漂白褪色等。使用时应注意。

3. 戊二醛

戊二醛属灭菌剂，杀菌机制主要靠两个活泼的醛基的烷基化作用，直接或间接作用于生物蛋白分子的不同基因，使其失去生物活性而导致微生物死亡。具有广谱、高效杀菌作用，对金属腐蚀性小、受有机物影响小等特点。实验证明 pH 值 7.5～8.5 时其杀菌作用最强，但 pH 值 9 时迅速聚合，杀菌作用丧失，灭菌浓度为 2%。常用剂型有 2%碱性戊二醛、2%强化酸性戊二醛和 2%中性戊二醛。适用于耐湿不耐热医疗器械和精密仪器等的消毒与灭菌，如内镜、麻醉装置及塑料等浸泡消毒。

方法：

1）灭菌：常用浸泡法，将待灭菌的医疗器械及物品清洗，晾干，然后没于 2%戊二醛容器中，加盖浸泡 10 小时后无菌操作取出，用无菌水冲洗、擦干后使用。

2）消毒：多用浸泡法，其步骤与灭菌方法相同，但作用时间 30 分钟即可。也可采用擦拭法消毒，即用 2%戊二醛溶液擦拭物体表面，作用时间 30 分钟。

注意事项：

1）去除残留物质：消毒灭菌后物品必须用无菌蒸馏水冲洗干净再用，切忌用生理盐水或其他含盐成分的水冲洗，否则产生腐蚀。

2）保证足够的药物浓度与作用时间：使用浓度不得低于 2%，作用时间消毒不少于 20 分钟，灭菌不少于 360 分钟，否则达不到消毒与灭菌作用。

3）注意防护：戊二醛属中等毒性物质，有刺激性和过敏性，接触高浓度溶液时应戴橡胶手套，防止溅入眼内或吸入呼吸道。

4）注意防腐蚀：戊二醛对手术刀等碳钢制品有轻度腐蚀性，使用前应先碱化后再放入 0.5%亚硝酸钠防锈，并注意戊二醛消毒液内不能混入生理盐水及其他杂质。

5）防止过期使用：没经过碱化和未加防锈剂的 2%戊二醛可储存 1 年，碱化和加入防锈剂的 2%戊二醛连续使用不应超过 2 周。一般情况下用于保存无菌器械可用 2 周，用于消毒或灭菌器械时，由于反复取放次数多，使用时限应根据具体情况，不可一概而论，但应在监测条件下使用。

4. 过氧乙酸

过氧乙酸属灭菌剂，杀菌机制为氧化作用，可直接对细菌细胞壁的蛋白进行氧化，使细胞壁和细胞膜的通透性发生改变，破坏了细胞的内外物质交换的平衡，导致微生物死亡；破坏细菌的酶系统，当过氧乙酸分子进入细菌体内时，可直接作用于酶系统，干扰细菌的代谢，从而抑制细菌的生长繁殖；酸性作用，过氧乙酸的强酸性可改变细胞内 pH 值，影响细菌的正常代谢，酸性亦可直接杀伤细菌。过氧乙酸具有杀菌广谱、高效、快速、低毒、对金属及纺织品有腐蚀性、受有机物影响大、稳定性差等特点，其浓度为 16%～20%（W/N）。适用于医院环境、皮肤及耐腐蚀物品的消毒与灭菌。

注意事项：

1）过氧乙酸溶液不稳定，应贮存于通风阴凉处，使用前应测定有效含量，原液浓度低于 12% 时禁止使用。

2）稀释液临用前配制，使用时加盖。浸泡消毒作用毕，诊疗器械应用无菌蒸馏水冲洗干净并擦干后使用。

3）使用高浓度药液时，谨防溅到眼睛内或皮肤，一旦溅上应及时用清水冲洗；消毒皮肤时，浓度不宜超过 0.2%，消毒黏膜时不宜超过 0.02%。

4）过氧乙酸对金属有腐蚀性，对织物有漂白作用。所以金属制品与织物经浸泡消毒后，应及时用清水冲洗。

5）不可用于地面消毒，过氧乙酸对大理石、水磨石及水泥地面有明显的损坏作用，切忌用其水溶液擦拭地面。

5. 过氧化氢

过氧化氢属灭菌剂。杀菌机制为氧化作用，过氧化氢的强氧化及其氧化性产物可直接氧化细菌外层结构，使细菌通透性屏障遭到破坏，细菌体内外物质平衡受到破坏导致细菌死亡；分解产物的作用，过氧化氢的分解产物如羟基和活性氧等自由基可直接与微生物蛋白质和核酸发生反应，使物质结构遭到破坏导致其死亡。过氧化氢具有杀菌谱广、高效、速效、无毒、刺激性小、腐蚀性低、受有机物影响大、纯品稳定性好、稀释液不稳定等特点。适用于丙烯酸树脂制成的外科埋植物、接触镜（隐形眼镜），不耐热的塑料制品、餐具、服装、饮水、空气消毒和口腔含漱、外科伤口清洗等。

方法：

1）浸泡法：将清洗、晾干的待消毒物品浸没于装有 3% 过氧化氢的容器中，加盖浸泡 30 分钟。

2）擦拭法：对大件或其他不能用浸泡法消毒的物品采用擦拭法消毒。所用的药物浓度和作用时间参见浸泡法。

3）喷雾法：可用 1.5% 溶液喷成气溶胶消毒房间；用量 20 ml/m³，密闭作用 30 分钟，可杀灭室内空气细菌繁体 99.9% 以上；采用 6% 过氧化氢水溶液喷雾，20 ml/m³ 用量，密闭作用 60 分钟，可杀灭室内空气和表面上的细菌芽孢 99.9% 以上。

4）其他方法：3% 溶液用于清洗伤口，1%～1.5% 溶液用于漱口，近年国外已有气体过氧化氢灭菌器，主要用于内镜及高分子材料的灭菌。

注意事项：

1）过氧化氢稀释液的稳定性差，需临用前配制。

2）过氧化氢属于无毒类消毒剂，3% 以下浓度对皮肤无刺激性，1.5% 以下浓度对黏膜无刺激性，高于以上浓度不可接触皮肤和黏膜。

3）对金属有腐蚀性；对织物有漂白作用，故使用时应注意。

6. 含氯消毒剂

含氯消毒剂属高效消毒剂，包括有机含氯消毒剂和无机含氯消毒剂。有机含氯消毒剂如二氯异氰尿酸钠、三氯异氰尿酸钠及其他氯胺类消毒剂，无机含氯消毒剂主要有漂白粉、漂白粉精、次氯酸钠等。杀菌作用主要取决于次氯酸，与其有效氯含量成正比，所以，此类消毒剂的使用浓度均按有效氯含量计算。杀菌机制包括次氯酸的氧化作用，首先是氧化细胞壁层成分，继而破坏细胞壁进入细胞内继续氧化细胞内各种成分，使其丧失生物学活性；次氯酸的氯化作用、活性氯对蛋白质的氯化作用的特点，是氯与蛋白质可形成氮—氯复合物，改变了蛋白质的性质，干扰细胞代谢而致微生物死亡；还有新生态氧的杀菌作用，次氯酸钠在水溶液中产生的次氯酸可分解出新生态氧，具有极强的氧化性，可与菌体成分包括病毒的核酸物质发生氧化作用而杀灭微生物。含氯消毒剂具有杀菌谱广、速效、低毒、对金属有腐蚀性、对织物有漂白作用、受有机物影响大、固体稳定而水剂不稳定等特点。常用含氯消毒剂有液氯、漂白粉、次氯酸钠、二氯异氰尿酸钠、三氯异氰尿酸钠等。目前用于消毒的含氯消毒剂有数十种之多，复方制剂不计其数。此类消毒剂适用于医疗器械、一次性医疗用品使用后的初步消毒；污水、污物、便器、痰及环境、疫源地消毒等。

方法：

1）浸泡法：将待消毒物品放入装有含氯液的容器中，加盖。对一般细菌污染的物品，用含有效氯 250～500 mg/L 的消毒液浸泡 10 分钟以上；对肝炎病毒、结核分枝杆菌和细菌芽孢污染物品的消毒，则用含有效氯 2 000 mg/L 的消毒液浸泡 30 分钟以上。

2）擦拭法：对大件物品或其他不能用浸泡法消毒的物品用擦拭法消毒，所用药物浓度和作用时间参照浸泡法消毒。

3）喷洒法：对一般污染的物品表面，用含有效氯 1 000 mg/L 的消毒液均匀喷洒（墙面 200 ml/m²，水泥地面 350 ml/m²，土质面 1 000 ml/m²），作用 30 分钟以上；对肝炎病毒和结核分枝杆菌污染的表面消毒，用含有效氯 2 000 mg/L 的消毒液均匀喷洒（喷洒量同前），作用 60 分钟以上。

4）干粉消毒法：对排泄物的消毒，用含氯消毒剂干粉加入排泄物中，其用量是排泄物的 1/5，略加搅拌后作用 2～6 小时，对医院污水的消毒，用干粉按有效氯 50 mg/L 的用量加入污水中搅拌均匀，作用 2 小时后排放。

注意事项：

1）粉剂、泡腾片应放于阴凉处，防潮、密封保存；因含氯消毒剂具有水剂稳定性差的特点，对水剂应于阴凉处避光、密闭保存。所需稀释应现配现用。

2）对皮肤有刺激性，对织物有漂白作用，高浓度有腐蚀性，使用时应做好防护。因其对金属器械的消毒有腐蚀性，一般不用于器械消毒，必要时应加防锈剂。

3）消毒餐具应用清水冲洗，以除去残留氯。有机物和 pH 值升高均降低其杀菌能力，故使用含氯消毒剂对污染程度高的物品要提高消毒液浓度。

7. 碘酊

碘酊属中效消毒剂，杀菌机制主要靠碘对蛋白质的沉淀作用和卤化作用。元素碘活泼、渗透性强，作用于菌体可直接使菌体蛋白发生改变，碘元素可使氨基酸链上某些基团发生卤化，从而使其失去生物活性。具有杀菌广谱、速效、可着色等特点。适用于皮肤、伤口、水的消毒。

注意事项：

1）碘对皮肤黏膜有刺激性，浓度过高时可烧伤皮肤。所以应用 2% 碘溶液时一定要用乙醇脱碘。

2）对碘过敏者不宜使用。新生儿慎用。碘在体内过量会引起中毒，一次口服 2 g 以上碘可引起中毒死亡。

3）碘在室温下易升华，应贮存于密闭有色容器内。碘升华在空气中聚集，浓度大于 3 mg/m³ 即可引起不适，空气中碘的允许值为 1 mg/m³。

4）有机物可降低其杀菌作用，消毒皮肤应先清洁。不宜与红汞同用，可产生碘化汞，腐蚀皮肤。

5）碘不宜用于面部或黏膜消毒，碘在面部可产生色素沉着。

8. 碘伏

碘伏属中效消毒剂。具有杀菌谱广、速效、性能稳定、对皮肤黏膜刺激性小、不着色、对铜、铝、碳钢等金属有腐蚀性、受有机物影响大等特点。适用于皮肤、黏膜、伤口等的消毒。

碘伏是碘与表面活性剂及增溶剂形成的不定型络合物，是一种含碘表面活性剂。其杀菌机制有碘化作用，游离碘可直接与菌体蛋白及细菌酶蛋白发生卤化反应，破坏蛋白的生物学活性而导致微生物死亡；破坏细胞外层结构，由于碘伏的表面活性和乳化作用，一方面使碘伏穿透性增强，另一方面乳化作用使细胞壁破坏，碘伏大量进入细胞内；破坏细菌胞膜的通透性屏障，致使胞内容物漏出、微生物死亡。

方法：

1）浸泡法：将消毒物品放入装有碘伏溶液的容器中，加盖。对细菌繁殖体污染物品的消毒，用有效碘 250 mg/L 的消毒液浸泡 30 分钟；对卫生洗手的消毒，用含有效碘 500 mg/L 的消毒液浸泡 2 分钟；对外科洗手的消毒，用含有效碘 500 mg/L 的消毒液浸泡 3 分钟。

2）擦拭法：对手术部位及注射部位的皮肤消毒，用含有效碘 500 mg/L 的消毒液擦拭 2 遍，作用 2 分钟；对口腔黏膜及伤口黏膜创面的消毒，用含有效碘 500 mg/L 的消毒液擦拭，作用 3~5 分钟。

3）冲洗法：对阴道黏膜及伤口黏膜的消毒，用含有效碘 250 mg/L 的消毒液冲洗 3~5 分钟；对口腔黏膜的消毒，可用含有效碘 500 mg/L 的消毒液漱口冲洗；对眼黏膜的冲洗消毒，可用 100 mg/L 碘伏溶液。

注意事项：

1）应避光密闭保存，不宜贮存于高温下；若受热高于 40℃ 时，易分解放出碘蒸汽而使之失效。

2）对铜、铝、碳钢等二价金属有腐蚀性，不应做相应金属制品的消毒。

3）有机物可降低碘伏的杀菌作用。用于皮肤黏膜的消毒应先做好清洁卫生，再用碘伏消毒。

4）碘过敏者慎用。

9. 乙醇

乙醇属中效消毒剂，杀菌机制为使蛋白质变性，乙醇作用于细菌细胞首先起到脱水作用，乙醇分子进入蛋白质分子的肽链环节，使蛋白质发生变性沉淀；破坏细菌细胞壁，乙醇具有很强的渗透作用，使得细菌细胞破坏溶解；乙醇通过抑制细菌酶系统，特别是脱氢酶和氧化酶等，阻碍了正常的代谢而抑制细菌生长繁殖。乙醇具有杀菌作用快、无毒、对皮肤黏膜有刺激性、对金属无腐蚀性、受有机物影响大、易挥发、不稳定等特点。其杀菌浓度为75%（按容量计）或70%（按重量计）时最强。适用于手及皮肤、物体表面的消毒等。

注意事项：

1）不宜用于外科器械灭菌用，因乙醇消毒达不到灭菌效果。

2）注意使用浓度，一般为60%～80%范围内，乙醇浓度低于60%或高于80%不容易渗透到菌体内，消毒效果差。

3）保存时应放在有盖容器内，以避免以效成分挥发。

10. 氯己定

氯己定即洗必泰，属低效消毒剂。杀菌机制为破坏细胞膜，氯己定分子可迅速吸附至菌体细胞膜上，导致细胞膜破坏，使氯己定分子渗入到菌体内，作用于细胞质成分，使其变性漏出；抑制细菌代谢酶系统，特别是脱氢酶和氧化酶，使其发生代谢障碍；直接凝聚细胞质子氯己定在高浓度条件下（1 000 μg/ ml），可使细胞质聚集成块，使细胞质浓缩变性，导致细菌死亡。氯己定仅能杀灭细菌繁殖体和有限的真菌，对结核分枝杆菌和细菌芽孢仅有抑制作用。此消毒剂具有对皮肤黏膜无刺激性、对金属和纺织物无腐蚀性、受有机物影响大、稳定性好等特点。适用于外科洗手消毒、手术部位皮肤消毒、黏膜消毒等。因其消毒作用不如碘伏，故单药使用减少。常用有协同作用的复方制剂。

方法：

1）浸泡法：将双手泡于装有5 000 mg/L氯己定乙醇（70%）溶液或5 000 mg/L葡萄糖酸盐氯己定水溶液的容器中，卫生洗手，浸泡1～2分钟；外科洗手，浸泡3分钟。

2）擦拭法：手术部位及注射部位的皮肤消毒，用5 000 mg/L氯己定乙醇（75%）溶液局部擦拭2遍，作用2分钟；对伤口创面的消毒，用5 000 mg/L氯己定水溶液擦拭创面2～3遍，作用2分钟。外科洗手可用以上药液相同的浓度和作用时间。

3）冲洗法：对阴道、膀胱或伤口黏膜创面的消毒，用500～1 000 mg/L氯己定水溶液冲洗，至冲洗液变清为止。

注意事项：

1）氯己定勿与肥皂、洗衣粉等阴离子表面活性剂混合使用或前后使用，以避免减效。

2）因属非灭菌剂，故不宜用于外科器械的浸泡灭菌。

3）因有机物降低其消毒作用，故冲洗消毒时，若创面脓液多，应延长冲洗时间。

五、灭菌的质量控制

（一）影响灭菌效果的因素

1）灭菌前器材的处理、包装、装载。

2）灭菌设备的操作。

3）灭菌过程中灭菌性能的变化。

4）灭菌物品的保存。

5）灭菌性能的维护及保养。

（二）医疗器材灭菌前的准备

1. 医疗器材的洗涤

1）凡是需重复使用的器材灭菌前必须先清洗干净。

2）清洗、去污后应以蒸馏水冲洗。

3）所有的器材洗涤后都应拭干或晾干。

2. 灭菌物品的包装

1）包装材料的选择

（1）通透性良好的包装材料，使灭菌剂能充分透入包中。

（2）具有良好的离心力，使灭菌剂在灭菌完成后能驱离灭菌物品，不致残留于灭菌包中。

（3）能将灭菌物品完全包住。

（4）自外表能很容易地知道包内的东西是否已灭菌。

（5）能阻隔微生物、灰尘、湿气等。

（6）触摸、搬运中不易造成撕裂或破孔。

（7）在不同压力及湿气下仍能保持包装之完整。

（8）灭菌物品很容易取出，不至于污染。

（9）合乎经济原则。

2）灭菌包之大小不可超过 30 cm × 30 cm × 50 cm，重量不得超过 5 kg。

3）盆子、托盘及金属用品不得混在包裹内灭菌，以免影响包布蒸汽的渗透及阻碍包布的干燥过程。

4）盆与盆之间须以布巾隔开，以促使蒸汽能完全透过所有的表面。

5）凡属布类用物，其质料宜采用易吸水的细棉布，每次灭菌前都应洗涤干净，保持布质的弹性，使蒸汽能完全渗透，才能达到灭菌之效果。

6）如用纸袋包装应保证密闭性。

（三）灭菌过程物品的装载

1）物品的放置应保持适当间隔。

2）物品的装载应避免与锅壁的上方及左右两侧接触。

3）易于留住水分的物品应放在灭菌锅内的边缘，避免水分凝聚。

（四）灭菌器的操作

1）灭菌器的操作人员应接受在职训练。

2）控制操作按制造厂商的说明，以确保正确操作灭菌设备。

（五）灭菌效果的监测

1. 机械性测试法

灭菌器的装置中都有记录温度的图表、压力表、真空计等，可指示温度、时间、压力是否达到标准，但此种方法仅能指出设备本身的机械性状况，而不能显示灭菌效果。

2. 化学性测试法

是根据化学反应，在经过灭菌过程后呈现出颜色的变化，使肉眼立刻能区别是否经过灭菌，并能监测灭菌器在整个灭菌过程中是否正常。

1）包装外化学指示胶带：凡须灭菌的物品，包外贴上指示胶带，灭菌后以颜色的变化来区别，但它无法对是否达到灭菌的效果提供可靠指示。灭菌前蒸汽灭菌指示带为米色，气体灭菌指示带为绿色。灭菌后都有黑色斜条纹显现。

2）包装内化学作用指示剂：采用检测灭菌之三大要素，温度、湿度及灭菌循环时间。常用的内用指示剂如下。

（1）温度测试指示剂：每日第一锅（空锅）做测试，灭菌后观察温度指示剂颜色的变化，以测定灭菌包内的温度及时间是否正确达到标准。

（2）真空灭菌器残余空气测试：蒸汽灭菌的功能，取决于所有灭菌物品的表面是否完全与饱和蒸汽接触，为了检查灭菌器内是否还有空气残存，必须在每天第一锅的情况下作残余空气测试，以评估蒸汽灭菌器排除余气及蒸汽接触的情形。

以上两种内用化学指示剂都是测试蒸汽灭菌用的。

3. 生物性测试法

1）含细菌芽孢纸条：将含有细菌芽孢之纸条包装在纸袋内，经过灭菌完成，连同一份未经灭菌的含细菌芽孢纸条（作对照用），送到感染控制科，由专业人员来执行培养。

2）内含培养基的生物测试：与上述相同，但纸条装在一小塑料管中，塑料管内含有一装上培养基的玻璃瓶，灭菌后，将玻璃瓶捏碎，培养基与细菌芽孢的纸条接触，然后将塑料管放入专用的培养容器中，以固定的温度培养（蒸汽灭菌 $56℃$，环氧乙烷灭菌 $37℃$），经 $24\sim48$ 小时，观察颜色的变化，判定灭菌的效果。此法可以由灭菌操作人员自行测试，非常安全而方便。

3）抽样培养

（1）经过灭菌的物品：在灭菌装载架的不同地点抽样，将灭菌包直接送感染控制科的检验室，由专业人员执行培养，以评估灭菌效果。

（2）购入的无菌医疗用品：必须先做抽样的生物培养，确定灭菌效果良好，才可供各单位使用。

4. 执行灭菌性能测试的注意事项

1）化学包内指示剂及生物指示剂必须放在测试包的最中央，或蒸汽不易渗透的地方。

2）测试包的大小为 $30\ cm\times30\ cm\times50\ cm$，重量应在 $4.5\sim5.5\ kg$，包内必须使用纯棉的布巾，并经过洗涤，使蒸汽易于穿透。

3）测试包应平行放置在灭菌器最难灭菌的地方。蒸汽灭菌器最难灭菌处是在灭菌器的前下方，靠近锅门排水管的上方。

4）每一蒸汽灭菌器每天须做化学包内测试，每周至少做一次生物培养测试。

5）灭菌器故障修理之后，评估灭菌效果须以生物测试为依据。

6）选用各种测试剂应考虑其可靠性、安全性及经济性。

7）包内测试剂的判定人员应接受充分的训练，完全了解整个测试系统，才能做出正确的判定。

8）各种性能的测试结果都应详细记录并保存。

（六）灭菌物品的储存

1. 储存的环境

储存区应设在灭菌区之旁，最好是单独、封闭的地区。温度应保持在 18～22℃，相对湿度应保持在 35%～75%。无菌储存区应保持正气压。执行清洁工作应避免激起灰尘的飞扬。储存区内的储存架及运送车应保持干净。进入储存区的工作人员应更换规定的服装、口罩、鞋套、帽子。所有储存的物品应离地面 20 cm、天花板 46 cm、墙 5 cm。

2. 储存的注意事项

物品的储存应避免挤压、扭曲或包装破损，否则须重新灭菌。物品须归类且标明物品名称，使用次数较多的物品应放在易取之处。物品的放置应按灭菌有效日期的先后次序排列，先灭菌者先使用，以免造成过期而需重复灭菌。已灭菌的物品，切勿与未灭菌的物品混合放置。灭菌器内取出的物品若呈潮湿状态，则为非完全灭菌，不可进入无菌储存区内。

（七）灭菌储存有效期的认定

1）灭菌物品储存时间的长短因环境、包装材料及方法而异，决定安全储存有效期限的长短，必须经过细菌培养为依据。灭菌物品的有效期认定如下。

（1）一般常用的灭菌物品，灭菌有效期定为 1 周，即灭菌日加 7 天。

（2）使用次数较少的器材，经灭菌后，用塑料袋予以密封为防尘，此灭菌包有效期定为 1 个月。

（3）医疗用消毒纸袋密封的器材，灭菌有效期定为 1 年（一般为环氧乙烷灭菌后的物品）。

2）每一灭菌包都应注明保存有效日期，在此期限内可以安全使用。

3）不常用的物品，可以用塑料袋做保护性包裹，注意已灭菌物品在封入塑料外包之前必须加以冷却及干燥。

（八）无菌物品的使用

1. 使用前的注意事项

使用前应检视灭菌的有效日期，如过期则不得使用。在打开无菌包装前必须彻底检查是否完整无缺，如怀疑污染则不得使用，若视为已污染须重新灭菌才可使用，无菌包装物品打开或使用后，不可再封起储存。

2. 使用时保持无菌的原则

1）无菌物品不可接触到非无菌物品。

2）无菌物品要完全保持干燥。

3）手或未经消毒的物品不可跨越无菌区，且无菌区的边缘应视为污染区。

4）无菌物应尽量少暴露于空气中。

5）不可面对无菌物品咳嗽及交谈。

6）无菌物品的放置一定要保持在规定的范围内（即腰部以上、肩以下）。

7）工作时应面对无菌区，且不可在两无菌区之间穿梭通过。

8）无菌覆盖物放上后不可再行移动。

9）无菌包掉到地上应视为已污染。

10）若怀疑物品的无菌性时，则需将物品重新灭菌。

（李春燕）

第七章　麻醉与护理配合

第一节　麻醉前准备与护理配合

一、麻醉前病情评估

麻醉前病情评估主要包括以下几方面内容。

（一）患者一般情况

1. 年龄

小于 10 岁或大于 70 岁，对麻醉及手术的耐受力差，麻醉并发症发生率和麻醉死亡率亦较高。

2. 营养状况

病态性肥胖、甲状腺功能低下的黏液性水肿或营养不良，对麻醉的耐受力都受到影响。

3. 水、电解质及酸碱平衡

脱水，易致心排血量低下；水过多易致肺水肿及意识障碍，给麻醉带来困难。重要电解质丢失，可能影响心肌收缩力，也会增加麻醉药的不良反应；而酸碱失衡，会抑制中枢神经，引起心率改变、心律失常，影响组织灌注等。

4. 体重

体重超重，全身麻醉（简称全麻）药量可能较一般人稍大。消瘦患者，全身麻醉药量应适量减少；极度消瘦的患者，麻醉要特别谨慎，尤其要重视对呼吸和循环系统的监护。

5. 过敏史

对麻醉而言，在各类过敏疾病中，要特别强调吸入性过敏及药物过敏的病史。

6. 烟酒嗜好

有大量饮酒嗜好者，对麻醉反应一般较差；长期吸烟患者气道往往存在病变，对麻醉不利。

7. 其他

如高热、体温低下、糖尿病等。

（二）患者特殊检查结果

1. 胸部 X 线片

可了解肺或心脏大血管病变，有无肺炎、肺水肿；心脏大小；总支气管粗细的估计。

2. 心电图

了解术前心肌有无缺血，心脏传导系统有无异常、有无洋地黄中毒征象。

3. 血常规

有无贫血，因贫血可影响氧合。凝血情况是否正常，尤其对使用肝素或抗凝剂患者。

4. 肝肾功能

麻药的最终转归，由肝代谢或经肾排除，肝肾功能不良时，麻醉后可发生积蓄中毒作用。

5. 肺功能

估计呼吸功能以判断患者能否耐受麻醉以及术后是否须用呼吸器。

（三）患者的心理状况

面对次日即将到来的麻醉和手术，患者的各种心理问题更为突出。尤其是患者经常提到的"麻醉是否安全""麻醉会不会影响智力"等问题，往往使患者辗转反侧。为此，手术室医护人员应该根据患者的年龄、文化层次等具体情况，介绍自己并耐心讲解有关的麻醉知识，纠正患者对麻醉的错误认识，并对次日麻醉时患者的配合提出要求。良好的心理准备，不但能减轻患者的焦虑，且对平稳进入麻醉也极有帮助。

（四）患者对麻醉和手术的耐受能力

临床多采用国际通用的 ASA 分类法，有助于对病情的判断和评估，分类标准如下：

第一类（Ⅰ）：患者的心、肺、肝、肾和中枢神经系统功能正常，发育、营养良好，能耐受麻醉和手术。

第二类（Ⅱ）：患者的心、肺、肝、肾等实质脏器有轻度病变，但代偿健全，对一般麻醉和手术仍无大碍。

第三类（Ⅲ）：患者的心、肺、肝、肾等实质脏器病变严重，功能减损，虽在代偿范围内，但对施行麻醉和手术需很谨慎。

第四类（Ⅳ）：患者的心、肺、肝、肾等实质脏器病变严重，功能代偿不全，威胁着生命安全，施行麻醉和手术有危险。

第五类（Ⅴ）：患者的病情危重，随时有死亡威胁，麻醉和手术异常危险。

如系急诊手术，则在评定的级别后加 E，以资区别。根据评估的级别，拟施行手术的性质、范围和种类，以及年龄、心理承受能力，选择麻醉方式，估计可能出现的问题及防治措施。

二、患者术前准备

对麻醉耐受力良好的第一类患者，准备的目的在于保证手术安全性，使手术经过更顺利，术后恢复更迅速。麻醉前患者一般准备工作包括以下几个方面：

（一）精神状况准备

手术患者有程度不同的思想顾虑和恐惧，紧张和焦急心理，情绪激动或彻夜失眠均可致中枢神经系统和交感神经系统过度活动，由此足以削弱对麻醉和手术的耐受力，术中、术后易出现休克。为此，术前应从关怀、安慰、解释和鼓励着手，例如酌情将手术目的、麻醉方式、手术体位以及麻醉或手术中可能出现的不适等情况，用恰当的语言向患者作针对性的具体性的解释，术前可用适量的安定药，晚间给睡眠药。

（二）营养状况改善

麻醉前应尽力改善患者的营养状态和纠正生理功能的紊乱。如营养不良致蛋白质和某些维生素不足，可明显降低麻醉及手术的耐受力。蛋白质不足常伴低血容量或贫血，耐受失血和休克的能力降低；还可伴组织水肿而降低术后抗感染能力和影响伤口愈合。维生素缺乏可致营养代谢异常，术中易出现循环功能或凝血功能障碍，术后抗感染能力的低下，易出现肺部及伤口感染，因此应尽可能地经口或静脉补给足够的必需营养物质。如静脉补给蛋白、维生素或输血等。

（三）其他准备

如胃肠道准备、膀胱准备、术前排尿（必要时置保留尿管）、口腔卫生准备、输血输液准备及适应手术后需要的训练，如体位、大小便、切口痛及各种不适、各种引流管等。病情复杂的患者，术前常已接受一系列药物治疗，麻醉前除要全面检查药物的治疗效果外，还应重点考虑某些药物与麻醉药物之间存在相互作用的问题，有些易引起不良反应。为此对某些药物要确定是否继续用，调整剂量再用或停止使用。如洋地黄、胰岛素、糖皮质激素，一般都需继续用至术前，但对剂量要作调整。对一个月前曾较长时间服用糖皮质激素，而术前已经停服者，术中仍有可能发生急性肾上腺皮质功能不全危象，故术前必须恢复使用外源性糖皮质激素，直至术后数天。抗凝药物术前要停用，并设法拮抗其残余作用。对呼吸循环有抑制作用的药物，根据情况尽量使用或少用。

此外，麻醉前应常规禁食 12 小时，禁饮水 4 ~ 6 小时，以防在手术中因呕吐而发生误吸和窒息的危险，即使是局部麻醉，除了门诊小手术之外，也应事前禁食。因有可能局部麻醉效果不佳，而中途改为全身麻醉。胃肠手术者需置胃管。

（四）特殊患者的准备

1. 心血管病的麻醉前准备

患有心脏病行非心脏手术，要特别注意下列问题：长期用利尿药和低盐饮食患者有并发低血钾和低血钠的可能，术中易发生心律失常和休克，术前应做实验室检查，一般先停药 48 小时，病情允许可在严格观察下静脉补钠和钾，谨防发作呼吸困难、端坐呼吸、肺啰音和静脉压升高等危险情况。如伴有失血或严重贫血，携氧能力减弱，可影响心肌供氧，术前应给予少量输血。为避免增加心脏负担，除控制输血量和速度外，输用红细胞悬液优于全血。有心衰病史、心脏扩大、心电图显示心肌劳损或冠状动脉供血不足的老年患者，术前可考虑使用小量强心苷，如口服地高辛 0.25 mg，每日 1 ~ 2 次，但要防止其中毒。对并存严重冠心病、主动脉瓣狭窄或高度房室传导阻滞的患者，必须施行紧急手术者，需做到以下几点：动脉插管直接测血压；插 Swan – Ganz 导管测肺毛细血管楔压；定时抽测动脉血气分析；经静脉置入带电极导管，除用于监测外，可随时施行心脏起搏；准备血管扩张药（硝普钠）、正性肌力药（多巴胺）、利多卡因、肾上腺素等；准备电击除颤器；严格麻醉选择和麻醉管理。

2. 呼吸系统的准备

包括：禁烟至少2周，避免吸入刺激性气体；彻底控制急、慢性肺部感染，术前3~5天应用有效的抗生素，体位引流，控制痰量；练习深吸气和咳嗽，做胸部体疗以改善通气功能；对阻塞性肺功能不全或听诊有支气管痉挛性哮鸣音者，需雾化吸入解痉药（如麻黄碱、氨茶碱、肾上腺素或异丙肾上腺素等）以扩张支气管，可利用 FEV_1 试验衡量用药效果；痰液黏稠者，应用蒸汽吸入或口服氯化铵或碘化钾以稀释痰液；哮喘发作频繁者，可应用肾上腺皮质激素，以减轻支气管黏膜水肿，如可的松25 mg 口服，每日3次或地塞米松0.75 mg 口服，每日3次；对肺心病失代偿右心衰竭者，应给予强心利尿、吸氧和降低肺血管阻力的药物进行治疗；麻醉前用药以小剂量为原则，杜冷丁比吗啡好，因有支气管解痉作用，阿托品应待痰量控制后使用，以免痰液难以排出。

一般来讲，伴有肺功能减退的呼吸系统疾病，除非存在肺外因素，通过上述综合治疗，肺功能都可得到明显改善；麻醉期只要切实做好呼吸管理，其肺的通气和换气功能均能保持良好。这类患者的安危关键是术后一般较容易发生肺功能减退，从而出现缺氧、二氧化碳积蓄和肺不张、肺炎等严重问题。因此，还应重点加强手术后的监测和处理。

3. 肾功能损害的准备

保护肾功能的原则是维持肾血流量和肾小球滤过率，具体应尽可能做到下列几点：术前补足血容量，防止因血容量不足所致的低血压和肾脏缺血；避免使用缩血管药，因大多数该类药物易导致肾血流量锐减可加重肾脏损害，尤以长时间使用为严重，必要时只能选用多巴胺或恢压敏（甲苯丁胺）；经常保持充分尿量，术前一般均需静脉补液，必要时可同时并用利尿剂（如甘露醇、呋塞米等）；纠正水、电解质和酸碱代谢失衡；避免使用对肾脏有明显毒害的药物，如汞剂利尿剂、磺胺药、抗生素、止痛药（如非那西丁）、降糖药（如降糖灵）和麻醉药（如甲氧氟烷）等，尤其是某些抗生素如庆大霉素、甲氧苯青霉素、四环素等对肾脏毒性最大，故禁用。有些抗生素如先锋霉素单独使用无毒性，但与庆大霉素使用，可导致急性肾功能衰竭；避免使用通过肾脏排泄的药物，如肌松药中的三碘季铵酚和氨酰胆碱，强心药中的地高辛等，否则药效延长，难以处理；有尿路感染者，术前必须做有效控制。

4. 肝脏功能损害的准备

肝功能损害患者经过一段时间保肝治疗，多数获明显改善，麻醉和手术耐受力亦相应提高。保肝治疗包括：高碳水化合物、高蛋白质饮食，以增加糖原储备和改善全身状况，必要时每日静脉滴注 GIK 溶液（10% 葡萄糖500 ml 加胰岛素10 U、氯化钾1 g）；低蛋白血症时，间断给25% 浓缩白蛋白20 ml，稀释成5%的溶液静脉滴注；小量多次输新鲜全血，以纠正贫血和提供凝血因子；大量维生素 B、C、K；改善肺通气；如有胸腔积液、腹水或水肿、要限制钠盐，应用利尿剂或抗醛固酮药，同时注意水和电解质平衡。

5. 糖尿病的准备

糖尿病临床常见，糖尿病对于手术、麻醉是不利的，即使术前的时间很短也要争取时间，根据病情轻重，补给水、电解质、葡萄糖并适当给予胰岛素，以降低血糖［血糖应控制在 8.3 mmol/L 以下，尿糖阴性或（＋）］和酮体（尿酮体阴性），要随时进行血糖或尿糖监测。

6. 其他疾病的准备

如内分泌病、血液病、过度肥胖等，应根据各病的特点及与手术麻醉的特殊关系，做相应的处理。

（五）药品及器械准备

为了使麻醉经过顺利，防止麻醉意外事件的发生，麻醉前必须对麻醉用具和药品进行检查。即使是一个简单的麻醉方法或较小的手术，也不应忽视。必须准备好可能要用的麻醉、急救药品及器械（如吸引器、开口器、通气道、气管导管、喉镜、氧气及麻醉机等），检查麻醉器械的性能，保证用时不失灵。药品、器械应放在固定地点，取之立就。

三、麻醉前用药

麻醉前用药是不可缺少的麻醉前准备工作。

（一）麻醉前给药的目的

使患者情绪安定，缓解忧虑和恐惧；加强全身麻醉药的效果；缓和或解除术前的疼痛；减少麻醉药的不良作用，消除麻醉手术中的一些不良反应，使麻醉手术过程平稳。

（二）麻醉前常用药

一般自术前晚开始，务必能保证患者入睡 4～6 小时，常用的麻醉前用药有以下几种：

1. 安定催眠药

主要用苯二氮䓬类和巴比妥类。有镇静、抗焦虑、催眠、抗惊厥及中枢性肌松弛作用。对局麻药的毒性反应也有一定的防治疗效。常用药物有：地西泮，氯羟安定、咪唑安定和苯巴比妥、戊巴比妥、司可巴比妥等。

2. 镇痛药

用于术前有疼痛的患者，缓解疼痛，消除紧张和焦虑心情；与全身麻醉药起协同作用，减少麻醉药的用量；椎管内神经阻滞辅助应用能减轻腹部手术中的牵拉反应，常用药物有：吗啡、哌替啶和芬太尼等。

3. 抗胆碱药

能阻滞节后胆碱能神经支配的效应器上的胆碱受体，抑制多种平滑肌，抑制多种腺体分泌，抑制迷走神经反射。常用药物有：

阿托品：有对抗乙酰胆碱的毒蕈碱样作用，阻滞自主神经节后胆碱能神经的作用，除抑制腺体分泌外，还有解除平滑肌和血管壁张力及松弛支气管平滑肌等多方面作用。常用量 0.3 ~ 0.5 mg，肌内注射。

东莨菪碱：效果优于阿托品，适于老年、小儿。常用量 0.3 ~ 0.5 mg，术前 30 分钟肌内注射。

格隆溴铵：又名胃长宁，亦可用于麻醉前给药。其有效作用时间较阿托品长 3 ~ 4 倍。剂量为 4 ~ 8 μg/kg，于麻醉前 1 小时肌内注射，亦可酌用低于 4 μg/kg 的剂量。

4. 镇静安定药

主要作用为强化镇痛、催眠、解痉和止吐。

氯丙嗪：常用量 12.5 ~ 25 mg，术前 30 分钟肌内注射。

异丙嗪：有镇吐抗痉挛作用，常用量 12.5 ~ 25 mg。

氟哌啶与氟哌啶醇：镇静催眠，抑制呕吐中枢产生镇吐，大量引起锥体外系症状。成人 1 次 5 mg，麻醉前 1 小时肌内注射。

地西泮：常用量为 5 ~ 10 mg，术前 30 分钟肌内注射。

氟硝西泮：成人 1 ~ 2 mg，于诱导前 1 小时口服。

咪达唑仑：0.05 ~ 0.1 mg/kg，于诱导前 1/2 小时肌内注射。

（三）麻醉前的特殊用药

根据不同的病情决定。如有支气管哮喘者，术前给氨茶碱，有过敏史者，给苯海拉明或异丙嗪、扑尔敏；糖尿病者，给胰岛素等。

（四）麻醉前用药选择

麻醉前用药应根据疾病种类，麻醉方法和手术方式确定用药的种类、剂量、时间和给药途径。一般手术前晚临睡前可口服地西泮 0.1 ~ 0.3 mg/kg 或咪唑安定 0.05 ~ 0.01 mg/kg，消除患者的紧张情绪，使能安眠。手术当日除用地西泮催眠药外，加用抗胆碱药，剧痛患者加用镇痛药。现将几种常用麻醉方法的麻醉前用药列举如下：

1. 椎管内阻滞

苯巴比妥钠 0.1 ~ 0.2 g 或地西泮 5 ~ 10 mg，或咪唑安定 5 ~ 10 mg 加阿托品 0.01 mg/kg，或东莨菪碱 0.3 mg（小儿 0.01 mg/kg）于麻醉前 30 分钟肌内注射。

2. 全身麻醉

地西泮 0.1 ~ 0.2 mg/kg，或咪唑安定 0.05 ~ 0.1 mg/kg（如胸心手术，则用吗啡 0.1 mg/kg 或哌替啶 1 mg/kg）和阿托品 0.01 mg/kg，或东莨菪碱 0.3 mg（小儿按 0.01 mg/kg），于麻醉前 30 分钟给予。

3. 麻醉前用药的注意事项

1）一般状况欠佳、年老、体弱、恶病质、休克和甲状腺功能低下者，吗啡、哌替啶、巴比妥类药物剂量应酌减，呼吸功能欠佳，颅内压升高或产妇，应禁用吗啡、哌替啶等麻醉性镇痛药。

2）年轻、体壮、情绪激动或甲亢患者麻醉前用药应酌增。

3）剧痛者应给镇痛药。

4）心动过速、甲亢患者、高热、暑天或炎热地区，应不用或少用抗胆碱药，必须用者以东莨菪碱为宜。

5）施行硫喷妥钠或芬太尼静脉麻醉、椎管内阻滞或氟烷麻醉时，阿托品剂量应增大，因为它能减低迷走神经张力，对硫喷妥钠麻醉时的迷走神经兴奋可有一定的缓解效果，对椎管内麻醉时伴随的交感神经阻滞有平衡作用，且能对抗氟烷的心率减慢作用。

6）对于急症患者，必要时以经静脉小量用药为宜。

7）丙嗪类药物有产生低血压之虑，一般不做常规用药。椎管内麻醉时慎用。

8）多种麻醉前复合用药时，应根据药物的作用相应酌减剂量。

四、麻醉前护理配合

（一）给予心理支持

根据患者的年龄、文化层次等具体情况，耐心地讲解有关麻醉知识，鼓励患者表达自己的情感，纠正患者对麻醉的错误认识，并对麻醉时患者的配合提出要求。良好的心理准备，不但能缓解患者的紧张、恐惧，而且对平稳进入麻醉也有极大的帮助。为了保证患者手术当日有良好的身心状态，术前晚9点给患者口服地西泮或苯巴比妥，以保证充足的睡眠。对于过度紧张而难以自控者，应以药物配合治疗。有心理障碍者，应请心理学专家协助处理。

（二）戒除不良习惯

为降低麻醉并发症发生率，对有吸烟史的患者，应劝其戒烟，并向患者说明吸烟可增加呛咳、气道阻力等，导致术后肺萎陷等并发症的发生。同时指导患者注意口腔卫生，矫治口鼻病灶。

（三）指导患者腹式呼吸

术前应教会患者练习深呼吸和腹式呼吸，以锻炼肺部功能。

（四）纠正水、电解质失衡

病情较重的患者，应注意纠正脱水和电解质失衡，补充血容量及电解质，保持内环境稳定。

（五）纠正贫血

严重贫血患者术前应积极纠正，一般纠正至血细胞比容30%以上，血红蛋白大于100 g/L。

（六）纠正心力衰竭

对于心功能失代偿或已出现心力衰竭的患者，术前应给予低盐饮食。输液时控制滴速，注意观察强心利尿药物的效果和不良反应，使患者心律、心率调整到最佳状态。

（七）控制血糖

对于糖尿病患者，术前应正确地测血糖或尿糖，以便医生准确调整饮食及使用降糖药物控制血糖。

（八）取得患方同意

与患者家属进行交谈，说明麻醉中及麻醉后可能发生的问题。征得家属同意后，双方签字认同，既可使家属了解麻醉与手术安全的密切关系，又可提高麻醉医生的责任感。

（九）物资准备

准备好麻醉用具、抢救器械和药品，严防麻醉意外的发生。

（十）麻醉前用药

麻醉前为减轻患者精神负担和完善麻醉效果，在病室内预先给患者使用某些药物的方法，称麻醉前用药。

1. 目的

主要是减轻患者焦虑不安的心理应激状态；减少麻醉药的不良反应；抑制唾液及气道分泌物；提高疼痛阈值，缓解术前疼痛；降低基础代谢，减少麻醉药用量，使麻醉经过比较顺利。

2. 种类

常用药物包括，①安定镇静药：苯二氮䓬类如地西泮；吩噻嗪类如异丙嗪等；②催眠药：常用巴比妥类，如苯巴比妥钠；③镇痛药：常用如吗啡、哌替啶等。④抗胆碱药：常用药物为阿托品和东莨菪碱。

对于伴有内科疾病患者可给予特殊用药，如糖尿病患者给胰岛素，以控制或预防糖代谢紊乱的发生。6 个月内曾用糖皮质激素超过 1 周者，应在术前晚给予可的松 100 mg 肌内注射，手术日早晨再给 1 次，术中再用氢化可的松 100 mg，稀释于 5% 葡萄糖液中静脉滴注，防止肾上腺皮质功能不全的发生。

3. 用药注意事项

对年老、体弱及心、肺功能不全者，注意所用药物对呼吸、循环功能的抑制。炎热季节用抗胆碱药后，应防止患者体温升高，尤其是小儿。用药后不宜下地行走。

五、患者入手术室后的复核

患者入手术室后，麻醉医生应以友善关心的态度问候患者，询问昨夜睡眠情况及有无特殊情况发生（如发热、来月经等）。然后逐项检查、询问，包括：姓名、拟施手术（应与病历、手术通知单上一致，确认系术前访视过的该患者），禁食情况，麻醉前用药是否已执行及给药时间。观察麻醉前用药效果，了解最新的化验结果特别是访视时建议检查化验项目，检查血型化验单及拟行的输血（成分输血）和输血浆代用品的准备情况。对有活动义齿的患者应检查义齿是否已取出，对女患者要注意指甲染色和唇膏是否已揩拭干净。此外，要了解皮肤准备是否合乎要求，患者的贵重饰物和手表等是否均已取下。然后开始监测患者各项重要生理指标及心电图，建立好静脉输液通道并开始输液。

（何荷）

第二节　全身麻醉

麻醉药经呼吸道吸入、静脉和（或）肌内注射，产生中枢神经系统抑制、呈现意识消失、周身不感疼痛、反射抑制和肌肉松弛等表现，这种方法称为全身麻醉。根据其给药途径和方法的不同分为吸入麻醉、静脉麻醉和复合麻醉。

一、吸入麻醉

凡经气道吸入麻醉药产生全身麻醉作用称为吸入麻醉。

（一）吸入全麻常用药物

1. 氧化亚氮

氧化亚氮又名笑气，化学结构式 N_2O，是一种不燃烧、不爆炸、作用微弱的气体麻醉药，必须与氧合用，以防缺氧，而且与氧合用时的最高容积应有 70%。其最低肺泡有效浓度（MAC）为 101.00 vol%，单独以氧化亚氮和氧进行麻醉是不够的，必须和其他吸入麻醉药同用。氧化亚氮于短时内使用，是毒性最小的吸入麻醉药，对循环系统基本上无抑制，不引起心律和血压的变化，对呼吸道无刺激性，不增加分泌物和喉部反射；对肝、肾等实质脏器也无影响。因此，凡一般状况欠佳，肝、肾功能不良及危重患者，氧化亚氮—氧吸入并复合应用其他麻醉，采用半密闭式装置，是这类患者常用的麻醉方法。

2. 氟烷

氟烷的化学名称三氟氯溴乙烷，为无色透明液体，带有苹果香味，无刺激性，用药后无不舒适感觉。不燃烧、不爆炸。其麻醉效能较强，MAC 为 0.77 vol%，有效的安全浓度为 0.5% ~ 2%。氟烷麻醉时咽喉反射消失很快，不易引起喉痉挛或支气管痉挛；也无咳嗽、分泌物增加和呕吐等现象。浅麻醉时对呼吸、循环系统无明显影响。氟烷麻醉时肌肉松弛不全，一般仅用于浅麻醉。颅内压增高患者禁用，肝病患者慎用或禁用。麻醉中不宜用去甲肾上腺素，以防心律失常。肾上腺素可引起严重心律失常，甚至心室纤颤，应谨慎使用。氟烷无明显肌松作用，但能增强非去极化类的肌松药效果。它还具有神经节阻滞作用，因此与筒箭毒碱合用时能引起明显的血压下降。三碘季铵酚使心率增快、血压升高，用于氟烷麻醉较为合适。氟烷对产妇子宫收缩有一定影响，能引起产后出血，故难产与剖宫产患者禁用。

氟烷对肝脏的损害可能与其在体内的代谢有关，尤以在低氧状态下更易发生，因此，凡患者处于低氧状态，均以不用氟烷吸入麻醉为妥。

氟烷使用方法：通常用半密闭法，国内亦常用密闭法。

3. 安氟醚

安氟醚为一种新的含卤素的、在各种浓度都不燃烧的吸入麻醉药。安氟醚化学性能稳定，其麻醉效能好，其 MAC 为 1.70 vol%。在世界范围内广泛应用表明，安氟醚具有较好的肌肉松弛和止痛作用，对呼吸、血压、心率影响小，麻醉诱导时间 5 ~ 10 分钟，较氟烷快，对呼吸抑制轻微。较少发生恶心、呕吐现象。具有麻醉效果好、苏醒快、安全范围大等特点，是一种理想的麻醉药物。本品适用于全麻的诱导和维持，可与静脉全身麻醉药和全身麻醉辅助药联合使用。肾功能不全者慎用。不能与麻黄素碱或儿茶酚胺类药同时应用。癫痫患者或对含卤素的吸入麻醉剂过敏者禁用。安氟醚在体内代谢数量也少，时间也短，比氟烷安全。它对肝脏基本上不致引起毒害。但为安全起见，凡肝功能受损害者以不应用此药为好。

4. 乙醚

乙醚是具强烈刺激味的无色液体，沸点 34.6℃，很易挥发。遇光、热、空气会分解，宜用棕色瓶或铜罐贮藏，并需加少量二苯胺或对苯二酚等还原剂减缓其分解。乙醚蒸汽比空气重 2.6 倍，由于其易燃易爆，应用时禁用电灼。乙醚麻醉性能强，其 MAC 为 1.90 vol%，安全界限广，发生逾量的危险小；麻醉分期征象典型而明显，而在兴奋期时患者呼吸、循环系统可有剧烈波动。因此，麻醉诱导时宜先用其他静脉或吸入麻醉药，以减少对患者的刺激和兴奋。乙醚 80% ~ 90% 从肺排出，对呼吸道黏膜和唾液分泌有刺激作用，故会产生呼吸道分泌增多，同时亦会抑制消化道平滑肌而造成术后腹胀。此外，乙醚尚有促进糖原分解、抑制胰岛素分泌、致使血糖升高的作用，故糖尿病患者应用乙醚应慎重。目前乙醚多已不用。

5. 甲氧氟烷

甲氧氟烷为无色透明液体，带有轻度的刺鼻香味，对呼吸道无刺激性。在室温下不燃烧、不爆炸。全麻及镇痛效能极强，但诱导及苏醒较氟烷为慢，其 MAC 为 0.16 vol%。有良好的肌肉松弛作用。对循环及呼吸功能的影响较氟烷轻微，但对肝、肾均有毒性，长时间使用有引起肾功能不全的报告。多用于复合麻醉，很少单独作用。

6. 安氟醚

安氟醚为无色透明挥发性液体，有果香。

7. 异氟醚

本品是一种新的吸入麻醉药，其理化特性与安氟醚相近，其麻醉性能好，其 MAC 为 1.30 vol%，介于氟烷与安氟醚之间。从药理作用来看，异氟醚有许多优点，胜于氟烷和安氟醚。心脏功能维持更好，室性心律失常不易发生；浅麻醉时脑血流量和颅内压增加轻微；对生物降解有抗力，毒性很小。可安全地用于各年龄组、各种身体状况的患者和各类手术；可与临床麻醉中常用的药物并用。突出优点为，心血管状态十分稳定，尤其在危重患者；肌肉松弛良好，肌松药用量可减至常用量的 30%；由于其溶解度低，诱导和苏醒迅速；本品副作用和并发症少，未发现毒性反应。本品能导致流产，故产科慎用。

（二）吸入麻醉分期

传统的分期以乙醚为典型，但目前常用静脉和吸入麻醉剂复合应用，难以应用典型分期判断。目前临床将麻醉分为浅麻醉、手术期麻醉和深麻醉（见表7-1）。

表7-1　临床麻醉深度判断标准

麻醉深度	呼　吸	循　环	眼　征	其　他
浅麻醉	不规则呛咳，呼吸加压时有阻力	血压升高，脉搏增快，有刺激时明显	瞬目反射（-），眼睑反射（+），眼球运动（+），偏视，流泪	吞咽反射（+），出汗（+），分泌物多，手术操作体动（+）
手术期麻醉	有规律，呼吸加压阻力减弱	血压稍低，但平稳，手术操作无改变	眼睑反射（-），眼球固定中央，眼压减弱	手术操作患者无反应
深麻醉	膈肌呼吸，呼吸次数增加至减慢	血压下降	各种反射均（-），瞳孔散大	

麻醉深浅变化是一连续的过程，患者的个体差异、病情轻重、手术刺激强弱、麻醉前用药等因素都会影响麻醉分期。所以，麻醉各期各级的征象并非千篇一律。临床实践中，要多方面分析，才能正确判断。

（三）麻醉方法

1. 开放滴入麻醉

以麻醉药液点滴在麻醉口罩的纱布上，患者吸入药液的挥发气体而进入麻醉状态。此法目前少用。

2. 气管内麻醉

是用特制的导管经口腔或鼻腔插入气管，连接麻醉机，通过麻醉机供给氧和麻醉药气体而进入麻醉状态。

二、静脉麻醉

凡药物经静脉注射作用于中枢神经系统而产生全身麻醉的方法称为静脉麻醉。

（一）静脉麻醉药的特点

①该类药对呼吸道无刺激，诱导迅速，苏醒快，患者舒适；②操作比较简单；③不燃烧、不爆炸；④该类药多数镇痛不强或无镇痛作用；⑤肌松差；⑥注入后无法人工排除，一旦过量只能依靠机体自身代谢，故其可控性不如吸入麻醉药；⑦可能有过敏反应，体内有蓄积的可能；⑧对呼吸循环系统均有不同程度的影响。

（二）常见静脉麻醉剂

1. 硫喷妥钠

硫喷妥钠为超速效巴比妥类药，是微黄色粉末，易溶于水，呈强碱性。其水溶液在室温下不稳定，容易破坏，临床用粉针剂，溶解后应立即使用。本品主要作用于中枢神经系统大脑皮质和网状结构，产生镇静催眠作用，易于通过血脑屏障，使脑血流减少、降低颅压，有抗惊厥作用。对呼吸有明显抑制作用，可诱发喉及支气管痉挛。对循环系统可使心排血量减少。用量过大或注入速度过快可引起血压下降，对心功能不全患者慎用。临床常用 2% ~ 2.5% 溶液肌内或静脉注射。常用作全麻诱导，维持、基础麻醉和小手术等。溶解后的硫喷妥钠如发现混浊，不可应用。由于它的强碱性，一般不从肘部静脉注射，以防万一漏出血管，易使正中神经受损，通常选用远端的手背静脉注射。

2. γ-羟基丁酸钠（γ-OH）

γ-OH 为人体脑组织的正常成分。具有镇静和催眠作用。毒性很小，对循环和呼吸系统无抑制作用。由于此药无明显镇痛作用，很少单独使用，只作为其他麻醉的辅佐药，或作为危重患者、心脏病患者的麻醉诱导剂。常用剂量为 50 ~ 100 mg/kg，单次和分次静脉注射。维持时间为 45 ~ 60 分钟。此药也常用作小儿基础麻醉用药。

3. 氯胺酮

氯胺酮是一种非巴比妥类速效静脉麻醉药。其水溶液为酸性，pH 值 3.5 ~ 5.5。主要作用于大脑中的丘脑—新皮质系统，用药后麻醉浅，镇痛完全，并使患者处于浅睡状态。多数患者用药后术中能睁眼，表情淡漠，眼睑或张或闭，眼球有活动，但痛觉消失。本品发挥作用及恢复均较快，安全性大。可使血压、颅内压升高，偶有抑制呼吸，因此高血压、青光眼、颅内压高的患者禁用。麻醉苏醒期常发生精神激动、梦幻现象，给予安定镇静药后可缓解。临床常用：5% 溶液 1 ~ 2 mg/kg 静脉注射，5 ~ 10 mg/kg 肌内注射，也可用 1% 溶液静脉滴注。氯胺酮适用于烧伤换药和浅表手术，特别适合于短小手术的麻醉，也广泛应用于各种复合麻醉中。

4. 异丙酚

本品是一种新型、快速、短效静脉全麻药，与已知的任何一类静脉全麻药均不同。临床应用表明，本品起效快，诱导平稳，苏醒快而完全，没有兴奋现象。静脉滴注或间断注射维持麻醉 5 小时而未发现明显蓄积现象。初步认为是一种有前途的静脉麻醉药。适用于一般外科、产科和五官科等手术的麻醉。静脉注射：诱导量 1 mg/kg；维持量可按每分钟 50 μg/kg 的速度静脉滴注，同时可吸入氧化亚氮—氧。本品对呼吸有短暂的抑制作用，故麻醉时应密切注意。

5. 依托咪酯

依托咪酯又名甲苄咪唑。本品为非巴比妥类静脉麻醉药。临床资料表明，本品起效快，催眠作用强，但持续时间短，因耗氧量变化小，对冠状动脉有轻度扩张作用，尤适用于心功能受损的患者。本品对血糖、血清胆碱酯酶活性及脂肪代谢均无显著影响，也不引起组胺释放。但因缺乏镇痛作用和诱导麻醉时有不良反应，故临床应用受限。适用于全麻诱导，对其他静脉全麻药过敏或心功能受损的患者；简短手术或检查操作的患者，静脉注射：成人单次 0.3 mg/kg，亦可在术中静脉滴注，如用芬太尼辅助，可加强镇痛效果。癫痫患者和严重肝、肾功能不全者禁用。

6. 肌肉松弛剂

肌肉松弛剂按作用方式不同分为去极化和非去极化以及双相肌松剂。临床使用的有：琥珀胆碱（司可林）、右旋筒箭毒、潘佩朗宁、左旋氯甲箭毒、泮库溴铵（潘龙、潘冠罗宁）、卡肌宁注射液（安特冠林）等，可酌情选用。

（三）麻醉方法

静脉全麻复合方法较多，在此仅介绍临床应用广泛的普鲁卡因静脉复合麻醉。普鲁卡因原系局部麻醉药，国内应用作为全身麻醉已有 40 多年历史，单独使用普鲁卡因作静脉麻醉，欲达到一定的麻醉深度，往往用药量过大，缺乏安全性。临床实践证明，巴比妥类、γ-OH、氧化亚氮等均能增加机体对普鲁卡因的耐受性，故常先用硫苯妥钠静脉注射，使患者进入全麻状态后，再用普鲁卡因静脉滴注，维持浅麻醉。如维持期间再配合使用哌替啶、氯胺酮、酚噻类或肌松弛药，则可减少普鲁卡因用量，增强麻醉效果，提高安全性。

术前常规应用镇静、镇痛及抗胆碱药物。

1. 诱导

应用 2.5% 硫喷妥钠 5~8 mg/kg 静脉注射，琥珀胆碱 1~2 mg/kg，静脉注射。麻醉起效，肌肉已松弛可行气管内插管。

2. 麻醉维持

麻醉诱导后静脉滴注 1% 普鲁卡因混合液。1% 普鲁卡因混合液的组成成分为普鲁卡因，镇静镇痛药和肌松药。常用的 1% 普鲁卡因复合液的配方为普鲁卡因、哌替啶和琥珀胆碱。500 ml 复合液为一单元，由 5% 葡萄糖液、5% 普鲁卡因、100 mg 哌替啶和 200 mg 琥珀胆碱组成。根据手术对肌松的要求，可不加或单次静脉注射肌松药。在第二单元的复合液中，哌替啶的用量应酌减，或根据需要单次静脉注射。复合液的用量，一般成人第一小时需 200~300 ml，第二小时为 100~200 ml，第三小时约 100 ml。在与麻醉诱导相衔接时，开始滴速可较快，普鲁卡因约 1 mg/kg（kg·min）左右，俟进入外科麻醉期后即应减慢滴速，一般的维持量为 1~0.3 mg/（kg·min），随着麻醉时间延长而逐渐减量。

3. 1% 普鲁卡因复合液的配方

除普鲁卡因、哌替啶和琥珀胆碱外，还有以下几种：①1% 普鲁卡因、1% 氯胺酮和琥珀胆碱；②1% 普鲁卡因、芬太尼和琥珀胆碱；③1% 普鲁卡因、氟芬合剂和琥珀胆碱；④1% 普鲁卡因、γ-OH 或地西泮和琥珀胆碱；⑤1% 普鲁卡因溶液滴注前或中，辅以冬眠合剂等；⑥亦可在上述复合液中用阿曲库铵代替琥珀胆碱。

注意事项：普鲁卡因—麻醉性镇痛药静脉复合麻醉的应用适应证广泛，可用于头、颈、胸部、腹部、四肢和脊柱各部位的大、中型手术。对于普鲁卡因过敏、严重心功能不全、房室传导阻滞和严重肝肾功能障碍以及液体输入量受限、重症肌无力等患者，应不用或慎用。

普鲁卡因的麻醉效能较弱，且增加用量并不能加深麻醉。麻醉过程中，应严密观察患者的麻醉体征，切忌以增加普鲁卡因用量的方法来加深麻醉，以免因 1% 普鲁卡因复合液中镇静镇痛药和肌松药的过量，而产生麻醉过深、心血管功能抑制、术后呼吸抑制延长、惊厥以及其他普鲁卡因所致的毒副作用。麻醉减浅时应通过追加辅助药如 2.5% 硫喷妥钠 5 ml 或芬太尼 0.05 mg 或其他药物来加深麻醉。

三、麻醉中的管理与监测

（一）麻醉期间呼吸管理

麻醉期间易干扰呼吸，随着呼吸的改变，循环及其他功能也可以受到影响，严重时可危及生命。因此，麻醉期间维持和观察呼吸功能极其重要，是保证患者安全的关键。有些心搏骤停的原因就是由于呼吸管理不妥，引起的术后呼吸系统并发症，大多也与此有关。手术的适应证越来越广泛，危重患者不断增多，所以呼吸的管理越来越引起重视。麻醉期间通过视、听、触诊到复杂的肺功能监测，重点了解患者的呼吸频率、呼吸方式、潮气量、通气量、胸廓起伏程度、肺内情况、皮肤颜色、PaO_2 及 $PaCO_2$ 等。对呼吸功能障碍及呼吸紊乱的患者，应及时查明原因，并给予有效的处理，必要时可通过辅助呼吸或机械通气以维持患者的气体交换。其原则是：维持呼吸道通畅、维持有效通气量。其具体方法可因人及条件灵活掌握。

（二）麻醉期间的循环管理

麻醉期间的循环管理在整个麻醉管理中占重要地位，尤其是老年患者在麻醉和手术过程中循环系统的变化较青壮年常见和显著，并且直接影响到患者的生命安全和术后的恢复。麻醉期间发生循环功能紊乱的原因很多，如麻醉药物和方法的影响；手术创伤；出血与刺激；缺氧、二氧化碳蓄积；水、电解质、酸碱失衡，术前存在的病理状态等，都足以引起循环紊乱，甚或出现心搏骤停。因此，麻醉中除常规进行动态心电监测之外，还应对脉搏、血压、微循环变化进行仔细地观察，尤其是血压参数应经常测量，以大概了解循环情况的变化。临床常以收缩压与心率乘积（RPP）作为心肌耗氧量的指标。当 RPP > 15 000 时表示心肌耗氧量增加。在心肌供氧不能相应增加的情况下，就有引起心肌缺血的可能。对一些病情较重或手术较复杂的患者还应进行有创血流动力学的监测，如中心静脉压、桡动脉压、平均动脉压、肺毛细血管楔压及各项心功能监测，从而尽早发现严重的心律失常及血流动力学改变及其发生的原因，以便得到及时有效的治疗和处理，使循环功能维持相对稳定的状态。

（三）麻醉期间的其他管理

如尿量监测、体温监测、神经肌肉阻滞监测等。此外，对有些患者和手术还须进行一些特殊监测，如颅脑手术时需监测颅内压，糖尿病和胰岛细胞瘤患者需监测血糖，体外循环下手术的患者需监测凝血功能指标和血清钾等。

四、全身麻醉期间严重并发症的防治

麻醉及护理人员在手术期间除了解患者疼痛、维护其生命安全，并为施行手术提供方便条件外，如何积极防治麻醉期间意外和并发症的发生，也是至为重要的任务。

（一）反流与误吸

全麻时容易发生反流和误吸，尤其以产科和小儿外科患者的发生率较高。因反流或误吸物的性质和量的不同，其后果也不同。误吸入大量胃内容物的死亡率可高达70%。全麻诱导时因患者的意识消失，咽喉部反射消失，一旦有反流物即可发生误吸。各种原因引起的胃排空时间延长，使胃内存积大量胃液或空气，容易引起反流。全麻后患者没有完全清醒时，吞咽呛咳反射未恢复，也易发生胃内容物的反流及误吸。由于误吸入物的性质（胃液、血液或固体）、pH 值、吸入物的量不同，临床表现也有很大差别。无论误吸物为固体食物或胃液，都可引起急性呼吸道梗阻。完全性呼吸道梗阻可立即导致窒息、缺氧，如不能及时解除梗阻，可危及患者的生命。误吸胃液可引起肺损伤、支气管痉挛和毛细血管通透性增加，结果导致肺水肿和肺不张。肺损伤的程度与胃液量和pH 值相关，吸入量越大，pH 值越低，肺损伤越重。

麻醉期间预防反流和误吸是非常重要的，主要措施包括：减少胃内物的滞留，促进胃排空，降低胃液的 pH 值，降低胃内压，加强对呼吸道的保护。手术麻醉前应严格禁饮禁食，减少胃内容物。肠梗阻或肠功能未恢复者，应插胃管持续吸出胃内容物以减少误吸的发生率。H_2 受体阻滞剂如西咪替丁、雷尼替丁等，可抑制胃酸分泌，减少胃液量。抗酸药可以提高胃液 pH 值，以减轻误吸引起的肺损害。饱胃患者需要全麻时，应首选清醒状态行气管内插管，可减少胃内容物的反流和误吸。对于麻醉前估计插管不困难者，也可选择快速诱导，但必须同时压迫环状软骨以防发生反流。

（二）呼吸道梗阻

以声门为界，呼吸道梗阻可分为上呼吸道梗阻和下呼吸道梗阻。

1. 上呼吸道梗阻

上呼吸道梗阻的最常见原因是舌后坠及咽喉部积存分泌物，由于麻醉后患者下颌肌肉松弛，舌根后坠，使上呼吸道不全梗阻而产生鼾音。咽喉部有分泌物则呼吸时有粗啰音。舌后坠时应用手托起下颌骨，使下颌门齿咬合于上颌门齿之前，鼾音即消失，同时放入口咽导管并吸除分泌物后，呼吸梗阻可解除。此外，麻醉过浅或乙醚浓度突然过高或有外物触及喉头均可能诱发喉痉挛。患者吸气困难，吸气呈鸡鸣声并有发绀。应立即设法解除诱发原因，加压给氧后仍不见好转时，可用一针头经环甲膜刺入气管输氧。如痉挛仍不能解除，需用肌肉松弛剂静脉注射后做气管插管，以麻醉机控制呼吸。

2. 下呼吸道梗阻

下呼吸道梗阻常见原因则为气管、支气管分泌物积聚，或唾液、呕吐物误入气道，也有患者原有哮喘或慢性支气管炎、麻醉中出现支气管痉挛。早期肺部可闻及啰音，晚期则出现呼吸困难、发绀、潮气量小、血压下降、脉速，患者可因缺氧而死亡。

预防措施：麻醉前给予足量的阿托品能减少唾液及呼吸道分泌，麻醉中避免乙醚浓度突然加深。此外，下呼吸道梗阻发生于有哮喘病史或慢性支气管炎患者。可用氨茶碱 0.25 g 加入 50% 葡萄糖液 40 ml 中缓慢静脉注射，或用抗过敏药异丙嗪 25 mg 静脉注射；有呼吸困难者给氧吸入。

婴儿以鼻腔呼吸为主，鼻腔气道管腔狭小，声门的血管及淋巴丰富，组织脆弱，在麻醉药刺激分泌物增多。加之，插管时的机械刺激甚或损伤，可导致呼吸道梗阻或喉痉挛，乃至窒息，故应注意观察，倍加小心。

（三）急性肺不张

麻醉过程中痰液堵塞支气管是引起肺不张的主要原因。小区域肺不张，一般临床无明显的症状或体征，易被忽略。急性大面积肺不张时，可突发气急、咳嗽、发绀，以及急性循环功能障碍。肺底部或背部可出现小水泡音，呼吸音和语颤消失。气道梗阻性肺不张，通过 X 线检查多可确诊。

预防：

1）术前禁烟 2~3 周。

2）有急性呼吸道感染的患者，至少应延期手术 1 周，待体温恢复正常，气管分泌物显著减少后方可进行。

3）术前发现有明显危险因素的患者，也应延期手术，经 5~7 天加强呼吸道的治疗后再行手术。

4）对慢性阻塞性肺疾病或慢性支气管炎患者，术前应加强胸部物理治疗（如体位引流、胸壁叩击等），以减少气道的梗阻，增强排痰能力，训练患者深呼吸和咳嗽，以增加肺容量。

5）麻醉期间保持气道通畅，避免长时间固定潮气量的通气，应定期吹张肺。

此外，手术后由于切口疼痛、腹胀或肌肉松弛药的残余作用，可使呼吸通气不足，部分肺泡充气不佳，逐渐形成肺不张。

已发生者可做肋间神经阻滞止痛后鼓励咳痰，或做气管镜检吸痰，吸痰后加压呼吸使肺泡重新扩张。其他如雾化吸入、祛痰药、支气管扩张药、激素等应用有助于改善通气的功能。也可选用有效抗生素，必要时可行气管造口术。

（四）肺栓塞

多发生于中年以上患者，常见于胸、腹部大手术中或术后短时间内，如血栓栓塞、脂肪栓塞、空气栓塞、羊水栓塞。其促发因素有腹部手术、恶性肿瘤、心脏瓣膜病、血液病、肥胖、下肢静脉曲张、盆腔或下肢肿瘤、长期口服避孕药等。

因临床上极易误诊或漏诊，因此对施行大手术或骨折、心脏病患者，突然出现胸痛、咯血、原因不明的气急、窒息感，并出现严重休克的意识障碍，或在麻醉时已有足够的通气和给氧的条件下，患者仍呈进展性发绀、低血压，应考虑有发生肺栓塞的可能。

预防：

1）避免术前长期卧床休息。

2）下肢静脉曲张患者应用弹力袜，以促进下肢血液循环。

3）纠正心力衰竭。

4）血细胞比容过高者，宜行血液稀释。

5）对有血栓性静脉炎患者，可预防性应用抗凝药。

6）保持良好体位，避免影响下肢血液回流。

7）避免应用下肢静脉进行输液或输血。

8）一旦有下肢或盆腔血栓性静脉炎时；应考虑手术治疗。

处理：对急性大面积栓塞的治疗原则是进行复苏、支持和纠正呼吸与循环衰竭。主要方法包括吸氧、镇痛、控制心力衰竭和心律失常、抗休克和抗凝治疗。

若临床上高度怀疑有急性肺栓塞，且又无应用抗凝药的禁忌，则可应用肝素，或链激酶、尿激酶进行血栓溶解。

发生气栓时，应立即置患者于左侧卧头低位，使空气滞留于右心房内，防止气栓阻塞肺动脉，再通过心脏机械性活动使气泡成为泡沫状而逐渐进入肺循环；亦可经上肢或颈部静脉插入右心导管来吸引右心内空气。通过高压氧舱治疗，以促进气体尽快吸收并改善症状。

（五）支气管痉挛

浅麻醉下行气管内插管，常可引起剧咳及支气管痉挛，哮喘患者可诱发或加重支气管痉挛，麻醉中应用硫喷妥钠等相对兴奋副交感神经、箭毒等释放组胺、β肾上腺素能阻滞剂均可诱发支气管痉挛，分泌物过多、气管内吸引、气管导管过深刺激隆突等均可引起反射性支气管痉挛。支气管痉挛患者临床表现为频繁呛咳、呼气性呼吸困难、肺部闻及哮鸣音、发绀、血压升高、心率加快，可伴心律失常。

预防：

1）对既往有呼吸道慢性炎症或哮喘史的患者应进行呼吸功能的检查，术前可用糖皮质激素、支气管扩张药（包括雾化吸入）、抗生素。

2）避免应用诱发支气管痉挛的药物。

处理：

1）消除病因：分泌物过多时应吸除之，气管插管过深刺激隆突时应拔出少许，停止使用硫喷妥纳、箭毒、吗啡等药物。

2）药物治疗：以氨茶碱最有效，0.25%氨茶碱加入50%葡萄糖20 ml中，缓慢静脉注射防止血压下降。亦可用0.5%异丙肾上腺素雾化吸入，过敏者可用地塞米松10 mg或异丙嗪静脉注射。

3）加深麻醉：氯胺酮既可加深麻醉、恢复并稳定血压，又可缓解支气管痉挛。小剂量（50 mg）静脉注射能迅速起效。对上述治疗无效的严重支气管痉挛吸入少量氟烷往往即可缓解，它能使支气管更松弛。吸入量少且副作用小。

4）实施持续间歇正压通气：正压通气可使支气管痉挛在消除局部刺激及改善缺氧

和二氧化碳蓄积后缓解。

（六）低血压

原因：

1）麻醉药：全身麻醉药对循环功能均有不同程度的抑制作用，如给药相对过量或给药太快，可引起不同程度的血压下降。

2）血流动力学改变：麻醉中骤然变动体位可致血压降低。剖宫产患者，子宫压迫下腔静脉时可出现严重低血压。

3）呼吸管理不当：正压呼吸时，压力过高致静脉回流受阻，心排血量减少致血压下降。

4）术中失血过多，快速输注大量冷库血。

5）迷走神经反射：浅麻醉下气管插管探查胸腔，椎管内麻醉探查腹腔，牵拉腹腔脏器等均可引起反射性血压下降。

6）急性心力衰竭。

7）肾上腺皮质功能衰竭：术前肾上腺皮质功能不全者，麻醉和手术刺激容易诱发肾上腺功能衰竭导致血压下降。

8）患者本身因素：心脏病、高血压长期服用降压药的患者，肾上腺手术（嗜铬细胞瘤），瘤体摘除后的患者，术中均可发生低血压。其他如术中低血糖，水、电解质平衡紊乱，药物过敏均可致低血压。

处理：

1）补充血容量：血容量不足或失血过多者给予输血、补液。慢性贫血者输入红细胞提高血红蛋白。

2）心脏病患者应给予强心、利尿，改善心功能，提高心肌代偿能力。

3）长期大量应用糖皮质激素的患者，术前加大用量。

4）麻醉过深者应减浅麻醉。

5）术者应力求稳、准、轻、快，以防引起神经反射。

6）保持呼吸道通畅，充分供氧。

7）浅麻醉下或椎管内麻醉下牵拉内脏，往往在低血压同时伴有心动过缓，应给适量阿托品以抑制迷走神经张力过高。

8）应用升压药物：要避免滥用升压药物，根据病情及病因慎重使用。椎管内麻醉所致血管扩张引起的低血压，常用麻黄碱以提高血压。其他升压药如恢多压敏、间羟胺、多巴胺可酌情应用。

（七）高血压

原因：

1）麻醉过浅，镇痛不全，手术刺激可引起血压骤升。

2）缺氧和二氧化碳蓄积。

3）血容量增加，术中输血输液过多。

4）术中升压药选用不当或用量过大。

5）颅脑手术牵扯额叶或刺激第 V、IX、X 对脑神经。

6）其他：原发性高血压、肾上腺肿瘤、妊娠中毒症、甲状腺功能亢进。

处理：

1）麻醉诱导期应保证心肌供氧并防止心肌耗氧量增加。

2）麻醉浅时，辅以吸入麻醉，如异氟醚、安氟醚、氟烷等。既加深了麻醉又扩张了血管。镇痛不全时，可用芬太尼静注。

3）充分供氧，保持呼吸道通畅，防止 CO_2 蓄积。

4）减慢输血、输液速度。

5）手术应尽量减少刺激。

6）降压药应用：高血压持续不降时可静脉滴注 0.01% 硝普钠或静脉滴注酚妥拉明，伴有心动过速者可用普萘洛尔 1～3 mg 静注。

（八）急性心肌梗死

原因：麻醉期间和手术后发生急性心肌梗死，多与术前潜在有冠状动脉供血不足有关。

1）冠心病患者。

2）高龄。

3）有动脉硬化患者。

4）高血压患者，其心肌梗死发病率为正常人 2 倍。

5）手术期间有较长时间的低血压。

6）长时间手术，据文献报告，1 小时手术的发生率为 1.6%，6 小时以上手术者则可达 16.7%。

7）手术的大小，心血管手术的发生率为 16%；胸部为 13%，上腹部 8%。

8）手术后贫血。

此外，患者精神恐惧和疼痛；血压过低或过高均可影响到对心肌的供血、供氧；麻醉药物对心肌收缩力的抑制。麻醉期间供氧不足或缺氧，势必使原冠状动脉狭窄患者的心肌供氧进一步恶化。不同病因所引起的心率增快或心律失常。

预防：

对手术患者，特别是有高血压或冠状动脉供血不足的患者，要力求心肌氧供求平衡。对原心肌梗死患者的择期手术，尽量延迟到 4～6 个月以后施行。

处理：

1）做好心电及血流动力学的监测，及时请心血管专科医生会诊和协同处理。

2）充分供氧。

3）应用主动脉内球囊反搏，通过降低收缩压、减少左室做功，使心肌氧耗量随之下降，同时还增加舒张压，有利于冠状动脉血流和心肌供氧。

4）药物治疗：参见心肌梗死。

（九）恶性高热

恶性高热是一种麻醉药引起的突发性代谢亢进危象，其死亡率可高达60%。虽然各年龄组均可发病，但以小儿多见；据估计其发生率，小儿约1∶1.5万；成人约1∶5万，男性多于女性，具有家族遗传性。此麻醉并发症在我国罕见，务必与麻醉过程中发热或中暑高热相鉴别，不应草率作出恶性高热的诊断。

原因：

1）家庭遗传因素：半数患者的家族史中可发现有麻醉意外死亡或体温的异常。

2）容易诱发恶性高热的药物：最常见的是氟烷和琥珀胆碱，还有甲氧氟烷、安氟醚、氧化亚氮、乙醚、环丙烷、三氯乙烯、哌替啶、三碘季铵酚、右旋筒箭毒碱、异氟醚、利多卡因、甲哌卡因、丁吡卡因、氯胺酮、阿托品及吩噻嗪类（如氯丙嗪）等都可诱发此病。

3）恶性高热患者及其家族肌细胞存在遗传性生理缺陷，患有肌疾患，其血浆肌酸磷酸激酶（CPK）含量增高，且主要为 CPK – BB（神经型）同工酶增高，而非 CPK – MM（肌肉型）增高，与正常人不同，其离体肌纤维对氟烷、琥珀胆碱、氯化钾或咖啡因溶液反应异常，肌纤维收缩的强度明显超过正常人。家族遗传因素与诱发因素相结合是恶性高热的病因。发病机制至今尚未完全清楚，一般认为其病灶位于肌细胞本身，在某些诱发药物的刺激下，调整肌浆 Ca^{2+} 浓度的肌质网对 Ca^{2+} 易于释放但却出现再吸收的障碍，线粒体摄取 Ca^{2+} 也减少，导致肌浆内 Ca^{2+} 急剧升高，使肌纤维呈持续收缩状态，产生大量的体热。由于肌代谢亢进，消耗大量 ATP，导致出现代谢性酸中毒、高血钾症和呼吸循环衰竭。

临床特点：

1）有自主呼吸的患者呼吸频率及通气量异常增加，完全肌松及控制呼吸的患者呼出的二氧化碳浓度增加（超过10%），挤压气囊费力，CO_2 吸收器异常发热。

2）不明原因的心动过速、发绀、出汗。

3）缺氧、呼吸性及代谢性酸中毒。

4）用琥珀胆碱后骨骼肌不松弛，全身肌肉呈强直样收缩（首先表现为下颌不松），加大剂量肌肉强直反而加重。

5）体温急剧升高，每数分钟升高1℃，甚至高达46℃（常为后期症状。）

6）其他症状如心律失常，血压不稳定，肌球蛋白血症，肌球蛋白尿，血浆 CPK 增高及消耗性凝血障碍，肾功衰竭，脑水肿，脑损害。

处理：

1）立即终止手术，应用纯氧进行过度通气。

2）积极降温，体表可用乙醇纱布、冰袋等。若是开腹或开胸手术，可用冷却的乳酸钠林格氏溶液反复冲洗，或经胃管进行冷生理盐水冲洗；在体外循环时，则可用变温器降温。

3）纠正酸中毒。

4）用正性变力性药物，维持循环稳定，正确应用抗心律失常药物。

5）补充液体和利尿，保护肾功能，减轻脑水肿。可在 90 分钟内静脉滴注冷却平衡液 1 500 ~ 2 500 ml，并应用甘露醇和呋塞米，尿量保持在每小时 2 ml/kg。大剂量地塞米松疗法有大脑保护和降温作用。

6）肝素的应用。

7）应用 ATP、脑活素等促进脑功能恢复的药物。应用特异性药物硝苯呋海因。该药作用于横纹肌终板和肌纤维，防止 Ca^{2+} 从肌浆内质网释放，而不影响其吸收，故使肌肉松弛。首次静注 3 mg/kg，5 ~ 10 分钟重复 1 次总量可达 10 mg/kg，或将硝苯呋海因 1 000 mg 溶解在 1 000 ml 甘露醇中静脉滴注，直至肌强直消失、高体温下降为止。另外需加强各种监测，留 ICU 观察治疗。

对恶性高热易感患者需行手术时，应选用神经安定镇痛术，区域阻滞麻醉，但不能应用酰胺局麻药。必须全麻者，应避免去极化肌松剂、氯胺酮和卤族类全麻药。可用地西泮、巴比妥类、芬太尼和本可松、卡肌宁等。麻醉期间必须加强体温、血气和循环功能监测。

五、全身麻醉监测与护理配合

全麻后至苏醒前易发生呼吸系统、循环系统和中枢神经系统的并发症，如发现不及时或处理不当可造成严重后果甚至危及患者生命。所以护士要仔细观察病情，认真收集临床主、客观资料，准确估计有关并发症的发生和危险性。

（一）麻醉中监测

麻醉中的监测设备日益增多并完善，这些监测设备可以更敏捷、更直观地向麻醉医生及手术组人员提供患者各种生理参数变化的情况，也监控麻醉机的安全使用，但并不能代替麻醉医生或医护人员对患者全面情况的分析。护士应熟知这些监测项目及其临床意义，并在输液、输血、导尿、胃肠减压、临时用药、麻醉意外的抢救等方面做好密切配合。

1. 常规监测

麻醉下的常规监测，基本上还是物理诊断的延伸（视、触、叩、听）和生命体征的连续测定。例如，皮肤颜色、毛细血管充盈度、皮疹、水肿、湿润度等；甲床颜色、毛细血管充盈度；黏膜颜色、湿润度、水肿；手术野的组织及血液颜色、出血速度、肌肉松弛度；出血情况、吸引血量、纱布块用量；有意义的活动或反射、胸部呼吸动度；结膜颜色、水肿、瞳孔大小、光反应程度；脉搏的充盈度、速率；肌肉张力；膀胱、胃的膨胀程度，气胸；肺部的呼吸音情况，心音；血压及鼻胃管定位情况等。此外，麻醉中还要经常测试痛触觉，神经肌肉阻断程度和范围，肌肉松弛度，麻醉呼吸机回路、气道通畅度、气体浓度、报警系统。静脉穿刺、动脉测压、取血、导尿、插管等操作都与常规监测工作有关。

2. 患者的安全监测

保证患者安全与舒适是麻醉工作常规监测的内容之一，由于麻醉后自身保护防卫机制中如疼痛、躲避、肢体移动都将随着麻醉诱导而丧失，故对患者易损部位应给予一定的保护并经常查看。

1）位置：位置要根据手术情况调整好，易受损伤部位要加保护垫，注意麻醉患者的肢体及头部移动方向。

2）眼睛：应使患者眼睛闭合，防止角膜擦伤、受压、干燥。

3）感染：要注意及提醒对消毒隔离技术的破坏行为，术前还要检查各类用品消毒的可靠性。

4）避免用药和输血的错误：如养成查对习惯。

5）电器烧伤：如各类电子仪器均应有完好的接地与声光报警、电灼极片放置应平整可靠，各类电器故障应及时修复。

6）其他：防止误伤，危险物品不应放在患者周围，床旁系好安全带等。

3. 麻醉深度监测

在麻醉过程中，对麻醉的分离现象、止痛程度、记忆力丧失、肌肉松弛度、神经内分泌的反应程度、血流动力学稳定性均要做到心中有数，对麻醉的深度要仔细监测。

1）全麻的深浅要依据镇痛、意识、呼吸、循环、骨骼肌张力、眼征、反射来判断，根据表现随时加以调整，既要为手术提供方便，又要保证患者安全，避免用药过量。

2）全麻维持中须注意患者各项生理功能改变，如肌肉松弛程度的变化和对强刺激的反应程度等。

3）全麻过程中，要求麻醉医生能全面、快速、准确及时地观察与判断全麻深度的变化，给予相应处理，以适应手术操作的需要。

4）麻醉药物作用强度，同吸入麻醉药物浓度或肺泡气最低有效浓度（MAC）有关。

5）镇痛完全是全麻的一项基本要求。全麻浅、肌肉松弛不完全，镇痛也不全，患者可出现皱眉、鼓唇、屏气、挣扎或躁动。

4. 呼吸功能监测

手术过程中呼吸功能可发生一系列变化，主要是功能残气（FRC）降低，肺泡通气与肺循环血流比例（VA/Q）下降，引起肺分流，肺泡氧分压与动脉血氧分压差增大，导致低氧血症。近年，呼吸器已在临床广泛应用，术中监测各项呼吸功能指标尤为重要。因此，加强术中呼吸管理，仔细观察各项临床体征，通过监测呼吸功能指标，尽可能减少手术和麻醉对呼吸功能的干扰，显然十分重要。

1）临床观察：麻醉期间对患者呼吸的观察主要看呼吸频率、幅度和呼吸道通畅度，呼吸道不通畅又会引起呼吸频率和幅度的改变。最简单的措施是应用一听诊器置于胸部前后细听呼吸音的变化，要善于识别呼吸异常情况。浅而快的呼吸是呼吸功能不全的表现，常使通气量锐减，引起低氧血症。呼吸道梗阻时往往表现为呼吸困难，吸气时胸廓软组织凹陷，辅助呼吸肌用力，出现鼻翼呼吸，甚至全身发绀。潮气量减低者，可能因麻醉过深使呼吸中枢受抑制，或肌松药的残余影响，或椎管内麻醉平面过高所致。

2）呼吸功能测定：麻醉、手术中除做上述观察外，还应做呼吸功能的测定，如潮气量、每分通气量、吸入气体 O_2 浓度、呼气终末 CO_2 浓度、通气压力等。对危重患者和大手术患者还应做血气分析和血氧饱和度测定。察看血液酸碱值及 O_2 和 CO_2 分压，供麻醉医生判断病情时参考。

呼吸管理是临床麻醉中一项重要基本操作，理想的呼吸管理应做到气道通畅，保证通气良好，换气功能接近正常，血氧饱和度 95% ~ 98%，$PaCO_2$ 在 35 ~ 45 mmHg，血 pH 值正常，不引起呼吸道和肺实质损伤，不降低回心血量、心排出量和血压。

5. 循环功能监测

麻醉期间对患者循环功能的了解，除一般观察外，最简单的办法是用置于心前区的听诊器或食管内听诊器辨别心音异常的改变及根据血压、脉搏、脉压以及每小时尿量的变化衡量循环系统的状态。麻醉过程中患者血压下降、脉搏增速、脉压减小、尿量减少、全身皮色苍白，是休克的表现。主要由于手术出血较多而未及时补充、血容量不足、脱水或严重的全身性感染等原因所造成。若在出现上述症状的患者颈静脉怒张，听诊时肺部出现啰音，触诊时发现肝脏肿大，中心静脉压又急剧升高，则是心力衰竭的表现。麻醉药过量或麻醉加深时都可使循环系统受抑制。由于神经反射引起的血压下降，常伴有心动过缓。

麻醉中应用心电图监测可以观察心脏的电生理活动情况，它对监测心律失常、心脏传导异常、心肌供血优劣及是否有心肌梗死、评价麻醉药对心肌的影响、观察某些心脏药物的疗效和不良反应以及显示电解质钾、钙等的作用很有参考价值。因此，每一麻醉患者，尤其是进行大手术、危重患者及老年患者，均应用心电图，特别是连续的心电示波仪监测。这样可以在临床观察尚未觉察某些变化前，得到及时处理。

麻醉和手术过程中，循环系统功能常会发生不同程度的变化，其严重性取决于患者的术前情况以及麻醉与手术的影响。术前有高血压、心脏病、贫血、血容量不足和水、电解质紊乱等，心血管系统的自身调节和功能低落，若手术创伤较大，病变纠正又不理想，则术中循环功能可能发生急剧下降，以致造成十分严重的后果，术中可能发生严重心律失常、低血压、休克、心肌缺血或梗死、心力衰竭和心搏骤停。因此，术前应对患者的循环功能做出正确估价，进行充分的术前准备，术中需加强各项监测，全面了解麻醉和手术对循环的影响，提高麻醉水平，采取支持和改善循环功能的有效措施，以保持心率和心律、血压、心排血量等平稳，预防和及时处理并发症和意外。

6. 肾功能监测

由于肾功能与患者的血流动力学变化关系十分密切，尿量及其成分的变化，是循环功能不全和血容量不足较敏感的指标，且术中有许多因素能影响肾功能，尤其是重危患者，术后并发肾功能不全也不少见。因此，术中对肾功能进行监测显然有其重要意义。术中肾功能监测主要涉及尿的收集，常用的监测方法是：

1）安置稽留导尿管，记录每小时尿量，并做尿检查，但插导尿管容易并发尿路感染，应掌握其适应证。①血容量不足（如脱水、出血）；②严重创伤；③需要大量输血者；④体外循环手术；⑤主动脉或肾血管手术；⑥肾脏疾病；⑦阻塞性黄疸，胆管系统大手术；⑧败血症时，使用对肾功能有影响的抗生素；⑨老年和重危患者施行大手术或长时间手术；⑩复杂的产科手术（如胎盘早期剥脱等）。尿量 <0.5 ml/（kg·h），提示有少尿症，但需结合临床情况，排除导尿管脱出、扭曲和黏液堵塞等。

2）尿液检查和血液生化测定：术中除监测尿量外，同时做尿常规检查和镜检，急性肾衰竭时尿镜检有红细胞、透明管形等。糖尿病患者需检查尿糖和醋酮。疑有急性肾衰竭时，需测定血清尿素氮、肌酐等，血清肌酐值升高程度可反映肾小球功能损害的程度（血清肌酐的正常值为 $60 \sim 120 \ \mu mol/L$），当肾小球滤过率减退 50%，则血清肌酐为 $100 \sim 200 \ \mu mol/L$。血清尿素氮正常值为 $3 \sim 7 \ \mu mol/L$，升高至 $16 \ \mu mol/L$，提示肾功能严重损害。发生少尿或肾功能不全时，应经常监测血钾，防止高钾血症出现。

术中影响肾功能的因素很多，包括麻醉药、手术创伤、缺氧、大出血、低血压、休克、肝功能不全以及术前有肾脏疾病、肾功能不全等。因此，除术前应充分估计肾功能外，术中须采取综合措施，包括维护循环和呼吸功能，避免深麻醉，及时补充血容量等。当术中出现少尿时（指尿量 $< 20 \ ml/h$ 或 $< 400 \ ml/24 \ h$），首先应针对引起少尿的原因采取措施，其原因大致分为：①肾前性，如血容量不足（大出血、腹膜炎、大量利尿药）、循环功能不全（心力衰竭、心律失常、严重酸中毒、败血症）等。②肾性，输血反应、各种原因引起的溶血、肝肾综合征等。③肾后性，如手术操作意外等。由于少尿可能是急性肾功能衰竭体征之一，除上述病因治疗外，进一步排除急性肾衰竭。若补充血容量，使肾脏获得必要的血液灌注而仍然无尿，或给利尿药如呋塞米、利尿酸钠等又无尿，则考虑有器质性的急性肾小管坏死，此时必须严格控制输液量，而按急性肾衰竭的要求给予处理。

7. 其他监测

如对周身情况的观察，除注意患者意识变化外，还要注意患者对各种刺激的应激反应。休克时患者表情往往淡漠，对周围事物漠不关心，严重休克时患者甚至昏迷。麻醉、手术中患者发生缺氧时亦常昏迷不醒或苏醒延迟。局部麻醉药中毒轻度者起初常出现精神兴奋症状，中毒明显时则多从面部开始出现肌肉抽搐，接着扩展至全身发生惊厥。对体温变化的观察，要注意谨防高热的发生，特别是小儿体温易受周围环境室温的影响，随室温上升或下降。因此，小儿麻醉中体温的连续监测为必不可少的项目。在监测体温时应观察中心的体温而非体表体温，所以，应将热电耦温度计的电极插入直肠或食管内进行观察，或将电极插入耳内测量鼓膜的温度以可靠地反映脑血流的温度，而非置于腋下或体表某处。观察眼球和瞳孔的变化，除有助于对麻醉深度判断外还可了解有无缺氧。眼球固定和瞳孔散大及对光反应迟钝，甚至消失均为脑深度抑制或缺氧的表现。

麻醉期间各项生理指标的观察非常重要。密切而细致地观察患者，常能及早发现一些先兆，及时予以处理，使险情消失在萌芽之中。粗枝大叶地观察或漫不经心地了解"情况"，即使患者已明显地出现变化，有时也不易发觉，以致贻误病情，失去治疗良机，造成不可收拾的后果。

为了避免麻醉意外事件和总结经验，要求于麻醉期间把每隔 $5 \sim 10$ 分钟测定的血压、脉搏、呼吸等各项数据与手术重要步骤及输液、输血和用药与患者反映和表现联系起来，详细记录在麻醉单上，参考患者原有的某些疾病特点，进行综合分析，找出成功的经验。

（二）密切观察和协助处理并发症和意外

全身麻醉的并发症主要见于呼吸系统、循环系统和中枢神经系统。如未及时发现或处理欠妥往往造成严重后果甚至危及患者的生命。故护理人员应熟悉其临床特点与紧急处理措施，以便必要时配合麻醉医生及时进行有效处理。

（三）麻醉后苏醒期间的护理配合

麻醉停止后，药物对机体的影响仍将持续一定时间，在这期间患者的保护性反射都嫌不足，其潜在危险性并不亚于麻醉诱导时，随时可出现循环、呼吸、代谢等方面的异常而发生意外。因此，必须充分重视麻醉后、苏醒前的护理。

1. 专人护理

全麻苏醒前，患者应有专人护理。在接收患者时，立即测血压、脉搏一次，并听取护送人员介绍手术中情况。然后根据不同情况，每 15～30 分钟测脉搏、血压、呼吸各 1 次，直至患者完全清醒、循环和呼吸稳定。有的医院中设有苏醒室，备有各种监测仪器和急救设备，重大手术后或重症患者最好先进入苏醒室监测，以便随时抢救。

2. 保持呼吸畅通

全身麻醉后苏醒前患者容易发生舌后坠、喉痉挛、呼吸道黏液堵塞、呕吐物窒息等，引起呼吸道梗阻。如为气管内麻醉，还有发生喉头水肿可能。为防止呕吐物误吸，患者应去枕平卧，头转向一侧，也可取侧卧位，以防误吸而引起窒息。各种呼吸道梗阻均须紧急处理，方法见前述。喉头水肿需用地塞米松静脉注射，儿童喉头水肿易迅速发展为完全性呼吸道阻塞，应在床边准备好气管切开包和吸痰器。

对于痰液黏稠、量多的患者，应鼓励进行有效咳痰，并使用抗生素、氨茶碱、皮质类固醇以及雾化吸入等，帮助排痰和预防感染。

3. 维持循环功能

麻醉药和手术创伤对循环系统的抑制，并不因为手术结束而消除。因此，麻醉后应继续对循环系统进行监测及治疗。如患者血压过低常因血容量不足引起，应检查输液是否顺利，有无内出血等。如发现心律失常，应以心电图连续监测，及时处理。

4. 保持正常体温

多数大手术后患者体温过低，乃因手术中内脏暴露过久、大量输液输血等因素造成。患者有寒战，增加耗氧量及心搏量，应注意保暖。如无休克，宜给予 50℃ 以下的热水袋，用布包好，以防烫伤。小儿体温调节中枢发育未全，全麻后常有高热抽搐，应给予吸氧、物理降温，抽搐不止时给硫喷妥钠肌内注射。

5. 疼痛的治疗

全麻苏醒后患者会感到疼痛难忍，常出现脉搏增快、血压升高及出汗。在开胸和上腹部手术后，由于切口痛可致呼吸抑制，很容易引起呼吸系统的并发症。手术后应用神经阻滞、硬脊膜外麻醉或注射镇痛药，可以使疼痛得到缓解。近几年来硬脊膜外腔注射吗啡镇痛是手术后疼痛治疗的新发展。操作方法简单，用量小（一般吗啡 2 mg 溶于生理盐水 10 ml 中注射），但效果确切，维持时间较长。

6. 防止意外损伤

麻醉后的体位应安放妥当。患者苏醒过程中常出现躁动、不安和幻觉，应加以保护。长时间未苏醒患者，应定时帮助患者翻身。如见患者眼球活动，睫毛反射恢复，瞳孔稍大，呼吸加快，甚至有呻吟、转动，是即将苏醒的表现。此时最易发生躁动，必要时需加约束，防止患者不自觉地拔除静脉输液管和各种引流导管，以免造成意外。

7. 清醒后的护理

完全清醒乃指患者能认识事物和回答问题。除消化道手术外，在完全清醒后如无呕吐，4~6小时可开始饮少量水，手术次日起开始饮食。

（程思思）

第三节　局部麻醉

局部麻醉简称局麻，是指患者意识清醒，身体某一部位感觉神经传导功能暂时被可逆性阻断，运动神经可能被部分阻断或保持完好。局麻适用于较表浅小手术或术中应用以阻断不良神经反射等，临床常用的局麻方法有局部浸润麻醉、表面麻醉、神经或神经丛阻滞等。椎管内麻醉将在下一节讨论。

一、局部麻醉常用药物

（一）局麻药的分类

1. 按化学结构分类

可分为两大类，即酯类局麻药如普鲁卡因、丁卡因；酰胺类局麻药，如利多卡因、布比卡因、罗哌卡因等。目前，临床常用局麻药多为酰胺类。

2. 按临床作用时效分类

依局麻药在临床麻醉中的作用持续时间不同可分为长效（如布比卡因、罗哌卡因、丁卡因等）、中效（如利多卡因等）及短效局麻药（如普鲁卡因等）。

（二）局麻常用药物

局麻常用药物主要分为两类：①酯类药物，如普鲁卡因、地卡因、可卡因等；②酰胺类药物，如利多卡因等。

1. 普鲁卡因

普鲁卡因作用快、效果好、毒性低。在体内易被血浆、肝和其他组织中普鲁卡因酯酶所分解。麻醉有效时间为30~60分钟，其中0.25%~0.5%溶液常用于局部浸润麻醉；1%~2%溶液常用于神经阻滞麻醉。

2. 地卡因

地卡因麻醉作用强于普鲁卡因 10 倍，但毒性大 12 倍，组织渗透能力强。临床常用 1% 溶液作表面麻醉，0.3% 溶液用于神经阻滞和椎管内麻醉，注射后 10～20 分钟起作用，可维持 1.5～2 小时。

3. 利多卡因

利多卡因是透过能力最快、播散范围较广的药物，作用迅速而充分，维持时间为 1～1.5 小时。其 1%～2% 溶液用于表面麻醉、神经阻滞麻醉和椎管内麻醉；0.5% 溶液用于局部浸润麻醉，可以应用于普鲁卡因过敏患者。

二、局部麻醉方法和不良反应

（一）局部麻醉方法

1. 表面麻醉

利用局麻药的渗透作用，使其透过黏膜阻滞浅表的神经末梢，称为表面麻醉。通常用 1%～2% 丁卡因或 2%～4% 利多卡因溶液喷雾或涂敷在鼻、口腔、咽喉黏膜表面，使局部痛觉消失。眼科表面麻醉常用 0.5% 丁卡因或 1% 利多卡因。

2. 局部浸润麻醉

将局麻药按组织层次由浅入深注射在组织中，使神经末梢传导阻滞，称为局部浸润麻醉，是应用最广泛的局麻方法。常用 0.5%～1% 普鲁卡因，或 0.25%～0.5% 利多卡因做局部浸润。

3. 区域阻滞麻醉

将局麻药注射在病灶的四周及基底部的组织中，使通向病灶的神经末梢和细小的神经干阻滞，称为区域阻滞麻醉。此法常与局部浸润麻醉合用。

4. 神经干（丛）阻滞麻醉

将局麻药注射到神经干（丛）周围，使所支配的区域无痛的麻醉方法，称为神经干（丛）阻滞麻醉。例如，颈丛神经阻滞用于颈部手术，臂丛神经阻滞用于上肢手术，指（趾）神经阻滞用于指（趾）手术等。常选用渗透力较强的局麻药，如利多卡因、丁卡因。若用普鲁卡因时，应取 2% 的溶液。

1）臂丛神经阻滞：臂丛神经丛由颈 5～8 和胸、脊神经前支所组成，有时颈 4 及胸 2 脊神经前支分出的小分支也参与。各前支从相应的颈椎和胸椎横突的椎旁沟分出，颈 5～6 合并为上干；颈 7 为中干；颈 8 和胸 1，相合为下干，其周围由椎前筋膜和斜角肌筋膜包裹形成鞘膜，于前斜角肌和中斜角肌之间下行，经过颈后三角走向第一肋骨。臂丛神经阻滞常采用以下几种方法。

肌间沟穿刺法：是将局麻药注入颈后三角的前斜角肌和中斜角肌间隙，阻滞臂丛神经的各神经干，阻滞范围广，包括肩关节、上臂、前臂和手，有时可高达颈部。患者取仰卧位，患侧肩下垫一薄枕，头转向对侧，肩尽量下垂，让患者作抬头动作以暴露胸锁乳突肌，从该肌后缘向后可摸到一条细长的肌肉。左手固定前斜角肌，右手持针在锁骨上 1.5～2 cm 处靠前斜角肌后缘刺入。穿刺方向为后、内、下方向。当刺入神经血管鞘并接触神经干时，有时有突破感，患者出现触电样异感，并向前臂或手指放射，回抽无血即可注药。常用2%利多卡因和0.3%地卡因混合液20～30 ml。优点：①易于掌握，对肥胖或不易合作的小儿较为适用；②小容量局麻药即可阻滞上臂及肩部；③不引起气胸。

锁骨上穿刺法：体位同肌沟法。穿刺点在锁骨中点上方1～1.5 cm处做一皮丘，经皮丘向内、下、后方刺入，进针1～2 cm可刺中第一肋骨表面，紧贴肋骨寻找臂丛神经，当出现异感后固定针头，回抽无血即可注药。在第一肋骨表面寻找异感时，不应刺入过深，以免造成气胸。操作时偶尔可刺中锁骨下动脉造成出血，如发现穿刺针溢出鲜血时，可将针头退出，局部压迫片刻再行穿刺。优缺点：本法的优点仅仅在于定位简便，对肌间沟触不清的患者适用，因有气胸发生率高的缺点，临床上已较少采用。

腋窝穿刺法：是将局麻药注入腋窝顶部的腋鞘内。患者取仰卧位，头偏向对侧，患侧肩下垫一薄枕，患肢外展外旋90°，前臂呈90°屈曲，先在腋窝处触及腋动脉搏动，在其最高点用左手示指固定腋动脉，右手持针头直接从动脉上方刺入，针尖通过腋鞘时有突破感，但小儿不明显，找到针头搏动最明显处后，接上注射器，抽吸无回血，即可注药，一般应用2%利多卡因、0.3%地卡因混合液25～30 ml。

优点：①臂丛神经分支均包在腋血管神经鞘内，因其位置表浅，动脉搏动明显，故易于阻滞；②不会引起气胸；③不会阻滞膈神经、迷走神经或喉返神经；④无误入硬膜外间隙或蛛网膜下隙的危险。

缺点：①上肢外展困难或腋窝部位有感染、肿瘤或骨折无法移位患者不能应用此法；②局麻药毒性反应发生率较高，多因局麻药量大或误入血管引起，故注药时要反复回抽，确保针不在血管内；③上臂阻滞效果较差，不适用于肩关节手术及肱骨骨折复位等。

2）肋间神经阻滞麻醉：肋间神经在相应的肋骨下缘和肋间血管下方，走行于肋间肌之间，主要分布于胸、腹部肌肉和皮肤。肋骨角离皮肤较近，该处适用于肋间神经阻滞。根据手术的需要来确定阻滞的范围，一般至少阻滞手术野可能涉及的神经及其上下各一肋间神经。如上腹部手术需阻滞第6～10肋间神经，下腹部手术需阻滞第10～12肋间神经，手术范围越过中线需作双侧阻滞。常用1%普鲁卡因，每一穿刺点注药5～7 ml，如果用1%利多卡因，则一次总量应限至400 mg以内。

（二）局麻药的不良反应

临床上局麻药的不良反应分毒性反应和过敏反应两种。毒性反应系局麻药直接接触细胞和组织或因局麻药被吸收入血内所致。前者称局部毒性反应，后者称全身毒性反应。过敏反应系局麻药作为抗原或半抗原注入机体后产生的抗原抗体反应。局麻药引起的过敏反应较少见。

1. 毒性反应
临床应用的药物浓度很少引起局部毒性反应，通常不会引起永久性神经损伤。
1）全身毒性反应常见原因
（1）一次用量超过患者的耐量。

（2）误注入血管内。

（3）作用部位血供丰富未酌情减量或局麻药液内未加肾上腺素。

（4）患者因体质衰弱等原因而耐受力降低。局麻药的全身反应以中枢神经系统和心血管系统最为常见且中枢神经系统对局麻药的作用更敏感。中枢神经系统的中毒可引起一系列的毒性症状，其轻重序列是：舌或唇麻木、头痛头晕、耳鸣、视物模糊、注视困难或眼球震颤、语言不清、肌肉颤搐、语无伦次、意识不清、抽搐或惊厥、血压上升、心率增快、昏迷、呼吸困难至停止或循环衰竭而死亡。

2）毒性反应的预防

（1）严格掌握剂量，尤其是对老年、小儿和病情危重者。

（2）注射时先回抽无血方可注入。

（3）对无心脏病和高血压的患者，局麻药加入0.1%肾上腺素。

（4）单位时间内应用局麻药总量不要过大。

（5）术前应用巴比妥类药物。

（6）密切观察患者，如有反应、立即停药。

3）毒性反应处理

（1）发现后，立即停药。

（2）轻者给予吸氧，无须处理。

（3）肌肉抽动或惊厥时，2.5%硫喷妥钠静脉注射，此药抑制呼吸，须缓慢注射，惊厥停止时停止注药。必要时用肌松剂，琥珀胆碱1~1.5 mg/kg静脉注射，如疗效不持久可重复1~2次，必须控制呼吸，充分供氧，维持足够的通气量。

（4）血压下降，心率减慢时，麻黄碱15~30 mg静脉注射以升高血压，心率每分钟<60次，给阿托品0.3~0.5 mg静脉注射。

（5）呼吸抑制给予辅助呼吸或控制呼吸。

（6）心跳停止时，立即进行心肺复苏。

2. 过敏反应

过敏反应罕见。以酯类发生机会较酰胺类多。临床上常易将毒性反应及血管收缩反应（因局麻药加用肾上腺素过多所致）误认为过敏反应。如一旦有荨麻疹、咽喉水肿、支气管痉挛、低血压等症状，立即按过敏反应或过敏性休克的常规进行抢救处理。

三、局部麻醉的准备

（一）术前准备和术中辅助用药

术前应向患者介绍手术和麻醉的主要过程，并向患者保证手术不痛，消除一切顾虑。详细询问有否手术、麻醉史，局麻药和其他药物过敏史。术前应注意对心、肺功能的评价，检查有无凝血功能障碍，纠正脱水和血容量不足、贫血、电解质紊乱以及酸碱失衡等。同时注意皮肤有无感染或瘢痕组织，穿刺部位体表解剖标志是否清楚。术前应禁食6小时，术前2小时肌内注射地西泮5~10 mg，或苯巴比妥钠0.1 g，可使患者进入手术室前保持安静，减轻局麻药引起中枢神经毒性反应的症状如惊厥等。此外，较大手术时除上述药物外，宜另加吗啡 10 mg 或哌替啶 50 mg 肌内注射。

术中辅助药物的使用要及时，用量不宜过大，以免患者处于昏睡状态反而影响手术进行。若局麻效果安全，而患者情绪紧张不安，宜酌情增加安定用量。若麻醉不够完善，可以重复局麻穿刺，同时补充小量镇痛药；经上述处理后依然无效，可考虑更改麻醉方法。

（二）局部麻醉的用具准备

用具准备包括 2 ml、5 ml 和 10 ml 注射器各一副；6～8 cm 20G 注射针、24～25G 皮内小泡注射针和抽局麻药液注射针各一根；药杯一只，供盛局麻药液用，容量 50～100 ml；镊子、锯刀、血管钳、海绵钳各一把；消毒巾、棉球、纱布等若干。用双层包布包好，经高压蒸汽消毒后备用。临用前必须查看消毒日期，一般不超过一周。

上述的局部麻醉用具包可以根据不同的阻滞部位和方法而增添不同的注射针头和用具。临床上常用的神经阻滞有臂丛神经阻滞术、颈浅神经阻滞术、肋间神经阻滞术等。

（三）局麻的基本操作

1）检查所用的器材是否消毒、齐全，不同的局麻方法准备不同的消毒器材包。

2）患者置于舒适体位，防止穿刺过程中因体位移动而发生意外。

3）根据手术和麻醉方法选择合适的麻醉药，并准备核对局麻药液标签名称和浓度。

4）穿刺时应熟悉体表解剖标志，选择正确的穿刺点。

5）注药前须回抽无血、无气、无液体（如脑脊液），然后将局麻药分次注入，并注意有无不良反应，反复测试局麻效果。

四、局麻护理配合

（一）一般护理

局麻药对机体影响小，一般无须特殊护理。门诊手术者若术中用药多、手术过程长应于术后休息片刻，经观察无异常后方可离院，并告之患者若有不适，即刻求诊。

（二）局麻药不良反应的护理

包括局部和全身性。

局部不良反应多为局麻药和组织直接接触所致。若局麻药浓度高或与神经接触时间过长可造成神经损害。故用药必须遵循最小有效剂量和最低有效浓度的原则。

全身不良反应包括高敏反应、变态反应、中枢神经毒性和心脏毒性反应。应用小剂量局麻药即发生毒性反应者，应疑为高敏反应。一旦发生立即停药，并积极治疗。绝大部分局麻药过敏者是对酯类药过敏；对疑有变态反应者可行结膜、皮内注射或嗜碱细胞脱颗粒试验。血中局麻药浓度骤升可致中枢和心血管毒性。中枢毒性按程度依次表现为：舌或口唇麻木、头痛头晕、耳鸣、视物模糊、眼球震颤 、言语不清、肌肉颤搐、语无伦次、意识不清、惊厥、昏迷、呼吸停止。心血管毒性表现为心肌收缩力降低，传导速度减慢，外周血管扩张。关键在于预防，注射局麻药前须反复进行"回抽试验"，证实无气、无血、无脑脊液后方可注射。局麻后加强观察，一旦发生上述不良反应时应有效供氧、维持呼吸、循环，对症处理，必要时行气管插管控制呼吸。

（三）局部麻醉操作并发症

操作中若将局麻药误注入血管，可致局麻药中毒反应；如直接刺入神经干或肾上腺素浓度过高可致神经损伤，主要表现为术后该神经支配区域出现局灶性感觉异常和（或）运动障碍，症状一般在 1~2 周逐步消退，无须特殊治疗。

（梁姣）

第四节 椎管内麻醉

椎管内麻醉包括蛛网膜下隙麻醉、硬膜外腔麻醉和骶骨麻醉。

一、椎管解剖和生理

（一）椎管解剖

1. 脊柱的生理弯曲

脊椎上下重叠构成脊柱。脊椎前方的椎体和其后方的椎弓所围成的椎孔上下连接即为椎管。椎管上自枕大孔，下止于骶裂孔。正常脊柱有 4 个生理弯曲，即颈曲、胸曲、腰曲和骶曲。仰卧位时，其最高点位于第 3 腰椎和第 3 颈椎，最低点位于第 5 胸椎和骶部。这一生理弯曲对蛛网膜下隙内局麻药液的移动有重要影响，是通过改变患者体位调节阻滞平面的重要解剖基础。

2. 脊椎的结构

正常脊椎由椎体、后方的椎弓及其棘突三部分组成。位于上、下两个棘突之间孔略呈梯形称棘间孔，此孔是椎管内麻醉穿刺必经之路。颈椎和腰椎的棘突基本呈水平排列，而胸椎棘突则呈叠瓦状排列。

3. 韧带

从外至内依次有棘上韧带、棘间韧带和黄韧带。黄韧带是三层韧带中最坚韧的一层，针尖穿过时有阻力，穿过后有落空感。

4. 脊髓

脊髓上端从枕大孔开始，在胚胎期充满整个椎管腔，发育到 6 个月时脊髓终止于第 2 腰椎上缘或第 1 腰椎。在腰椎穿刺时多选择第 2 腰椎以下的间隙，小儿应在第 3 腰椎以下进行腰椎穿刺，以免损伤脊髓。

5. 脊膜与腔隙

脊髓有三层被膜：软膜、蛛网膜和硬脊膜。软膜与蛛网膜之间形成的腔隙称蛛网膜下隙。蛛网膜与硬膜之间形成的潜在腔隙称为硬膜下腔。硬膜与椎管内壁（即黄韧带）之间构成硬膜外腔。

6. 骶管

是硬脊膜外腔的一部分。骶管上自硬脊膜囊即第 2 骶椎水平，终止于骶裂孔，是骶管穿刺部位，其容积 25～30 ml。

（二）椎管内生理

1. 蛛网膜下隙的生理

蛛网膜下隙除脊髓外，还充满着脑脊液。成人脑脊液总量为 120～150 ml，在蛛网膜下隙仅占 25～30 ml。正常成人脑脊液压力侧卧位为 70～170 cmH$_2$O，坐位时为 200～300 cmH$_2$O。脑脊液呈无色透明，pH 值 7.35，比重 1.003～1.009，男性较女性稍高。

2. 硬膜外腔的生理

硬膜外腔总容积约为 100 ml，其中骶部占 25～30 ml。在妊娠晚期和老年人，硬膜外腔均可相对变小。

3. 硬膜外腔的压力

硬膜外腔呈现负压。许多因素可影响硬膜外腔负压，如年轻人前屈位幅度大，呼吸功能良好，使硬膜外腔负压增大；相反老年患者由于韧带硬化，脊柱屈曲受限，呼吸功能差，使硬膜外腔产生负压现象减少且不明显。

4. 脊神经根及体表标志

人体共有 31 对脊神经，包括 8 对颈神经、12 对胸神经、5 对腰神经、5 对骶神经和 1 对尾神经。神经根可分为颈（C）、胸（T）、腰（L）和骶（S）段。脊神经对躯干皮肤的支配区按体表的解剖标志记述为：甲状软骨部位皮肤为颈 2，胸骨上缘是胸 2，双乳头连线是胸 4，剑突下是胸 6，平脐是胸 10，耻骨联合部是胸 12，大腿部为腰 1～3，小腿和足背为腰 4～5，大小腿后部及足底、会阴部由骶 1～5 神经支配。

二、椎管内麻醉方法

（一）蛛网膜下隙阻滞麻醉

将局麻药注入蛛网膜下隙从而使脊神经根、背根神经节及脊髓表面部分产生不同程度的阻滞称为蛛网膜下隙阻滞麻醉，又称脊麻或腰麻。

1. 分类

可根据给药方式、麻醉平面和局麻药药液的比重分类。

1）给药方式：可分为单次法和连续法。

2）麻醉平面：阻滞平面达到或低于胸 10 为低平面，高于胸 10 但低于胸 4 为中平面，达到或高于胸 4 为高平面腰麻。现已不用高平面腰麻。

3）局麻药液的比重：所用药液的比重高于、等于、低于脑脊液比重时，分别称为重比重、等比重、轻比重腰麻。

2. 适应证

1）下腹及盆腔手术：如阑尾切除术、疝修补术、膀胱手术、子宫及附件手术等。

2）肛门及会阴部手术：如痔切除、肛瘘切除术等，如采用鞍区麻醉则更合理。

3）下肢手术：如骨折或脱臼复位术、截肢术等，其止痛效果比硬膜外麻醉更完全，还可避免止血带不适。

3. 禁忌证

1）中枢神经系统疾病：特别是脊髓或脊神经根病变，麻醉后有可能长期麻痹，应列为绝对禁忌。对脊髓的慢性或退行性病变，如脊髓前角灰白质炎，也应列为禁忌。疑有颅内高压的患者也应列为禁忌。

2）全身性严重感染：穿刺部位有炎症或感染者，脊麻穿刺有可能使致病菌带入蛛网膜下隙引起急性脑脊膜炎，故应禁忌。

3）高血压患者只要心脏代偿功能良好，高血压本身并不构成脊麻禁忌，但如并存冠状动脉病变，早应禁用脊麻。如果收缩压在 160 mmHg 以上，舒张压超过 110 mmHg，应慎用或不用脊麻。

4）休克患者应绝对禁用脊麻。休克处于代偿期，其症状并不明显，但在脊麻发生作用后，可突然出现血压骤降，甚至心脏停搏。

5）慢性贫血患者只要血容量无显著减少，仍可考虑施行低位脊麻，但禁用中位以上脊麻。

6）脊柱外伤或有严重腰背痛病史者，应禁用脊麻。脊柱畸形者，只要部位不在腰部，可考虑用脊麻，但用药剂量应慎重。

7）老年人由于常并存心血管疾病，循环储备功能差，不易耐受血压波动，故仅可选用低位脊麻。

8）腹内压明显增高者，如腹腔巨大肿瘤、大量腹水或中期以上妊娠，脊麻的阻滞平面不易调控，一旦腹压骤降，对循环影响剧烈，故应列为禁忌。

9）精神病、严重神经症以及小儿等不合作患者，除非术前已用基础麻醉。一般不采用脊麻。

4. 腰麻穿刺术

穿刺时患者一般取侧卧位，屈髋屈膝，头颈向胸部屈曲，腰背部尽量向后弓曲，使棘突间隙张开便于穿刺。鞍区麻醉常为坐位。成人穿刺点一般选腰 3~4 间隙，也可酌情上移或下移一个间隙。在两侧髂嵴最高点做一连线，此线与脊柱相交处即为腰 4 棘突或腰 3~4 棘突间隙。直入法穿刺时，以 0.5%~1% 普鲁卡因在间隙正中作皮丘，并在皮下组织和棘间韧带逐层浸润。腰椎穿刺针刺过皮丘后，进针方向应与患者背部垂直，并仔细体会进针时的阻力变化。当针穿过黄韧带时，常有明显落空感，再进针刺破硬脊膜和蛛网膜，出现第二次落空感。拔出针芯见有脑脊液自针内滴出，即表示穿刺成功。有些患者脑脊液压力较低，穿刺后无脑脊液流出或流出不畅，可由助手压迫患者的颈静脉，升高脑脊液压力使其流畅。穿刺成功后将装有局麻药的注射器与穿刺针衔接，注药后将穿刺针连同注射器一起拔出。侧入法穿刺时是在棘突中线旁开 1~1.5 cm 处进针，针干向中线倾斜，约于皮肤呈 75°角，避开棘上韧带而刺入蛛网膜下隙。适用于棘上韧带钙化的老年患者、肥胖患者或直入法穿刺有困难者。

表 7-2 蛛网膜下隙阻滞常用药

麻醉剂	常用剂量 （mg）	作用时间 （小时）	比重	配 制 方 法
普鲁卡因	常用剂量 150～180，下腹 150，下肢 100～150，肛门、会阴 75	1～1.5	重	取 150 mg 粉剂，溶于脑脊液或生理盐水 3 ml 内，为 5%溶液
地卡因	5～10 下腹 10 下肢 10 肛门、会阴 5	2～3	重	1%地卡因 1 ml + 10%葡萄糖液 1 ml + 3%麻黄碱 1 ml。称 1：1：1 溶液
地卡因	10～15	2～3	轻	①地卡因 20 mg 溶于生理盐水 20 ml 内 ②1%地卡因 1.2 ml + 肾上腺素 0.2 ml + 注射用水 8.6 ml

5. 麻醉平面调控

临床上常以针刺皮肤试痛或用冷盐水浸过的棉棒试冷温觉测知阻滞平面。阻滞平面的调控是蛛网膜下隙阻滞操作技术最重要的环节，应在极短时间内，将麻醉平面控制在手术所需要的范围内，从而避免平面过高对患者过多的生理扰乱，或平面过低不能满足手术要求致麻醉失败。影响阻滞平面因素较多，如穿刺脊间隙的高低，患者身高、体位，局麻药的种类、浓度、剂量、容量及比重，以及针口方向和注药速度等。如果局麻药的配制方式和剂量已经确定，则穿刺部位、患者体位、针口方向和注药速度成为主要影响因素：

1）穿刺部位：正常脊柱生理弯曲，患者仰卧位时最高点为腰 3，最低点为腰 5 和骶椎，当注药后患者转为仰卧位时，从腰 3～4 注入大部分药液向骶段移动，则麻醉平面偏低，而从腰 2～3 穿刺注药时大部分向胸段流动，则麻醉平面偏高。

2）患者体位：由于重比重药液在蛛网膜下隙向低处移动扩散，因此调控患者的体位对麻醉平面起重要作用，一旦平面确定后，则体位影响较小。故注药后一般应在 5～10 分钟之内调节患者体位，以获适宜阻滞范围。

3）针口方向和注药速度：这两个因素应统一考虑，如针口方向朝头部，注药速度愈快，药液按针口方向愈向上扩散，麻醉范围愈广；如针口方向朝尾，即使注药速度较快，麻醉平面也不易上升，注药速度愈慢，麻醉平面愈窄。一般以每 5 秒钟 1 ml 的注药速度为宜。鞍区麻醉时，注药速度可减慢至 1 ml/30 s，以使药物集中在骶部。

6. 并发症观察及护理

1）血压下降：主要是因脊神经阻滞后，麻醉区域血管扩张所致。多数患者在注药后 15～30 分钟发生。处理方法是快速补充血容量，如无效可静注麻黄碱等升压药。

2）呼吸抑制：麻醉平面过高，可因肋间肌麻痹引起呼吸抑制。

3）恶心呕吐：多因呼吸和循环被抑制引起脑低氧所致。常见原因：①麻醉平面过高；②迷走神经亢进，胃肠蠕动增强；③内脏牵拉反应；④患者对术中辅用的哌替啶的催吐作用敏感。

4）头痛：多发生于麻醉后 1～3 天，7～14 天消失，少数人持续时间较长，其原因至今尚不完全清楚。除患者的精神因素外，一般认为是脑脊液压力降低所引起的。

5）心率减慢：阻滞平面超过胸 4 时，心率减慢较著。处理：静脉注射阿托品 0.5 mg；如伴血压下降，可静脉注射麻黄碱 15～30 mg。

6）尿潴留：肛门、会阴部手术后多见。处理：下腹部热敷；诱导小便，可在尿盆中持续滴水引起患者尿意；针刺足三里、三阴交、中极、关元等穴，注意不要误刺膀胱；必要时导尿。

7）背痛：与其他麻醉方法一样，蛛网膜下隙阻滞后也可发生背痛，其发病率并不比全麻高，主要是由于手术时患者取仰卧位使腰背肌受压，又因术后病床床垫太软，对腰背部缺乏支持的结果。术前患者有腰肌劳损、慢性腰背痛者，术后可复发症状加重。治疗上对症处理即逐渐恢复。

8）神经系统并发症：蛛网膜下隙阻滞并发神经损害，虽然并不多见，发生率很低，由于后果严重，应引起重视和警惕。但有许多并发症是可以预防的，如化脓性脑脊膜炎、粘连性软膜蛛网膜炎（化学性、梅毒等）、直接损伤脊髓以及眼展神经麻痹、听神经障碍等。蛛网膜下隙穿刺误伤马尾神经丛，可出现马尾丛综合征。临床表现为会阴或下肢端有固定的灼痛区，有的有明显的感觉或运动障碍，轻症可伴有尿潴留或排尿困难，重症有大小便失禁，一般经几周或几个月自愈。患者体位安置不当，神经局部长时间受压，如盆腔内手术时取截石位，腓总神经受压可引起下肢运动障碍。临床表现为周围神经损伤，但诱因不同，应作出鉴别。

9）感染：由于消毒或无菌措施不够严密而致，硬膜外脓肿和脊髓炎均可致截瘫，脑膜炎也极其凶险。防治要求严格执行无菌操作，万一发生则须及早给予大量抗生素治疗；硬膜外脓肿的诊断确凿后，即须切开排脓减压。

10）局部损伤：穿刺时损伤了软组织，事后局部压痛常需历 3～4 天才消失；损伤了骨膜或骨质，则不仅痛点明显，而且脊柱扭转时腰痛更烈，历 2～4 周才可逐渐好转。

（二）硬膜外腔阻滞麻醉

将局麻药注入硬脊膜外腔，使脊神经根产生暂时的阻滞称为硬膜外腔阻滞麻醉，简称硬膜外麻醉。硬膜外麻醉分为单次法和连续法两种，临床上一般都用连续法。

1. 应用解剖

椎管内的硬膜是硬脑膜的延续，称为硬脊膜。硬脊膜在枕骨大孔边缘与枕骨骨膜密着。从枕骨大孔以下分为内、外 2 层。外层与椎管内壁的骨膜和黄韧带融合在一起；内层则包绕脊髓，抵止于第 2 骶椎。此 2 层硬脊膜之间的潜在间隙，即为硬膜外腔。该腔在枕骨大孔处闭合，与颅内无直接相通。内有疏松结缔组织和脂肪组织，及丰富的静脉丛。在穿刺及置入导管时，操作要轻揉，避免损伤静脉丛发生出血，对于有出血倾向的患者更应注意。硬膜外腔前方较窄，并与椎管前壁相附着；后方较宽，一般在胸段为 2～4 mm，在腰段第 2 腰椎处附近可达 4～6 mm。硬膜外腔总容积为 100 ml，其中骶部占 25～30 ml。包绕脊髓的硬膜也包绕脊神经根经相应的椎间孔穿出椎管，一般终止于椎间孔内，偶有沿神经根出脊间孔数厘米者。椎间孔内神经鞘膜远比椎管内神经鞘膜为薄，能被一定的局麻药浸透，而使神经根麻醉硬膜外腔阻滞麻醉和蛛网膜下隙阻滞麻醉的不同点在于，前者用药后药物不会被脑脊液所稀释，因此所用局麻药浓度较蛛网膜下隙麻醉为低。但因局麻药不是直接作用于裸露的神经根，故所用剂量较大，其阻滞范围主要取决于药液容量的大小，硬膜外麻醉为节段麻醉，与腰麻比较其阻滞范围小，因此对循环的干扰也较轻。硬膜外腔穿刺时常呈现负压，一般认为其形成原因是患者采取极度前屈的体位，致使硬膜外腔增大所致。也可能是穿刺针进入硬膜外腔后，针尖将硬脊膜推向前方，使间隙增大而产生负压。硬膜外腔穿刺时，胸段负压发生率高，腰段发生率低，也不明显；而在骶部穿刺时则很少出现负压现象。

2. 适应证与禁忌证

硬膜外麻醉主要适用于腹部手术。颈部、上肢及胸部手术也可应用，但在管理上稍复杂。此外，凡适于蛛网膜下隙麻醉的下腹及下肢等手术，均可采用硬膜外麻醉。

硬膜外阻滞麻醉的禁忌证：

1）循环功能不全：休克、血容量不足、心力衰竭、水电解质失衡等未纠正前不用。

2）呼吸功能不全：高平面脊神经阻滞不够安全。

3）高龄、体弱、病危等患者，包括重症机械性肠梗阻、脓毒血症、重症高血压等，使用应格外慎重，例如做连续阻滞时，每次仅注入药液 2~3 ml，然后仔细观察机体的效应和反应，切忌用药逾量。

4）中枢神经功能状态和病变：脊髓反射或传导功能失常者不用；精神病或精神过分紧张者，须于基础麻醉或浅全麻下进行阻滞。

5）脊椎畸形、黄韧带硬化（骨化）、穿刺时体位安置有困难以及穿刺邻近局部感染未愈等不用。

3. 常用局麻药和注药方法

1）常用药物

（1）利多卡因（1.0%~2.0%）：起效时间需 5~8 分钟，维持时间 1~1.5 小时。

（2）丁卡因（0.2%~0.33%）：起效时间 10~20 分钟，维持时间 1.5~2 小时。

（3）布比卡因（0.5%~0.75%）：起效时间 7~10 分钟，维持时间 3.5~5 小时。

（4）罗哌卡因（0.5%~0.75%）：起效时间 10~20 分钟，维持时间 4~6 小时。局麻药用于硬膜外阻滞时，其维持时间较用于神经阻滞为短。

2）注药方法

（1）用起效时间短的利多卡因，先注入 3~4 ml 的试探剂量，观察 5~10 分钟。

（2）如无腰麻现象，可根据试探剂量所出现的麻醉平面和血压变化决定追加剂量。

（3）试探剂量之和称为首次总量或初量。如麻醉作用完全即可开始手术，在初量作用将消失时，再注入第二次量，其剂量为初量的 1/3~1/2。

4. 硬膜外穿刺术

硬膜外穿刺可在颈、胸、腰、骶各段间隙进行。由于硬膜外腔内无脑脊液，药液注入后依赖本身的容积向两端扩散，故一般选择手术区域中央的相应间隙穿刺。硬膜外穿刺有直入法和侧入法两种。穿刺体位、进针部位和针所经过的层次与腰麻基本相同。但硬膜外穿刺时，当针尖穿过黄韧带即达硬膜外腔。硬膜外穿刺成功的关键是不能刺破硬脊膜，故特别强调针尖刺破黄韧带时的感觉，并可采用下列方法来判断硬膜外针尖是否到达硬膜外腔。

1）阻力消失法：在穿刺过程中，开始阻力较小，当抵达黄韧带时阻力增大，并有韧性感。这时将针芯取下，接上内有生理盐水和小气泡的注射器。推动注射器芯有回弹阻力感，气泡被压小，说明仍未到达硬膜外腔。继续缓慢进针，一旦刺破黄韧带时有落空感，注液无阻力，小气泡不再缩小，回抽无脑脊液流出，表示针尖已达硬膜外腔。

2）毛细管负压法：穿刺针抵达黄韧带后先用盛有生理盐水和小气泡的注射器试验阻力，然后取下注射器，并在针蒂上连接有液体的毛细管，继续缓慢进针，当针进入硬膜外腔时，除有落空感外，管内液体可被吸入，此即硬膜外腔特有的负压现象。

确定针尖已在硬膜外腔后，可通过针管插入聚乙烯塑料导管，超过针尖 3~5 cm，退出穿刺针，留置塑料导管，术中可按需要随时经导管给药。

5. 麻醉平面的调节

主要决定因素：

1）局麻药的容积：注入的量愈多，扩散愈广，麻醉范围愈宽。

2）穿刺间隙：如间隙选择不当有可能上或下，平面不符合手术要求而导致麻醉失败。

3）导管方向：导管向头侧插时，药液易向胸、颈段侧扩散，向尾侧插，则多向腰骶段扩散。

4）注药方式：相同剂量下，如一次集中注入则麻醉范围较广，分次注入则范围缩小。

另外药物浓度、注射速度和患者体位等均可产生一定的影响。

6. 失败原因分析

硬膜外阻滞操作方法比蛛网膜下隙阻滞难度大，且局麻药注入硬膜外腔后作用开始缓慢，麻醉失败率较高。分析失败原因，从中吸取经验和教训，采取有效措施，可以不断提高麻醉效果。

1）患者选择不当：如患者术前严重脱水、大出血、心肺功能减退等，又未经充分准备，选择硬膜外阻滞，即便局麻药用量小，也可出现严重低血压、呼吸通气不足等，以致不得不改换麻醉方法。

2）穿刺失败：除少数因患者有脊椎畸形、骨质增生、韧带钙化等外，大多由于技术不够熟练所致。

3）导管插管问题：如导管插入过长偏于一侧或导管进入椎间孔；或导管进入硬膜外腔发生扭曲及方向改变；或导管过软、硬膜外腔阻力过大，导管不能进入硬膜外腔；导管插入太短或固定不牢；导管腔被血凝块堵塞或导管折曲等。

4）阻滞的范围和程度不符合手术要求。

5）用药不合理：如局麻药的种类、浓度、容量选择不够恰当，以致阻滞平面、范围、程度和时效不能满足手术要求。术前用药过量或不足都影响穿刺操作和麻醉效果等。

7. 操作和管理中注意事项

1）掌握好适应证和禁忌证。

2）根据手术要求，包括切口、内脏牵拉的神经支配范围，选择好穿刺点。

3）确定穿刺点后，注意穿刺点的定位，按各单位常规选择直入或侧入法，针尖方向应指向脊柱后正中线。当针尖进入黄韧带后，每次进针应控制于 1~2 mm，切忌进针过深。能否识别黄韧带和感觉过黄韧带的落空感是掌握硬膜外阻滞的关键。

4）辨别是否是硬膜外腔方法很多，常用的是阻力骤减，即针尖穿过黄韧带进入间隙时，感觉阻力突然消失，而推注射器芯时，阻力也顿时消失。

5）检查导管的质量，测试导管畅通无阻，导管完整无损。测量从皮肤穿刺点至硬膜外腔的距离，导管插入硬膜外腔的深度不宜超过 3 cm。插管遇有阻力时，不可硬插，穿刺针未拔出前，导管切勿逆向后退。拔出穿刺针时，防止导管也随之带出。操作毕翻身安置体位时，须确切、可靠地固定导管。

6）测量血压、脉搏后，上胸和颈硬膜外阻滞的患者须先做静脉穿刺输液。接着，于导管内注射局麻药数毫升，注射后 5 分钟内，用针尖刺下肢皮肤，注意有无感觉和运动改变或消失，若确证无蛛网膜下隙阻滞后，才可第二次注射局麻药。

7）麻醉平面和范围的调节与以下因素有关

（1）患者情况和个体差异，对下列情况应提高警惕，例如老年患者、血容量不足、贫血、高热、脱水、肠梗阻、妊娠、肥胖等，对局麻药耐量小，局麻药扩散范围广。

（2）局部药浓度、容量、剂量和注射速度。

（3）穿刺点和导管位置，枕骨大孔至颈 2 硬膜外间隙狭小，局麻药液不易扩散，往往向胸椎硬膜外间隙扩散。

（4）体位改变的影响不知蛛网膜下隙阻滞那样明显，调节体位对麻醉范围有所影响，但不是主要的，甚至毫无临床意义。

参照上述各项因素，结合患者情况和手术要求，进行综合性调节麻醉平面和范围。

8）合理使用辅助药，使患者术中保持安静，消除内脏牵拉反应，必要时采用局麻或神经浸润，注意呼吸管理，准备好全身麻醉机、面罩给氧和气管插管等设施。

9）手术时间较长，根据局麻药的维持时间，于作用消失前 15~20 分钟追加首次量（包括试验剂量在内的切皮前的总量）的 40%~60%。各种局麻药多次反复使用容易产生抗药性，特别是利多卡因。

10）术毕，根据要求继续留置或拔出导管，检查导管是否完好。

8. 并发症观察及护理

1）全脊髓麻醉：行硬膜外阻滞时，如穿刺针或硬膜外导管误入蛛网膜下隙而未能及时发现，超过脊麻数倍量的局麻药注入蛛网膜下隙，可产生异常广泛的阻滞，为全脊麻，发生率平均为0.24%（0.12%~0.57%）。临床表现为患者首先感到胸闷不适，继而出现心慌、烦躁、恶心、血压下降、面色苍白、进行性呼吸麻痹，以至昏迷、心跳停止而死亡，是硬脊膜外麻醉最危险的合并症。处理应争分夺秒，立即进行人工呼吸，争取气管插管；吸氧；静脉点滴升压药；心跳停止者给予心肺脑复苏。

预防全脊髓麻醉的措施包括：

（1）预防穿破硬膜，措施见前述。

（2）强调注入全量局麻药前先注入试验剂量，观察 5～10 分钟有无全脊髓麻醉表现；改变体位后若需再次注药，还应再次注入试验剂量，首次实验剂量不应大于 5 ml；麻醉中如患者发生躁动，易使导管移位而刺入蛛网膜下隙，有报道硬膜外阻滞开始时为正常的节段性阻滞，以后再次注药时出现了全脊髓麻醉，经导管能抽出脑脊液，证明在麻醉维持期间导管还会穿破硬膜。

2）血压下降：多发生在胸段硬膜外麻醉。可能是由于内脏大、小神经麻痹，腹内血管扩张，血液存积于周围血管所致。多在注药后 15 分钟左右出现。遇血压下降时，应加快输液或静脉注入麻黄碱 15～30 mg，常可获纠正。

3）呼吸抑制：在颈段和上胸段硬膜外麻醉时，因部分呼吸肌麻痹，常有不同程度的呼吸抑制，操作者应经常注意观察患者有无缺氧征象，必要时及时给氧，并做好辅助呼吸的器械准备。

4）局麻药毒性反应：硬膜外腔中血管丰富，药物吸收迅速，尤以颈部、胸部及骶部阻滞时较易发生毒性反应。其症状及处理详见局麻药毒性反应。

5）神经损伤：脊神经损伤有 2 种类型。一种是穿刺针直接刺伤脊髓或脊神经根，造成身体某一区域永久性的运动和感觉障碍，应当绝对避免。另一种是间接压迫脊神经根或脊髓（硬膜外腔出血或脓肿），表现为某一部位有运动障碍或感觉过敏现象。这些症状可于麻醉后数日内得到改善，但完全恢复需数周或数月。症状严重者应及时进行椎板切开探查，以免造成永久性瘫痪。

6）空气栓塞：行硬膜外穿刺，利用注气试验判断穿刺针是否进入硬膜外间隙，是常用的鉴别手段，也为空气进入循环提供了途径。硬膜外穿刺针粗，针口斜面大，易损伤硬膜外血管，而妊娠或腹部巨大肿瘤患者，硬膜外血管增粗，更增加损伤血管的机会。硬膜外穿刺注气量如仅 2 ml 左右，则不致引起明显症状，若注气速度达 2 ml/（kg·min）或进气量超过 10 ml，则有致死可能。

7）硬膜外血肿：硬膜外间隙有丰富的静脉丛，穿刺出血率为 2%～6%，但形成血肿出现并发症者，其发生率仅 0.0013%～0.006%。形成血肿的直接原因是穿刺尤其是置入导管的损伤，促使出血的因素如患者凝血功能障碍及抗凝血治疗。硬膜外血肿虽然罕见，但在硬膜外麻醉并发截瘫的原因中占首位。

临床表现：开始时背痛，短时间后出现肌无力及括约肌障碍，发展至完全截瘫。诊断主要依靠脊髓受压迫所表现的临床症状及体征，脑脊液检查除蛋白含量略高外，无更重要的发现，奎肯试验可提示椎管阻塞。椎管造影、CT 或 MRI 对于诊断及明确阻塞部位很有帮助。

预防血肿的措施是：对有凝血障碍及正在使用抗凝治疗的患者，应避免应用硬膜外麻醉；对一般患者硬膜外穿刺及置管应细致轻柔，遇有出血可应用生理盐水多次轻柔冲洗，每次用量 5 ml，待回流液血色变淡后，改用其他麻醉方法。

8）感染：硬膜外间隙及蛛网膜下隙感染是最严重的并发症。

（1）硬膜外间隙感染：病原菌以葡萄球菌为最多见。细胞侵入途径有：①污染的麻醉用具或局麻药；②穿刺针经过感染组织；③身体其他部位的急性或亚急性感染灶细菌经血行播散感染硬膜外间隙。

（2）蛛网膜下隙感染：多在硬膜外阻滞后 4 小时左右出现脑脊膜炎症状，即寒战、头痛、发热及颈项强直；脑脊液混浊，白细胞增多，涂片常难发现细菌。但经青、链霉素治疗后迅速恢复。

（三）骶管阻滞麻醉

骶管阻滞是经骶裂孔将局麻药注入骶段硬膜外腔即骶管腔以阻滞骶脊神经，是硬膜外腔阻滞麻醉的一种方法。它适用于直肠、肛门及会阴部手术，也可用于小儿腹部手术。

1. 穿刺体位

患者取侧卧位或俯卧位。侧卧位时髋膝关节尽量屈向腹部，俯卧位时髋关节下垫一厚枕，充分暴露骶部，两腿略自然分开使臀肌放松。

2. 穿刺点定位

用手指先摸到尾骨尖，再沿尾骨中线向上（约 4 cm）摸，可摸到一呈 "V" 形或 "U" 形的弹性凹陷，即为骶裂孔。在孔的两侧可触到蚕豆大的骨质结节即为骶角。在此点向两侧髂后上棘分别连线及两峰连线成等边三角形，即为骶管三角区。髂后上棘连线处在第 2 骶椎水平，即硬脊膜囊的终止部位，骶管穿刺不得越过此连线水平，否则有误入蛛网膜下隙发生全脊麻的危险。

3. 穿刺术

皮肤消毒，铺无菌巾后，在骶裂孔中心皮肤做一小皮丘。用 22G 穿刺针垂直刺进皮肤，穿破骶尾韧带时有阻力消失感觉。此时将针体向尾侧倾斜与皮肤成 30°~45°角，顺势进针 2 cm 即进入骶管腔。衔接注射器回抽无脑脊液无血液，注射生理盐水或空气无阻力，也无皮肤隆起，证实针尖确在骶管腔内，即可注入试验剂量局麻药液 3~5 ml，观察 5 分钟后如无脊麻现象，即可将全量局麻药分次注入。另外，也可用 7 号短针做简易骶管穿刺法，穿破骶尾韧带后即可注药。

4. 常用局麻药及剂量

常用 1.33%~1.6% 利多卡因或 0.5% 布比卡因溶液，需加入 1∶20 万肾上腺素，用药剂量依需要阻滞平面的高低而不同，如阻滞平面需在胸 12 以下，成人为 20 ml；达胸 11 平面需 30 ml。

5. 并发症

骶管有丰富的静脉丛，除容易穿刺损伤出血外，对麻药的吸收也快，故较易引起轻重不等的局麻药毒性反应。此外，当抽吸有较多回血时，应放弃骶管阻滞，改用腰部硬膜外阻滞。

近年对国人骶管进行解剖学研究发现自骶 2~4 均可裂开，故骶管阻滞可以在骶 2 以下穿刺，自中线垂直进针，与腰部硬膜外阻滞法相同。此种穿刺方法失败率少，并发症发生率也降低。

（四）蛛网膜下隙与硬膜外腔联合阻滞麻醉

蛛网膜下隙与硬膜外腔联合（CSE）阻滞麻醉，简称为脊麻—硬膜外联合麻醉或CSE 阻滞。近年来已广泛应用于下腹部及下肢手术，并取得了满意效果。CSE 阻滞，显示出脊麻起效迅速、镇痛及运动神经阻滞完善的优点，同时也发挥硬膜外麻醉可经导管连续间断给药以满足长时间手术的需要并弥补了两者的各自不足。CSE 阻滞有 2 种穿刺方法：

1. 两点穿刺法

先于胸 12～腰 1 或腰 1～2 硬膜外穿刺，置入硬膜外导管；然后再于腰 3～4 或腰 4～5 棘突间隙行蛛网膜下隙穿刺，注局麻药行脊麻。

2. 一点穿刺法

一般选腰 2～3 或腰 3～4 脊间隙，用特制的联合穿刺针穿刺，当硬膜外穿刺成功后，用 25G 脊麻穿刺针经硬膜外穿刺针管腔行蛛网膜下隙穿刺，当有脑脊液缓慢流出后，注入所需局麻药于蛛网膜下隙。然后拔出蛛网膜下隙细穿刺针，再经硬膜外穿刺针向头侧置入硬膜外导管 3～4 cm 后，将硬膜外穿刺针拔出，固定好导管。将患者转为仰卧位，调节麻醉平面。25G 脊麻穿刺针很细，注药时间需 45～60 秒钟，与两点穿刺法相比对患者损伤小，尤其几乎无脑脊液外漏，术后头痛并发症发生率明显减少。已为临床广泛应用。

（梁姣）

第五节　低温在麻醉中的应用

降低全麻患者的体温，以提高机体对缺氧和阻断血流的耐受能力，这就是低温麻醉。

一、适应证

（一）心脏外科

心内直视手术阻断循环时间在 6 分钟以内能完成者，如肺动脉瓣切开术等，一般都可在低温麻醉（30℃）下进行。稍复杂的手术如房间隔缺损、瓣膜置换术及冠状动脉旁路手术等常合用体外循环降温及复温，控制体温在 35～23℃。

（二）血管外科

如主动脉瘤或主动脉缩窄部分切除术，弓部或升主动脉手术也有用体外循环及深低温麻醉。

（三）颅脑外科

巨大颅内动脉瘤、颈内动脉海绵窦及脑血管瘤等。在控制性降压不能完成手术者，可考虑用低温麻醉。

（四）中毒性疾病或高代谢情况时应用

低温可以在甲状腺危象、病毒性脑炎以及恶性高热等高代谢情况时应用，可降低代谢、减少氧耗。同时也可在频繁发作痉挛的了痫时应用，以降低颅内压、降低代谢及保护肝、肾功能。

（五）肝和肾的手术

肝和肾是耐受缺氧较差的器官，在常温下一般阻断肝血流时间不得超过 20 分钟，阻断肾血流时间不得超过 40 分钟，特别在肝、肾有严重疾病功能异常时，耐受缺血缺氧的能力更差。要延长阻断时间，则需采用低温。全身低温操作复杂、并发症多，为满足手术需要可采用肝和肾局部降温。不同温度下重要脏器耐受循环阻断的时限见表 7-3。

表 7-3　不同温度下重要脏器耐受循环阻断的时限（分钟）

	37℃	28~32℃	25℃
大脑	3	8	14~15
脊髓		30~45	
肾	30~40	60	
肝	20	60	

二、麻醉处理

降温时若不能控制全身的防御反应，则引起寒战、代谢升高，体温难以下降，故降温必须在全身麻醉下进行。

麻醉前用药给哌替啶、异丙嗪及阿托品，静脉快速诱导气管内插管，静吸复合麻醉维持，亦可给小剂量氯丙嗪（0.25~0.5 mg/kg），或辅助使用肌肉松弛药，防止寒战及血管痉挛，使末梢血管扩张，加速体表降温。体温下降后，静脉麻醉药的降解过程比常温时缓慢，体温降至 32℃以下，明显减少麻醉药用量。

三、降温方法

（一）冰水浴、冰袋体表降温法

浅低温可采用体表降温法。采用冰水浸浴法时，将麻醉后的患者浸浴于 10℃左右的冷水内，头部可置于冰帽内。然后加入冰块使温度逐渐降至 4℃左右。在这期间应密切监测患者的体温，使体温达到预计温度。该方法降温迅速，身体各部降温较一致。冰袋降温法是将冰袋置于患者颈部、腋窝、腹股沟等大血管处，使体温逐渐降低。该法降温较慢，适合小儿的降温，成人常用于高热时的物理降温。

（二）变温毯的应用

变温毯，利用20%～30%的乙醇溶液，经电降温或加热后，循环于褥垫的微细管道内，达到降温或升温的目的。变温范围，介于−10～50℃。这种变温毯，操作方便，变温良好。既可辅助冰袋降温，又可单独应用，尤其对降温事先不能肯定时，可以预先辅在手术台上，根据手术需要，随时降温及复温。降温及复温的应用原则，与冰袋法相同。

（三）体腔降温

胸、腹腔手术时，可用0～4℃无菌生理盐水灌洗胸、腹腔，通过体腔内的大血管进行冷热交换。当水温升至10℃时给予更换，直至达到预计温度，一般需1～2小时。该方法需要大量的无菌生理盐水，操作时需暂停手术。胸腔降温时冰水与心脏接触，可致心律失常，应严密监测。主要作为在体腔手术时采用低温的一种辅助手段和补救方法，一般不单独应用。

（四）体外循环血液降温法

在体外循环手术中，采用人工心肺机及热交换器（变温器）进行血流降温。该法系将血流引向体外，经热交换器冷却后，用泵将血回输体内的降温方法。该方法降温、复温快，可控性好，数分钟内可降至30℃，10～20分钟即可降至20℃以下。停止降温后可续降2～4℃。对血流丰富的重要脏器如心、脑、肝、肾的温度下降快，起保护作用，但皮下组织，肌肉温度下降缓慢。由于温度下降不均匀，温差较大，可致代谢性酸中毒。注意降温和复温时，变温器水和血流温差不宜超过10℃，以免溶解于血液中的气体释出，形成气栓。最高水温不宜超过42℃，以免红细胞破坏。

（五）体外循环与体表降温相结合的方法

先将患者行体表降温至32℃左右，再改用体外循环血液降温。在麻醉诱导后，通过使用冰袋和降温垫进行降温，此时手术可同时进行，开胸后即可连接体外循环机进行降温。这种方法主要用于深低温停循环的手术，近年来，由过去的体表深低温加体外循环的方法，发展至现在的以体外循环血液降温为主，体表降温为辅的方法。但应注意，无论是体表深降温停循环或体外循环深降温停循环，死亡率和脑功能障碍的发生率均较高。因此，都应严格地掌握其适应证和停循环的时限，只有在不能采取常规体外循环法施行手术时才可选用深低温停循环法。

（六）静脉输入冷液体（4～6℃）降温

一般在特殊情况下应用，如术中高热或严重创伤的手术。术中输血输液亦可降低体温、降低机体代谢而起到保护作用，但因受到输液量的限制，降温程度受限。本法亦可作为体表降温的辅助措施，但应注意冷液体输注过快可引起心律失常，应注意监测。

四、复温

用体表法降温时，中断降温后经 2 ~ 3 小时。体温开始回升，体温上升速度和所需时间与室温、停温时间等有关。体外循环时，心内操作即将完毕，应即复温。复温过程中，可适当提高室温，也可用电热毯等。缝合胸腔或腹壁前，体温应回升到 31℃ 以上，以预防严重心律失常出现。术毕体温继续上升，至 32℃ 以上才送回病房。复温过程中，应继续监测体温、血压和心电图。维持循环平稳，充分供氧，防止二氧化碳潴留，避免寒战反应。

五、低温麻醉的监护与护理配合

有关全麻作法、呼吸管理及寒战制止，已见前述。如低温单纯用作治疗，尤其患者已陷入昏迷，不必作全麻；但对清醒患者，可先作人工冬眠，再作低温。

（一）监测

除血压、心率、心电图、中心静脉压、血气分析及尿量等的常用监测手段之外，体温的监测甚为重要。在降温过程中，身体各部位温度下降是不均匀的，应同时监测几个部位的温度。常用监测部位是代表中心温度的鼻咽、食管及直肠。鼻咽温度可反映脑的温度，临床上常用，但鼻咽温度受周围气流的影响，必须注意。食管下段温度与心脏和大血管温度接近，直肠温度在降温过程中下降最慢，应与食管温度相比较。

至于血压的测定，降温至 30℃ 以下，用间接法测压，可能有困难；必要时，可作动脉穿刺直接测量。此外，要重视对失血量的监测，低温患者对失血反应迟钝，往往在术终复温时才开始出现休克，应随时测知，及时补充。

（二）输液

低温可以引起血液浓缩、血量减少，输入液体时，尤其是对大手术患者，可适量输入低分子右旋糖酐（最多可输至 10 ~ 20 ml/kg）、乳酸林格液（最多可输用 10 ml/kg）。待复温进行，周围血管扩张，血容量又可出现相对不足，可适量输血或补充液体。

（三）低温期间的注意事项

1）施行低温时，要避免御寒反应。发生御寒反应时患者寒战，血压升高，心率增快，立毛肌收缩，皮肤血管收缩，皮肤呈灰白和棘皮现象，代谢增高，耗氧量增加，还增加体表和中心体温的温差，影响降温的效果。

2）冰水浸浴时，末梢部位如耳部、趾、指要露出水面，防止冻伤，心前区避免直接用冰覆盖。

3）体表复温时，复温用具内水温不宜超过 45℃，以免烫伤。复温后可出现反应性高热，可使用小剂量氯丙嗪和体表大血管处置冰袋以控制体温。复温过程中因血管扩张，可致低血压和心律失常，要适当补充血容量。

4）应避免降温时身体各部位之间温差过大，而导致部分脏器缺氧和代谢性酸中毒，因此降温期间应防止血管收缩和降温过快。

5）体表、体腔降温最应注意的是防止室颤和脑损害。对需要深低温或阻断循环时间较长的心脏手术，不宜采用体表、体腔降温，应选择体外循环血液降温，并严格掌握低温条件下阻断循环的时间。

六、低温的并发症

（一）御寒反应

如果麻醉深度不够或未采取适当措施，低温过程中可发生严重的御寒反应，患者的耗氧量会大幅度增加，甚至产生其他意外。防止御寒反应发生的主要措施有：适当加深麻醉、适当使用吩噻嗪类药和肌松弛药。

（二）心律失常

全身降温期间，有并发各种类型的心律失常，严重的有室性心动过速，频发室性早搏，体温低于28℃时更易发生心室颤动，这是低温最严重的并发症。引起心室颤动的因素目前尚不完全明确，但低温本身是心室颤动的重要因素。在成人发生心室颤动的临界温度在26~28℃，在儿童则体温可降至更低而不发生心室颤动。低温时交感神经与迷走神经之间的不平衡、交感神经相对兴奋可能是因素之一；低温时酸中毒、碱中毒等酸碱平衡紊乱以及低钾血症、高钙血症等电解质紊乱，也是诱发心室颤动的原因。因此，低温期间特别是非体外循环时的低温应加强体温、心电图、血气及电解质、酸碱平衡的监测，避免中心体温低于28℃；充分供氧，避免过度通气和二氧化碳蓄积，维持内环境的稳定；及时纠正各种严重的室性心律失常，一旦心室颤动发生应立即按心肺复苏处理。

（三）酸中毒

低温时组织灌注不足，氧供减少，可有代谢性酸中毒，应注意纠正。随着体温下降，呼吸慢而弱，可致呼吸性酸中毒。应加强管理。

（四）冻伤

体表降温时耳郭及指趾接触冰屑，或冰袋与皮肤直接相触，可造成冻伤。体表复温时，水温过高，如使用45℃以上温水，可造成烫伤。

（五）胃肠出血

长期低温或深低温患者，术后1周可发生胃的应激性溃疡而出血。或因低温期间血流滞缓，形成小肠动脉栓塞致内脏出血，若降温期间采用血液稀释的病例，这种情况少见。

（梁姣）

第六节　控制性降压在麻醉中的应用

　　有限度地降低手术患者血压，使术野清晰、出血减少，这就是降压麻醉，亦称控制性低压麻醉。

　　控制性降压用于临床已有 50 余年历史。1917 年 Cushing 首次阐明了麻醉期间控制性降压的优点。1946 年，Gardner 首先对嗅沟脑膜血管瘤手术的患者采用足背动脉放血降低血压，术毕用动脉输血回升血压，虽可减少手术出血，但易产生类似失血性休克，组织缺血缺氧，甚至可导致死亡，临床早已弃用。1948 年 Griffiths 等试用高平面脊麻降压，控制出血效果颇佳。因降压幅度不易调控，并易引起呼吸肌麻痹、胃肠运动功能紊乱等不良反应，可控性差，难以掌握。20 世纪 50 年代初多种短效神经节阻滞药如六烃季铵、樟磺咪芬等相继问世，由于降压效果确切，曾一度颇为临床推崇，但由于同时阻滞副交感神经可产生多种并发症，甚至引起死亡，目前已很少采用。1962 年以后利用直接松弛血管平滑肌的血管扩张药如硝普钠等施行降压，揭开了控制性降压的新纪元。由于其降压效果确切，可控性强，操作简单，目前仍是临床上常用的控制性降压的方法。70 年代以来，三磷酸腺苷、腺苷、硝酸甘油、拉贝洛尔、钙通道阻滞剂、前列腺素 E_1 以及降钙素基因相关肽等相继用于控制性降压，并采用不同的方式与药物配合复合降压，扬长避短，使控制性降压更具有安全性及可调性。

一、适应证和禁忌证

（一）适应证

　　1）需广泛切除或估计出血较多的肿瘤手术，如五官、头面、颈项、乳腺、直肠、子宫、膀胱等肿瘤切除。

　　2）颅脑手术，尤其脑动脉瘤、动静脉血管畸形切除或结扎、脊髓肿瘤切除等。

　　3）大血管及心脏先天畸形等手术。

　　4）脊柱侧弯、股骨头置换手术。

　　5）痂皮切除成形。

（二）禁忌证

　　1）严重心血管疾病，包括动脉硬化、高血压、冠心病、先天性心血管病症、低血压病等。

　　2）严重肺疾患，如堵塞性肺部病变、支气管哮喘、呼吸功能损害。

　　3）中枢神经病变，如脑外伤、脑血管疾病等。

　　4）严重肝、肾疾患；糖尿病；出血性疾患；血浆蛋白过低；重症感染；血容量不足；贫血；甲状腺功能低下；严重营养不良等。

二、控制性降压的方法、监测管理与护理配合

控制性降压目前多采用气管内全麻或硬膜外阻滞下并用血管扩张药或神经节阻滞药的方法。为便于灵活控制血压下降的程度以及能做到随时逆转，现已倾向于采用多种方法和药物的配合。临床上，对降压需时不长的手术，如动脉导管结扎可在吸入麻醉的基础上单次静脉注射三磷酸腺苷或硝普钠。较长时间的降压，目前多采用联合用药，在全麻基础上采用硝普钠、硝酸甘油或曲咪芬（樟磺咪芬、阿佛那）静脉滴注。应用常规剂量降压药而血压下降仍不理想时，增加吸入麻醉药异氟醚或氟烷的浓度，可加速血压下降的程度和速度。硬膜外阻滞的患者对降压药的反应常较敏感，应先小剂量试探性用药，以防血压骤降而失去控制。

（一）监测

重要的监测项目是动脉血压、心电图和尿量。施行长时间、需降压水平较低时，通常采用桡动脉穿刺置管直接测压法连续监测血压，随时了解平均动脉压、收缩压和舒张压的变化；患者情况良好、降压时间短者，可采用臂袖间接测压法。连续监测心脏的电活动能反映心率、节律、心肌缺血、梗死和电解质紊乱等。控制性降压中，心电监测不能精确了解心律和心肌缺血情况，而且也是估计心脏对低血压耐受性的良好指标。尿量是反映肾脏血灌流情况的指标，借此也可反映生命器官血液灌流情况。实施控制性降压时，应安放留置导尿管，观察每小时尿量。常规监测项目还包括体温、电解质、血气分析、红细胞比容和失血量。预先估计手术失血较多时，应监测中心静脉压和肺动脉楔压；使用硝普钠降压的患者，降压前测定混合静脉血氧分压，有助于诊断氰化物中毒。

（二）药物降压

1. 吸入麻醉药

麻醉加深可达到一定程度的降压效果。过去常用氟烷、异氟醚。近年来有人试用七氟醚、地氟醚。吸入性麻醉药降压时氧耗降低（脑、心、全身），对肺气体交换无损害，操作简单。在临床麻醉浓度时，主要是通过使血管扩张来降低血压，但其扩张血管能力不强，降压程度有限，需长时间降压时，多与其他降压药复合应用。

2. 血管扩张药

1）硝普钠：硝普钠主要扩张小动脉，降低外周血管阻力产生降压，而对静脉的作用很小。所以心输出量不下降；可降低心肌氧耗；低血压初始颅内血管扩张可造成脑血流增加，颅内压增高，但用药 10~20 分钟，颅内压可回到正常或略低。静脉常用量为 $0.5 \sim 5.0\ \mu g/(kg \cdot min)$。$1 \sim 2$ 分钟起效，$4 \sim 6$ 分钟稳定，最大用量不能超过 $10\ \mu g/(kg \cdot min)$，以避免导致氰化物中毒。

2）硝酸甘油：硝酸甘油直接作用于血管平滑肌，主要作用于容量血管，扩张静脉系统。降压时主要降低收缩压，对舒张压影响较小，有利于冠状动脉血流灌注，且无反跳现象。常用 0.01% 溶液静脉滴注，开始滴速为 $1\ \mu g/(kg \cdot min)$，血压下降较硝普钠

慢，根据降压反应调节滴速至所需降压水平。硝酸甘油多在肝内代谢，代谢产物无毒性，所以使用总量未作严格规定，但过大剂量可能干扰糖代谢的氧化磷酸化过程。

硝酸甘油具有扩张冠状动脉、增加冠状动脉血流量、降低左室舒张末期压、改善心肌供血等特点，对心肌有保护作用。硝酸甘油还可扩张血管，长时间用可升高颅内压。硝酸甘油亦可减少肾血流量。因此，对颅内压及肾功能不全者使用时应慎重。

3）三磷酸腺苷和腺苷：三磷酸腺苷和腺苷适用于短时间降压的手术，通常用 0.5%～1% 溶液滴注，临床的用量大，个体差异明显，用量达（310±149）$\mu g/(kg\cdot min)$ 时，平均动脉压可降低 30.57%。腺苷及三磷酸腺苷是体内一种重要的内源性血管扩张剂，参与各种局部血管血流的调节，如心脏、脑及脂肪组织等。三磷酸腺苷在体内很快分解成腺苷，使阻力血管扩张导致降压，具有起效快，降压平稳，且不增加血浆肾素活性及儿茶酚胺含量，停药后无反跳现象等优点，但也有增加颅内压及损害脑血流自身调节的不良反应。大剂量应用还可能发生心传导阻滞，冠心病患者可能会产生心肌窃血现象。

4）前列腺素 E_1：前列腺素 E_1 是体内一种激素，其降压原理可能通过抑制交感神经末梢释放去甲肾上腺素（NE），并直接作用于血管平滑肌，引起血管扩张，血压下降。前列腺素 E_1 对动静脉有均衡的扩张作用，程度与剂量成正比。由于前列腺素 E_1 通过肺循环后有 80%～90% 被肺前列腺脱氢酶灭活，故作用时间短，易于调节。静脉滴注速度为 $0.1～0.41\ \mu g/(kg\cdot min)$，停药后血压恢复较慢。

5）钙通道阻滞剂：钙通道阻滞剂通过特异性地抑制细胞外钙离子内流而抑制血管平滑肌收缩，扩张末梢血管，并使去甲肾上腺素和血管紧张素Ⅱ等反应减弱，从而起到降压作用。常用药物有硝苯地平、尼卡地平、尼莫地平等。钙通道阻滞剂降低体循环血管阻力，同时使心排出量增加，冠状动脉扩张，维持滴速为 $100～250\ \mu g/(kg\cdot h)$，血压过低时用去氧肾上腺素升压常无效应。颅脑手术用尼莫地平 $600～800\ \mu g/(kg\cdot h)$ 滴注降压，停药后 15～30 分钟可使血压恢复，并不产生反跳性高血压，且有防治术后脑水肿的效应。

6）β受体阻滞剂：β受体阻滞剂通过阻断β受体达到减慢心率、降低心排出量之目的。常用药物如艾司洛尔、美托洛尔、拉贝洛尔。美托洛尔为选择性 β_1 受体阻滞剂，可减慢心率、降低收缩压。美托洛尔复合硝酸甘油降压具有降压作用平衡、迅速、血流动力学稳定、心肌耗氧量降低、停药后血压回升平缓等优点，值得临床推广使用。

7）阿芳奈特（三甲噻吩）：此药具有交感神经节阻滞和末梢血管扩张的双重作用，还能释出组胺。静脉注药后 1～3 分钟起效；若单次注入，作用持续 5～15 分钟；静脉点滴，停药后仍可持续 30 分钟。患者多出现心率增快；降压过多，心排出量及肾小球过滤率都会减低。由于部分阿芳奈特原样由肾外排，少尿患者的降压作用可能持续较久，注意尿量，具有意义。部分药物的代谢，有胆碱酯酶参与，故具有异型胆碱酯酶患者，阿芳奈特作用往往过长。曾用普萘洛尔一类β受体阻滞剂时，降压作用亦可持久不退。

患者先做全麻。全麻药中，氟烷可加强或延长阿芳奈特作用，最好不用。用法以静脉点滴为多用。①5% 葡萄糖液 25～50 ml 内，加入阿芳奈特 50 mg，首次注入少量

（10～20 mg），以观察降压的效果（3 分钟左右），必要时小量（5～10 mg）追加。一般持续 10～15 分钟，再适量注入，以保持低压水平；②用 5% 葡萄糖液或生理盐水 200 ml，加入阿芳奈特 200 mg，配成 0.1% 溶液，开始以每分钟 50～100 μg/kg 的速度做静脉点滴。经 3～5 分钟，血压降低，达到所需的低压水平后，可改为维持量：每分钟静脉点滴 10～20 μg/kg。但因个体差异较大，应根据具体血压随时调节滴速。

值得注意的是，大量应用阿芳奈特，可以产生类似非去极化肌松剂的作用，使肌肉麻痹。如与非去极化肌松剂合用，肌松作用会加强；又因阿芳奈特的代谢产物，有近似司可林之处，故与司可林同用时，又会出现无呼吸延长的结果。

3. 神经节阻滞药

神经节阻滞药的主要作用原理是阻断自主神经节（包括交感和副交感神经节）突触部位传导。主要代表药物有六烃季铵及樟磺咪芬等。樟磺咪芬作用快、持续时间极短、没有蓄积性，但因同时阻滞副交感神经，引起心动过速、瞳孔散大、睫状肌麻痹、胃肠道运动功能减弱及尿潴留等副作用，神经节阻滞药现已很少用于临床。

（三）降压成功的因素

1）术前，应避免患者激动、焦虑，儿茶酚胺分泌过多，不利降压，故麻醉前用药须足量，安定及镇静剂的应用为必要的，为免患者心率过速，阿托品不宜应用，东莨菪碱则较合适。

2）为使降压能顺利进行，全麻应有适当深度；过浅，降压药需量可能增大，易引起并发症，故非所宜。所用麻药，氟烷降压作用明显，降压药的用量应适当减少；适合做降压的全麻，一般的平衡麻醉及安神止痛麻醉，都较适用。

3）体位改变，对降压有显著影响，是控制血压的重要调节手段。头高足低位，血压下降，心脏高出 2.5 cm，收缩压可下降 2 mmHg。反之，取头低足高，血压可上升。利用此点，不论要加强降压或降压结束，需要血压回升时。都可用体位作控制。但极度的头高位（如脑手术的坐位），重要内脏过度缺血，即非所宜，不应采取。

其次，为使术野清晰、出血减少，将手术部位高起，如头部手术，头部可垫高；腹部手术，垫高腰部，这种局部体位的调节，对降压麻醉的取得效果至关重要。

（四）降压期间的管理

1. 补足血容量

降压期间应常规补充晶体液、胶体液及全血，维持足够的血容量。否则失血过多可造成血压剧降或组织灌流不足。如果血压急剧下降，甚或不能测出，应及时找出原因，并停用降压药，调整体位，加速输血、补液，一般血压即可回升，非不得已时不轻易用升压药，以免创面广泛大量渗血而失去控制。

2. β 受体阻滞药的应用

降压中通过压力感受器的反射效应可使机体交感张力增加，血儿茶酚胺、血管紧张素浓度升高。临床表现心率加速，血压不易下降，特别在青壮年尤其明显，并认为由此可出现降压药的快速耐受性。现知 β 受体阻滞药不仅可缓和此种效应，还可预防终止降压后的血压反跳，常用普萘洛尔 0.035 mg/kg，缓慢静脉注射或 0.5 ~ 1.0 mg 分次静脉注射，可有效地控制心动过速。若在降压前先用 β 受体阻滞药，可预防降压中的心率增快，用量还可减少。年龄超过 55 岁者很少需用此药，上述药量一般不会引起心动过缓，一旦出现可用小量阿托品静脉注射拮抗。

三、并发症

正确应用控制性低血压技术，麻醉并发症发生率并不增加。常见的有脑血栓形成、心搏骤停、肾衰少尿、术后继发出血、苏醒延迟、持续性低血压等。

并发症的产生主要与下列因素有关：①适应证掌握不严；②血压过低及持续时间过长；③降压技术管理失误；④降压期间输血、输液不足，造成血容量减少；⑤呼吸管理欠妥；⑥术后监护不严等。

控制性降压期间，随灌注压降低，血流相应减慢，将增加血栓形成机会。血栓形成和血管栓塞是引起各种并发症和死亡的主要原因。

（梁姣）

第七节　胸科手术的麻醉与护理配合

胸科手术的发展得益于麻醉学的不断进步，手术领域不断扩大而安全性提高。胸科手术所引起的病理生理改变远较其他部位的手术为甚，而患者病情的复杂也增加了麻醉管理上的难度。胸科手术涉及呼吸、循环和消化三大系统，包括心脏、胸内大血管、肺、食管、纵隔、胸壁等部位，有时还需胸、腹联合进行手术。

一、开胸后的生理病理改变

做开胸手术，患者多取侧卧位。从侧卧、全麻，直至胸腔打开，每一体位的改变，无不影响患者呼吸和循环的正常生理。

（一）呼吸的影响

1）全麻、侧卧、未开胸而又有自主呼吸的患者，上侧肺的通气比下侧肺为好；功能残气量的情况亦相同。此外，上肺的通气/血流比值（V_A/Q），较下肺为高；若处理不当，容易缺氧。

2）若上述患者开胸，自主呼吸仍予保留，这时所出现的主要改变有：

（1）因上肺萎陷，血液流经无通气肺叶，形成右向左的分流。

（2）全麻抑制肺血管对缺氧引起的收缩反应，使未氧合血增多。

（3）纵隔下移，健肺扩张更受限制。

所有这些因素，使下肺通气量进一步减少，并加剧低氧血症。

3）开胸、侧卧、自主呼吸的全麻患者，还会发生"矛盾呼吸"及"纵隔扑动"。

（1）矛盾呼吸：当患侧胸膜腔剖开肺萎陷后，吸气时有部分气体从剖胸侧肺被"吸"入健侧肺，呼气时有部分气体从健侧肺"呼"入剖胸侧肺，此种情况称为矛盾呼吸。往来于两侧肺之间的气体称为"摆动气"。由于此部分摆动气未能与大气进行气体交换而相当于无效腔气体，故可影响通气功能，导致缺氧和二氧化碳蓄积。反常呼吸的严重程度，视声门外呼吸阻力大于剖胸侧支气管呼吸阻力的程度而定，例如上呼吸道若发生梗阻或呛咳时，反常呼吸加重；若气管内插管所用气管导管内径大于剖胸侧总支气管内径，矛盾呼吸程度可减轻。

（2）吸气时，纵隔上提，呼气，纵隔下沉，形成纵隔扑动，不仅妨碍手术操作，还使循环系统不稳、潮气量更低。

4）如果术前患者呼吸功能已经受损（尤其健侧肺），这种低氧血症和高碳酸血症可更严重，患者的危险性也随之加大。

（二）循环的影响

开胸后的最终问题，是心输出量降低。原因有

1）当一侧胸膜腔负压消失后，在一定程度上减少了下腔静脉的回心血量，从而降低了右及左心室前负荷。

2）纵隔摆动明显时，心脏也随着摆动，因而使上下腔静脉或右心房交界处曲折成一定角度，在一定程度上阻碍了下腔静脉流向右心房。

3）剖胸侧肺萎陷后，该侧肺血管床阻力增加，肺循环流向左心房的血量减少，也使左心室前负荷降低。

4）剖胸后两侧肺气体及血流均受影响，V/Q 比值不正常。

5）如呼吸管理不善，发生缺氧及二氧化碳蓄积，也可影响肺血流量。

6）手术操作中直接压迫心脏及大血管。

此外，通气功能紊乱引起的 PaO_2 降低 $PaCO_2$ 过高或过低，均可诱发心律失常，手术操作时对心脏或大血管的直接刺激所引起的神经反射，也可能诱发心律失常。若术前无心律失常，胸科手术中发生严重心律失常并不多见。

（三）其他病理生理改变

剖胸后胸膜腔及肺内压的改变，手术操作对肺门等部位的刺激，均可引起一系列的生理及病理反射，导致呼吸、循环及内分泌的功能障碍。胸腔内存在丰富的物理性和化学性感受器，如全麻深度不够，未能完全阻断这些感受器的神经及内分泌反射活动，也可导致一些生理及病理反射。此外，胸腔剖开后，体热和体液的散失较其他部位的手术为剧。

二、胸科患者麻醉前的评估与准备

胸科手术麻醉的危险性和术后心肺并发症比一般手术为高。术前充分的评估与准备有助于减少麻醉过程意外及术后并发症。

（一）麻醉前评估

患者一般状况的好坏、胸部病变的轻重及心肺功能水平，是开胸患者术前应加注意的重点。其中，对肺功能的了解更为关键。

1. 一般情况评估

吸烟、年龄超过 60 岁、肥胖、手术较广泛而手术时间在 3 小时以上，均可认为是诱发术后肺部并发症的风险因素。吸烟使碳氧血红蛋白（COHb）含量增加，使血红蛋白氧解离曲线左移；吸烟还增加气道的易激性和分泌物，且抑制支气管黏膜上皮细胞纤毛运动使分泌物不易排出。据报道，吸烟者大手术后肺部并发症的发生率为不吸烟者的 3~4 倍。老年人术后肺部并发症发生率较高，此与老年性生理改变有关。例如老年人第一秒用力呼气量（FEV_1）及 PaO_2 随年龄增长而降低，功能残气量（FRC）及闭合气量增加，对低氧和高二氧化碳的通气反应减弱，上呼吸道的保护性咳嗽反射较迟钝等。

2. 临床病史及体征

应着重了解呼吸系统方面的情况：

1）注意有无呼吸困难，如有，应了解其发作与体力活动的关系、严重程度、能否自行缓解等。

2）有无哮喘，其发作及治疗情况。

3）有无咳嗽，干咳常示大气道的激惹，如持续存在则可能为气管或主支气管受压所致。如有呛咳，则应警惕肺内感染的扩散或气道受阻而致肺不张。

4）有无咳痰，咳痰量及其色泽、气味如何，如经抗感染治疗而痰量仍未减少，应警惕恶性肿瘤的可能性。

5）有无胸痛，胸痛的部位、疼痛程度、性质、持续时间及与呼吸的关系等。

6）有无吞咽困难，严重的吞咽困难可导致患者营养不良或恶病质，梗阻的食管上端可扩大而潴留食物和分泌物，在患者意识丧失时可致反流。

体格检查时需注意患者有无发绀或杵状指，胸壁运动双侧是否对称、有无气管移位等，还应注意有无肺心病的迹象。胸部叩诊可发现患者有无胸膜腔积液或大范围的肺不张或有无气胸。胸部听诊也很重要，可根据有无喘鸣、有无干湿啰音以及啰音的粗细等作相应的判断。

对这类患者均需做 X 线胸片检查或必要时做 CT 等检查以判断肺及胸内病变和气管狭窄的程度与部位。

3. 肺功能测定

几种简易的心肺功能测定：

1）体力活动负荷试验：除用于心脏功能测定外，在一定程度上也可以反映肺功能的优劣。应用"转动踏板"法测定时，如患者的转速为 3 MPH，倾斜 10°的条件下，不能坚持踏完 2 分钟，行全肺切除术时的危险性很大。

2）吹火柴试验：患者在张口而不噘起嘴唇的口型下吹气，如能吹灭唇前 5~7 cm 远的火柴火焰，说明此患者 FEV_1 大致正常，否则可能存在气道阻塞性肺疾病。

3）时间肺活量：在最深吸气后做最大呼气，如呼气时间长于 5 秒，可能存在气道阻塞性肺疾病。

4）屏气试验：在平和呼吸后如屏气时间不能达到 20 秒，或深呼吸数分钟后再深呼吸气时，屏气时间不能达到 30 秒，至少可提示心肺储备功能不足。

5）登楼试验：医护人员陪同患者缓步登上第四层楼，如患者心率及呼吸频率能在 10 分钟内完全恢复登楼前水平且无心律失常，提示可较好地耐受心胸手术。

肺功能测定用最大自主通气量（MVV）及 FEV_1 较能说明问题。一般而言，若各项呼吸功能都在正常范围，作胸内手术问题较少。

1）MVV，是在 15 秒内用最大通气速度测定的呼吸容量。若其值较正常为低，表示存在阻塞性肺疾病或严重限制性肺疾病。它可以反映气道阻塞、呼吸肌的肌力与患者合作程度的综合结果。据 Mittman 等报道，此值 < 50%，切肺后患者死亡率 50%；> 50% 时的死亡率仅 5%，相差竟达 10 倍。故 MVV < 50%，切肺的危险性就显著上升。

2）肺活量能反映肺的弹性、有无限制性肺疾病和气道阻塞情况；若此值为潮气量的 3 倍，咳嗽咳痰当无问题。实测值如为预测值的 50% 以下，术后死亡率则高。

3）FEV_1，能作为阻塞性肺疾病患者能否切除肺叶的重要指标之一。此值 < 800 ml，术后死亡率显著。

4）其他特殊检测，如用核素 ^{133}Xe（氙）或 ^{99m}Tc（锝）作肺血流检测，分别测定两肺功能，具有定量意义。

（二）麻醉前准备

1. 全身准备

1）改善营养：如术前须根据病情增加营养及纠正贫血，纠正水、电解质紊乱，必要时进行静脉高价营养疗法或行胃造瘘术。严重贫血者术前应考虑小量多次输血或成分输血。

2）停止吸烟：开胸手术患者，术前必须戒烟。重点问题是戒烟时间，一般认为：①使呼吸功能改善的至低戒烟时间为 8 周；纤毛活动完全恢复约需 12 周；②禁烟 3 周，可使痰量和咳嗽次数都有所减少；③急症患者，能有 24 小时戒烟，碳氧血红蛋白血症和左移的氧解离曲线均能得到改善。

3）控制气道感染，尽量减少痰量：抗生素的应用最好是根据痰液细菌培养及药物敏感试验的结果采用，一般也常采用术前预防性给药。术前减少痰液是一项非常重要的措施，因为痰液可增加感染、刺激气道甚至造成气道阻塞或肺不张等。控制气道感染固然是有效地减少痰量的措施，但更重要的是鼓励患者自行咳痰。使黏稠的痰液易于咯出的办法是使痰液适当地湿化，常用的方法有热蒸汽或加用药物雾化吸入，加强液体口服，必要时进行输液等。应用稀释痰液的药物其效果不一定可靠，且可增加气道的激惹性和其他副作用。对咳嗽乏力的患者常需用叩打背部的方法使痰液松动，助其咯出。对支气管扩张及肺脓肿等分泌物量大的患者，则常需采用"体位引流"的方法排痰。在排痰方面应重视物理疗法的作用。

4）保持气道通畅，防治支气管痉挛：对有哮喘征象或正处于哮喘发作期中的患者应控制其发作。对有气道反应性（激惹性）增高的患者，如有哮喘史、慢性支气管炎或气道仍有某种程度感染的患者，应警惕在围手术期各种对气道的刺激均可诱发严重的支气管痉挛。

除对有感染者应予控制感染外，常用的解除痉挛或支气管扩张药有：

（1）茶碱类药物，主要为氨茶碱（有缓释制剂）。

（2）糖皮质激素，常用气雾吸入剂，亦有经全身给药者。

（3）非激素类气雾吸入剂，如色甘酸钠，其作用机制尚不完全明了。常用于小儿的开始治疗，或用于撤除或减少糖皮质激素的用量。

（4）β_2受体激动药，有口服及气雾制剂。如应用后出现心动过速，可采用抗胆碱能药异丙托溴铵。

5）做好口腔护理：术前每日早晚及饭后均应刷牙。

6）增加体力活动：为改善心肺储备功能，增加对手术的耐受能力，术前数天争取做适当活动。

7）术前思想准备：术前耐心解释，消除顾虑，说明麻醉及手术过程，并告知患者术后应主动咳痰等，争取患者的主动配合。

2. 呼吸系统准备

1）积极改善呼吸功能：对患有呼吸病变的开胸者，应积极改善呼吸功能。主要包括：

（1）术前积极进行深、慢的呼吸锻炼，有助于呼吸功能的改善及痰液的排出，有人主张利用肺活量计的测定，使患者增强锻炼的信心。

（2）多痰又不易咳出的患者，须用体位引流、捶击背部、理疗及主动咳痰（即深吸气后再予猛咳）等方法，使痰外排；肺脓肿及支气管扩张等湿肺患者肺部分泌物甚多者，必要时需行"体位引流"法以排出之。

（3）戒烟，极为重要。

（4）控制气道感染。

（5）雾化吸入。吸入微粒大小，与进入支细管或肺泡的深度有关。如结合吸入药物，使之到达肺泡，微粒的直径则以$1\sim2\ \mu m$为宜。

（6）为扩张支气管平滑肌，有时需用支气管解痉剂，这对纤毛上皮功能的恢复、痰液的加速排出具有意义；有些药物还能加强心肌收缩力，可以一举两得。

（7）必要时也可应用祛痰药物。

但以上各种处理，都须由有经验的人进行指导，例如严重咯血患者，有些处理就不适宜。

2）咳痰训练：术前即应令患者预习用手按假定手术创面部位的情况下进行咳痰，此举对改善术后通气、减少肺并发症有很大好处。

3）低浓度氧吸入：对某些存在低氧血症的患者（如肺心病、COPD、肺脓肿、巨大肺大疱等），术前可经鼻腔导管（$2\sim3\ L$）或面罩给氧。

（三）麻醉前用药

胸外手术患者麻醉前用药的基本原则和要求与其他大手术相似，但应注意下述特点：

1. 镇静镇痛药

呼吸功能减退或年老体弱患者吗啡、哌替啶等药物应慎用或不用；有气管支气管严重狭窄，尤其在静息状态下已出现哮鸣的患者，此类药物更应慎用或不用；有 COPD 或哮喘的患者，吗啡应禁用。

2. 抗胆碱能药

抗胆碱能药一般尚需应用。湿肺及呼吸道分泌物较多的病例，均应在尽量排痰（必要时行体位引流或纤维支气管镜吸引）后，方可注射此类药物；心率偏快或发热的患者，应避免应用阿托品。

3. 其他

对估计不合作的幼儿，应先给基础麻醉。

三、开胸手术常用的监测及护理配合

(一) 对呼吸的基本监测

1）了解吸入氧浓度，有助于调整开胸后的低氧血症发生或防止。

2）呼吸停止，不论是自主呼吸患者，或控制呼吸患者，都须高度重视，前者可能与麻醉过深过浅或病变有关；后者多由于呼吸器故障。

3）肺呼吸量的测定，对自主或控制呼吸患者，都具重要性。一般通过呼吸率、肺量计以测知；也可由贮气囊或胸廓活动作粗估。

4）患者开胸前后的通气情况，通常用皮色或血色作观察，或由肺听诊以了解。较精确的测定为血气分析。

5）气道情况的掌握，常从患者呼气时间长短，同时做肺听诊发现有无支气管痉挛以知之。有条件时，可测气道压，或测肺顺应性、气道阻力等，以便用药或调整控制呼吸。

(二) 心血管监察

一般患者以测血压及心电图即可；重症患者则应加测中心静脉压出入量。特殊患者还应测定肺动脉楔压、心排出量及血管阻力等，视需要而定。

(三) 输液输血的掌握

胸腔内手术因创面失液较多，术中常规输液量应略多于其他部位的手术；由于术中失血可能较多（尤其在胸膜有慢性炎症粘连或再次手术病例出血可能甚多），且随着肺组织的切除而又失去一部分循环血，因此预计输血量应比其他手术为多。既往胸腔手术多主张"等量输血"甚至"逾量输血"，近年来认为血液稀释的概念也同样适用于胸腔内手术，对循环功能稳定而又非严重贫血的病例，在失血不多（200～300 ml）的情况下，可先行充分补充功能性细胞外液而不一定输血；如失血较多，也可在充分补充功能性细胞外液及胶体液的基础上，适量补充全血或进行"成分输血"。估计术中可能出血

较多的病例，应行中心静脉压或肺动脉楔压监测。如为全肺切除，由于肺血管床骤然大量减少，在肺组织循环钳闭后，输液、输血均应适当地减速减量，以免发生急性肺水肿。

四、麻醉及术后护理

1）气管内全麻患者应在自主呼吸完全恢复且潮气量符合生理要求、肌松药作用完全消失、意识基本清醒后方可拔除气管导管。拔管前应尽量吸净呼吸道内分泌物及血液，并在基本吸净后应用加压通气以配合术者建立手术侧胸膜腔正常负压。对于支气管内插管或双腔导管插管的患者在未达到上述拔管条件前，应把支气管导管退到气管内，或把双腔导管拔除，改插气管内导管，然后继续进行辅助呼吸，待达到上述拔管条件后再拔除气管内导管。

2）患者清醒后，切口痛可影响呼吸运动，术后应加强镇痛措施，除常用麻醉性镇痛药外，尚可应用连续硬膜外注药镇痛法。如患者仍需侧卧位，一般手术侧应向上，全肺切除患者，手术侧应向下。

3）术后一般应常规给氧。

五、常见胸科手术的麻醉及护理配合

（一）肺部手术

肺部手术除可经胸腔镜进行者外，一般均需剖胸。剖胸手术现均用全麻，多采用静脉快速诱导的方式进行气管内或支气管内插管，根据情况用静吸复合麻醉或全凭静脉麻醉维持。由于这类患者有可能出现大量的输液、输血情况，故必须保证有安全、通畅、能进行快速输注的静脉通路。在监测方面，心电图、心率、动脉压、SpO_2 是基本的。手术多采用侧卧位，如间断测压的袖套置于卧床侧上肢，则由于受压的因素其数据不一定可信。对患者情况差或有大失血可能或预计术中将可能牵拉纵隔者，以做动脉直接测压为宜。血气分析可根据情况进行。对大的手术应监测中心静脉压和尿量，对小儿或术时长的患者宜监测体温。

在改变体位时应注意避免因体位安放不当致上肢神经受损或下肢受压损伤。在改变体位前应检查麻醉深度是否合适，如偏浅应适当加深。在改变体位后应检查气管导管或支气管导管是否仍处于正确部位，如有问题应及时调整。

在关胸前应注意以 20~40 cmH_2O 气道压测试支气管断端缝合处是否漏气，并在直视下将萎陷肺重新膨胀，在关胸接上水封瓶后应继续通过间歇正压将残留在胸腔的气体、血水等排出，让肺更好地膨胀。

必须在达到拔管标准和术后已无机械通气支持的必要时，才能拔除气管内导管或支气管内导管，拔管前应将气道内分泌物尽可能抽吸干净。有一部分患者术后需一定时间的通气支持。

对所有术后患者均需给予一段时间的氧吸入，应注意气道的湿化、胸部物理治疗和鼓励咳嗽等以减少肺部并发症。合理的术后镇痛（包括患者自控镇痛）也有助于减少

肺部并发症。

1. 肺癌患者的麻醉

主要特点：①肺癌如属晚期，可使全身情况恶化及转移症状和体征。术前应麻醉会诊，以策安全。②中心性肺癌术前应行支气管镜等检查，以了解同侧甚至对侧支气管有否被癌组织浸润或受压迫，必要时做分侧肺功能检查。对于肺门已有转移性淋巴结或甚至已黏结成块，应做好大量快速输液输血的准备，预防手术剥离时可能大量出血。

2. "湿肺"患者的麻醉

临床上习称慢性肺脓肿、支气管扩张等，每天排痰量达数百毫升的肺部疾患为"湿肺"。湿肺病例进行肺切除时，麻醉处理较为复杂，其要点包括：

1）术前减少痰量。

2）平顺的麻醉诱导：要求诱导力求平稳、快速，避免发生呛咳，致大量痰液堵塞呼吸道。

3）必须应用双侧分别通气法。

4）术中及时处理好呼吸道分泌物：如在手术过程中，采取麻醉机螺纹管听诊、背部或食管放置听诊器听诊等方法，及时发现呼吸道分泌物并立即吸除。

3. 肺囊肿患者的麻醉

肺囊肿为肺囊细支气管树发育障碍而形成的先天性囊肿。需进行手术治疗（多为肺叶切除）者约有 3 种情况：①囊肿体积达一侧肺的 1/4 以上而影响呼吸功能者；②张力性囊肿或囊内已发生感染者；③囊肿破裂并发张力性气胸者。

麻醉处理应注意：

1）囊肿为张力性者麻醉前必需先行置管引流，已并发张力性气胸者先行胸膜腔闭式引流。

2）已发生囊肿内感染者在手术操作中游离或挤压囊肿周围肺组织时，可能有大量脓性液体进入呼吸道；巨大张力性囊肿如未充分引流，术中可能破裂，囊内容物进入呼吸道。故此类病例均以选用双腔导管或支气管导管为宜。插管操作应在较深麻醉下进行，以免在插管时因呛咳等反应反而增加囊肿破裂的危险。

3）术中应警惕呼吸道分泌物突然增加的危险性并及时吸除，以免发生呼吸道梗阻及健侧肺感染。

4. 肺大疱患者的麻醉

先天性肺大疱多见于小儿。临床上以后天性肺大疱为多见，系由于细支气管炎症、水肿等病变致使支气管系形成局部阻塞性"活瓣"机制，使远端肺泡不断吸气而不能呼气，致肺泡内压不断提高，终致众多肺泡间隔断裂融合而成大疱。巨型肺大疱体积可为一侧肺的 1/4 ~ 1/2，它压迫周围肺组织，甚至可将纵隔推向对侧或疝入对侧胸腔，致发生严重呼吸困难，甚至危及生命。手术方法多为肺叶或肺段切除，也可能为切开大疱并缝扎漏气的细支气管。

麻醉处理原则：

1）保存自主呼吸，尽量不做加压通气，是避免肺大疱破裂的关键。

2）清醒气管插管，适用于合作的成人，不合作的成人或小儿，须做麻醉诱导。

3）患者可吸入高浓度氧。单一肺大疱而又用双腔插管或健侧支气管插管的，也可考虑做单肺通气及肌松剂。双侧肺大疱患者，不用单肺通气。

4）巨大肺大疱随时有破裂可能的，诱导时应有术者在场，万一发生张力性气胸，及时开胸。

5）呼吸功能低下患者的麻醉处理，请参看以下有关章节。

5. 肺包虫囊肿病患者的麻醉

包虫病是一种全身性多脏器寄生虫病，在我国多在西部及西北部发现。肺包虫囊肺有肺内单纯型、胸内复杂型（继发肺部感染、局限性支气管扩张甚至形成支气管的肺瘘）、胸腹联合型（侵犯膈肌形成胆管—肠膜—支气管瘘）及膈下肝顶型等病理类型。

麻醉处理原则：与肺囊肿相同，但由于病理类型不同，手术方法略异。

处理要点：

1）术前应充分了解囊肿的大小、位置、是否双肺都有、是否已破裂等，以便做好充分准备。

2）为防止囊肿破裂，麻醉中必须注意：

（1）患者应避免咳嗽、呛咳、憋气、挣扎。

（2）气管插管，动作须轻柔，必要时插管前，可静脉缓注利多卡因 50 ~ 100 mg（成人），有助于呛、咳的消除。

（3）禁止任何挤压患侧胸部的动作，如诱导时用手压胸做人工呼吸等。

3）加强预防窒息的措施，如做单肺通气，使健肺与患肺隔离。

4）积极进行气管吸引，对肺包虫病患者，尤其是小儿极为重要，可免术中及术后发生肺部并发症。

5）作单肺通气，可以防止内囊摘除后的漏气问题。

6）囊肿剥破致过敏反应时，全麻患者的反应出现症状可能不明显，或者易被误诊。处理则同一般过敏反应。

6. 大咯血患者的麻醉

一般系指在 24 小时之内咯血达 200 ml 以上或 48 小时之内咯血达 600 ml 以上并引起急性呼吸道阻塞或严重低血压的急症病例。多数病例的病因为肺结核及支气管扩张，偶亦见于呼吸系恶性肿瘤、肺脓肿及肺包虫囊肿并发感染等病例。大咯血病例手术治疗的预后优于保守治疗，但手术中死亡率据国外统计仍达 18%，其安危与麻醉处理关系密切。

麻醉处理要点：

1）手术前关键之一在于明确出血部位及病灶性质，而支气管镜检查是目前最有效的诊断手段。病情较稳定的病例，可争取早行支气管镜检，病情较复杂的也应争取在进行急救处理后进行镜检，以便决定是否进行手术治疗并为气管插管方式等麻醉处理提供有力参考。在支气管镜检中如发现明显的出血点，可以用冰盐水灌洗、局部应用血管收缩药、支气管导管套囊阻塞及纱布条填塞等方法以求得暂时止血，避免症状恶化，创造手术机会。

2）麻醉前应给予 100% 氧吸入，并吸除呼吸道积血。如无条件行支气管镜检，应争取尽早进行气管内插管（以双腔导管较单侧支气管导管可能更好，但应视其情况而定）。

3）尽早开放两条较粗大的静脉输液管道，并充分备血，作抗休克处理。

4）术前应行凝血常规检查，如有异常应即予纠正。术前需给予相应的抗生素药物。

5）镇咳药物以不用为宜，以免抑制患者主动咯出呼吸道积血的自我保护功能。

6）病情允许，又有条件，可做双腔插管，对不明出血在哪一侧的患者，尤为适用。但双腔管的吸引，多较困难，发现确实无法吸引时，应换单腔管。如已知出血部位，做健侧支气管插管较为合适，先做健肺吸引及加压呼吸，再清理患肺是处理原则。此外，麻醉过程中应经常注意气管是否为血液或凝血块所堵塞，经常进行吸引。

7）开胸止血后，发现患侧气道为凝血块所堵，可切开气管分支以吸引血块。

8）呼吸监测（SpO_2，$P_{ET}CO_2$ 及血气分析等）及循环监测（直接动脉测压、中心静脉压）应力求完备，其要求应高于其他胸科手术。

7. 切肺

切肺可分为肺叶切除及一侧全肺切除两类。麻醉处理除胸科手术的一般麻醉处理外，在一侧全肺切除手术的过程中，尚应根据其特殊影响及特殊手术操作，进行一些特殊的麻醉处理。

1）可做单肺通气。如术后须继续应用呼吸器，术终改为总气管内单腔插管。

2）麻醉方式，可作吸入，也可作静脉或平衡麻醉。原则上，用浅麻及高浓度氧。一般认为加用肌松剂，既便于控制呼吸，也可减少全麻药量，患者又无呛咳反应的出现，一举三得。

3）氧化亚氮的应用，一方面影响吸入氧的浓度，另方面禁用于肺大疱或有肺囊腔的患者，故须慎重；还须经常作 PaO_2 的监测。

4）术中出现咳嗽或呛咳，可少量加用全麻药或肌松剂（适用于已用肌松剂的患者）；此外，静脉缓注利多卡因，成人 50 ~ 100 mg，也能减少全麻药量。

5）在术者切除全肺组织前，麻醉者应明确手术侧双腔导管或支气管导管的位置并退回到总气管内，以免被切断；如已在手术侧肺动脉内置测压管和漂浮导管，亦应于全肺切除前及时退出；缝闭胸腔时应在术侧胸腔内灌注适量的等渗盐水等液体，以防止纵隔移向术侧，关胸毕最好能在 X 线透视下检查。

做一侧肺全切患者，为使纵隔尽可能回至正常位置，可在完全关胸后，从留在胸腔内的导管抽吸余气，一般不做长时负压吸引。

6）要求患者早醒，及早拔支气管插管，术后不用正压通气，目的是不使气管支的残端缝线开裂。

8. 支气管胸膜瘘

支气管胸膜瘘可由于外伤、肿瘤、肺内脓腔破裂、术后支气管残端或吻合处破裂所致。此类患者几乎均有胸膜腔内感染液体聚积，患者情况可能很差，肺功能也可能严重受损，健肺处于被胸腔感染液体污染的危险之中。如给予正压通气，则气体可经胸腔引流处逸出而较少作用于肺泡；如引流不畅，则可因胸膜腔内压增加致感染液被挤入气管支气管系统造成肺部感染。故对于这类患者采用何种诱导方法意见分歧。有人主张吸入麻醉诱导，一般采用先让患者充分吸氧，静脉快速诱导，用短效肌松药如琥珀胆碱，插入双腔支气管导管，健肺通气，吸引来自患侧支气管内污染物，然后用非去极化肌松药行单肺通气。

（二）胸腔镜手术

胸腔镜多用于胸膜和肺实质疾病的诊断。近年由于内窥视像系统和特殊器械的发展，现已更多地用于胸腔镜手术，该手术远较剖胸手术对患者的创伤和生理干扰为少。如用于胸内组织的活检、肺的外周性楔形或亚肺叶切除、肺叶切除、囊肿摘除、脓肿引流、肺组织漏气处的关闭等。一般用全麻，做双腔支气管插管以便于呼吸管理（单肺通气）和手术操作。与腹腔镜手术不同，在术侧胸腔内不能有压力注入气体，否则可致纵隔移位和严重的心血管虚脱。术后一般不置胸腔引流，应注意出现气胸的危险。

（三）食管手术

1. 食管癌

患者的麻醉主要特点：

1）中壮年而病又在早期，全身情况较好，按一般开胸麻醉处理。

2）老年，则按老年麻醉原则；老年而并发心、肺、高血压、脑血管病时，术前尽可能控制病情。

3）食管梗阻较重的患者，容易出现脱水、贫血、低蛋白血症、低体重及营养不良，术前应积极纠正，如静脉高价营养、输液、补充电解质等，至关重要。

4）少数患者，梗阻近端的食管可能扩张，积存多量流汁食物或唾液，造成误吸性肺炎，必须在术前将其控制，以免术后出现严重肺部并发症。这种患者在全麻诱导时，还应防止积存物的反流误吸，形成严重后果。

5）食管癌位置的高低，可影响手术操作，引起不同生理反应。一般而论，在主动脉弓以上或附近做食管胃吻合的，可能出现血压下降、心率增速或心律失常；开胸侧肺可进一步受到扩张的限制（指总气管插管），有时还可能出现咳嗽或呛咳反射，须做针对处理。如发现心脏受压，应请术者注意；麻醉过浅，可适当加用芬太尼或提高吸入麻药浓度。

麻醉选择：结肠代食管、颈部吻合而又不需开胸切除原发癌的患者，可做胸腹部双导管硬膜外麻醉；情况差的，浅全麻即可。其他食管癌手术的麻醉，与开胸麻醉相同。气管插管，可用一般总气管插管，也可用双腔导管插管。

2. 胸内食管破裂及穿孔

可因疼痛出现低血压、冷汗、呼吸急促、发绀、皮下气肿、纵隔气肿、气胸及液气胸等，食管造影可确定部位。对这类患者麻醉前即应进行抗生素治疗、静脉输液、给氧、维持循环功能。如穿孔在食管上半段，准备右侧开胸。如穿孔在下半段则准备左侧开胸，如患者体弱难以耐受剖胸手术，可在颈部分离行颈部食管造口，剩余食管经腹切口分离并行胃造口术以便喂食。

（四）胸部创伤患者的麻醉

胸部创伤临床多见，有人统计，在到达医院之前即已死亡的创伤患者中，约30%为胸部创伤，如合并颅脑、腹、四肢伤，则处理更为困难。由于胸部创伤多将影响正常通气功能，或合并大血管破裂，失血急剧，病情危急，患者多处于严重休克、意识不清状态，须立即手术以控制出血，麻醉须迅速配合，不能延误。

麻醉选择：采用气管内插管，静脉复合或静吸复合维持。处理总原则为施行浅麻醉，辅助肌松药，或尽量结合局麻或肋间神经阻滞，并通过控制呼吸，改善呼吸功能。此外，对于肺挫伤者，术中输血、输液应严格限制，防止发生肺水肿。

（梁姣）

第八节　神经外科手术的麻醉与护理配合

神经外科手术多为切除脑的病变部位，或姑息性地降低颅内压和清除各种原因所致的颅内血肿。随着神经显微外科和神经放射学的发展，多学科相互渗透和促进，使神经外科手术的麻醉技术日臻完善。神经药理学研究的深入、颅内血流动力学和颅内压研究的进展，使越来越多的神经外科危重患者可施行手术治疗，提高了疗效。由于神经外科手术的特殊性，患者常伴有不同程度的颅内压升高和颅内血液循环改变，有时还可能有精神症状或意识障碍。因此，麻醉医生必须掌握与神经外科有关的神经病理生理学和神经药理学知识，对围手术期患者实施良好的监测及正确的麻醉处理，促使患者恢复。

一、麻醉对脑血流、脑代谢和颅内压的影响

（一）脑血流量（CBF）

成人脑的重量约为体重的2%，但脑血流量却相当于心排血量的12%～15%。脑血量的多少，受多种因素的影响。了解这些，便于麻醉时控制。

1. 低氧血症

PaO_2下降至50 mmHg左右，CBF增大。

2. 动脉血内二氧化碳分压

$PaCO_2$过低，低至25 mmHg，CBF减少正常值之半；降至20 mmHg，CBF就减至最低值。一般认为安全的低限，不宜低于25 mmHg。

$PaCO_2$过高，不仅使CBF增多，若脑内存在病变，可引起病变周围血管扩张，而病变组织血管因调节失常，流入血量减少，病变组织因而缺血，成为"脑内窃血"现象；反之，$PaCO_2$过低，病变组织的血量增大，即成"反窃"现象。

3. 血压

正常情况，收缩压在 60 ~ 200 mmHg 的范围内，很少有 CBF 的改变。若存在慢性高血压或脑内有酸中毒，脑血管的这种自我调节能力就被破坏。静息时，如平均动脉压下降 30% 以内，CBF 也很少变化。

4. 代谢活性

惊厥，疼痛，可使 CBF 上升；因巴比妥而致昏迷，则可减少。但自主神经的活跃，很少影响 CBF。

5. 药物影响

应用全身性血管收缩剂，不直接影响 CBF；巴比妥、利多卡因，则使 CBF 减少；阿芳奈特及硝普钠，CBF 可增多。

6. 病变

出现脑水肿、脑梗死或脑组织受压，都能破坏脑血管自我调节机制，致有 CBF 的局部障碍。

7. 麻醉

全麻药多能透过血脑屏障，影响脑循环和脑的代谢，但不影响 $PaCO_2$ 对脑循环的作用。现用的强力全麻药，只要 MAC 不足 0.6，就很少影响 CBF；若 MAC 超过 1.0，CBF 就会有改变，其改变程度，按由强至弱的顺序为：氟烷、安氟醚、异氟醚。

8. 其他

（1）低温时，脑血管阻力上升，CBF 随之减少。

（2）坐位，CBF 可减少 20% ~ 30%。

（3）血稠度降低，CBF 增加；利尿时，则减少。

（二）脑代谢

脑是机体代谢率最高的器官。脑代谢率静息时脑平均增耗氧量约为 $3 \ ml/(100 \ g \cdot min)$，相当于全身耗氧量的 20%。脑能量来源主要依靠于有氧氧化提供能量，无氧代谢提供的少许能量无法维持脑组织代谢需要。因此，脑组织对缺氧的耐受性极差。脑能量消耗中，约 60% 用于支持脑细胞的电生理功能，其余则用于维持脑细胞的稳态活动。

脑依赖脑血流提供充分的氧和葡萄糖，而局部脑代谢产物如 H^+ 浓度、细胞外 K^+ 或 Ca^{2+} 浓度、腺苷、血栓素等则是调节脑血流的主要代谢因素。

（三）颅内压

颅内压是指颅内的脑脊液压力。正常人平卧时，脑穿刺测得脑脊液压可正确反映颅内压的变化。其正常值为 $7 ~ 20 \ cmH_2O$。

颅腔内容物由神经组织（86%）、脑脊液（10%）及血液（4%）三部分组成。任何一部分发生变化将影响到其他两部分，若超过了生理限度，其间失去相互调节，将使颅内压升高。

二、颅内高压常见的原因和处理

（一）颅内高压的原因

1）颅内空间容积减少，如颅内占位性病变、颅内肿瘤、颅骨塌陷。

2）头的位置若低于水平位，因重力的关系，脑脊液自脊髓段的蛛网膜下隙进入颅内，使颅内压上升。

3）胸腔压增高时，使腔静脉受压，血液自脑回心受阻，脑静脉压升高，颅内压亦增高。

4）缺氧或二氧化碳蓄积，使脑毛细血管扩张，血管阻力减少，脑血容量和血液循环量均增加，颅内压也明显上升。

5）输血、输液过量，或其他因素使血压升高或脑血管扩张，均使颅内压增加。

6）脑组织直接受伤，组织水肿，可使颅内压增高。

7）麻醉药物如氟烷能直接扩张脑血管，增加脑血流量，增加颅内压。

（二）颅内高压的症状

颅内高压的症状包括头痛、恶心、视神经乳头水肿、单侧瞳孔扩大、动眼或展神经麻痹等；天幕上病变颅内压极度增高时，出现意识模糊、瞳孔散大、对光反射消失；颅后窝病变颅内压升高时，可出现心动过缓、呼吸变慢等；延髓受小脑扁桃体压迫时，可出现颈强直、强迫头位，最后呼吸停止。

（三）颅内高压的处理

降低颅内压的方法很多，应针对其原因着手。在麻醉及手术过程中，首先力求麻醉平稳，维持呼吸道的通畅，避免缺氧和二氧化碳积蓄，但为了控制颅内压麻醉者还可采取如下方法。

1. 脱水剂的应用

对颅内压增高危象，应立即经静脉快速推注或静脉滴注 20% 甘露醇 250 ml，一般认为甘露醇不易进入脑细胞，故用药后颅内压增高的反跳现象不严重，毒性也较低。但对充血性心力衰竭、低钾及糖尿病和肾功能衰竭者应慎用。此外，在抢救颅内压增高时可用速尿 40～100 mg 静脉推注，一般情况下用 40～100 mg 加入 10% 葡萄糖液中静脉滴注。此药因能严重扰乱水盐电解质代谢和产生肾脏损害，仅在抢救时使用。利尿酸钠作用与呋塞米相同，一般用法为 25～50 mg 加入 50% 葡萄糖液 20 ml 中，缓慢推注。50% 葡萄糖液 60 ml 静脉注射，也可用于降低颅内压。对休克或低血容量的颅内压增高患者，可选用低分子右旋糖酐（糖酐-40）500 ml 静脉滴注，此药也有利尿降颅内压作用。此外，甘油是良好的降颅内压药物，代谢分解后可作为能量被身体利用，可取 200～500 ml，静脉滴注 2～3 小时，因可能有溶血反应，需注意肾功能衰竭。

2. 肾上腺皮质激素

能提高机体应激力，改善血脑屏障，减轻脑水肿等，常用地塞米松 10～20 mg，肌内注射或加 20% 甘露醇中静脉滴注。

3. 体位的作用

颅内和脊髓段的蛛网膜下隙是相通的，应视为一个统一的液柱。当完全水平卧位时，则腰椎段与枕部的脑脊液压力应相等，而当头高位时，由于重力的作用，液柱的高处压力下降，而低处压力则升高。故手术时，欲使颅内压下降，应采取头高位。此种体位使脑的静脉压下降，有利于脑的血液回心，对颅内压的降低有作用。

4. 脑血管收缩药物的应用

硫喷妥钠、安泰酮、利多卡因均为有效的脑血管收缩药物，能快速降低颅内压，特别是硫喷妥钠，可使脑血流量明显减少，脑氧代谢率下降，但不宜大剂量使用。

5. 过度通气

使 $PaCO_2$ 明显下降，脑静脉压下降、脑血管收缩、脑血容量减少，颅内压可显著下降到 $2 \sim 3 \ cmH_2O$)。但如脑血管已麻痹，则其对 CO_2 的敏感性降低，过度通气降低颅内压的作用将消失。如果及时纠正脑的酸中毒，则仍可以恢复脑血管对 CO_2 的敏感性。

三、麻醉前评估和准备

（一）病情估计

1. 意识

可反映脑受损的程度。格拉斯哥昏迷计分，用以判断昏迷深浅，若各项计分相加得15，为正常；总分不到 7，时间持续又超过 6 小时，说明脑损伤或损害严重，麻醉须高度重视。

深昏迷患者做开颅手术，自然不需麻醉。但为使气道通畅并做控制呼吸以减低颅内高压，可用肌松剂，对气管插管引起的循环反应，要做适当预防。长时间昏迷患者，还容易有脱水、营养不良及贫血，须适当纠正。

2. 神经系统检查

作为麻醉前评估的重要内容，手术前必须对患者的意识、肢体活动度、瞳孔对光反射、有无视神经乳头水肿等作出全面判断。有条件者，术前应行 CT 或 MRI 等检查，以判断有无脑水肿、脑积水、中线移位以及占位性病变的位置，以便对手术时间、方式、风险、困难程度以及术中可能发生的问题作出判断，并做好相应准备。脊柱和周围神经手术时，术前应着重行与操作有关的结构和功能检查。

3. 水、电解质的变化

神经外科患者较常见脱水和电解质紊乱。主要原因为神经调节功能紊乱，医源性限水、神经内分泌异常、利尿作用和呕吐等可造成脱水和电解质紊乱。术前应作相应检查，并尽可能予以纠正，否则，会引起明显心血管功能紊乱。

4. 全身状况的评估

术前应了解患者全身重要器官功能，如心、肺、肝、肾功能检查。对长期服用抗癫痫、利尿、降压、抗心律失常、抗凝药等，术前不能停用，并注意麻醉期间药物的相互作用。对颅内动脉瘤患者，术前及麻醉期间应尽可能维持血流动力学稳定，避免诱发动脉瘤破裂出血。

（二）麻醉前用药

颅脑损伤和脑瘤的患者，多有颅内压增高的表现，易出现呼吸抑制，故吗啡类镇痛药不宜应用。无颅内压升高者，可给巴比妥类药。对颅内压增高病变压迫呼吸管理区（如下丘脑、中脑、桥脑及延髓）或有明显视神经乳头水肿，患者昏睡或处于抑制状态，可不给镇静药，镇静药有导致呼吸抑制的危险及混淆神经系统征象。

（三）麻醉药物的选择

由于麻醉药物对脑血流量和脑代谢有重大影响，故神经外科手术的麻醉选择，主要是注意使用的药物应对颅内压、脑血流量、脑代谢率、脑灌注压等的影响较小。同时选用那些安全、有效、苏醒快、对呼吸道无刺激、对循环及呼吸功能无明显抑制、苏醒后无恶心、呕吐的麻醉药物，以策安全。

1. 吸入麻醉药

1）氧化亚氮：15%的氧化亚氮对颅内压及脑血流无明显影响，高浓度时则有扩张血管和增加颅内压的作用，颅内压已升高的患者，吸入50%的氧化亚氮，颅内压将进一步升高。在给氧完善的情况下，氧化亚氮和氧的比例为1∶1时，一般均较安全，氧化亚氮与氟类麻醉药并用可促进颅内压升高。

2）安氟醚：如PaCO$_2$维持在25～30 mmHg，安氟醚可降低脑代谢率，但可诱发癫痫。

3）异氟醚：异氟醚在增加脑血流量、脑血液容量及颅内压方面，均比氟烷和安氟醚作用为小。但异氟醚对脑自身调节机制已低下者，则可能增加颅内压。过度通气时应用异氟醚，也可防止颅内压增高，且切皮前注射含肾上腺素止血盐水致引起心律失常，是颅脑手术常用的吸入麻醉药。

2. 静脉麻醉药

1）巴比妥类药：巴比妥类药使脑血流及脑代谢减少，并与剂量相关。硫喷妥钠有增加脑血管阻力，降低脑血流量，使颅内压下降，并能减少脑组织的需氧量，使脑代谢率降低55%，使脑脊液压力降低50%左右。在神经外科手术中，是较好的麻醉药。但多用作麻醉的诱导或其他麻醉药物的辅助用药，还可用于治疗颅内高压，对脑有保护作用。

2）神经安定镇痛药：常用氟哌啶—芬太尼合剂。其优点为使颅压下降，降低脑的氧耗量，增加脑对缺氧的耐受性，循环功能保持稳定，周围组织灌注良好，术后苏醒较快，便于对患者的观察，苏醒后仍可耐受气管内导管，无躁动或恶心、呕吐等。临床常配合氧化亚氮、羟丁酸钠或普鲁卡因麻醉等，亦可与其他吸入性全身麻醉药合用。

3）安泰酮：安泰酮能降低颅内压，对脑血流、脑代谢的影响与巴比妥类药物相似，与硫喷妥钠比较，苏醒期短，便于观察神经症状，术后恶心、呕吐发生率低，避免因颅内压升高而扰乱血脑屏障的功能。

4）氯胺酮：氯胺酮有明显升高颅内压、脑血流量和脑氧代谢率的作用。对原有颅内压增高的患者，其增加颅内压的作用更为明显，如与地西泮合用能减少颅内压升高的程度。由于氯胺酮可使脑脊液压力增高，故如需测颅内压以作诊断时，其结果往往不准确。又因其增加脑血流量及颅内压的作用明显，对颅内创伤患者应避免使用。

5）咪达唑仑：咪达唑仑使用后可由镇静至熟睡，抗焦虑，并有解痉、肌肉松弛及顺应性遗忘的作用。它也降低脑的氧代谢率，减少脑血流量，健康人静脉注射咪达唑仑0.15 mg/kg，使脑血流量下降33%。

6）普鲁卡因：普鲁卡因静脉注射有明显的镇痛作用，对中枢神经系统有轻度抑制，不使颅内压升高，还可抑制交感神经节的传导，降低心肌应激性。单独使用普鲁卡因的麻醉性能较差，常配合哌替啶或吩噻嗪类药物和肌肉松弛药。长时间的手术，可因输入液量过大，会促进脑水肿。

7）γ-羟基丁酸钠：羟基丁酸钠可通过血脑屏障，引起类似自然睡眠的麻醉现象。有降低颅内压的作用，对脑血流量也有明显影响。

（四）麻醉方法的选择

1. 局部麻醉

适用于头皮及表浅部位且手术时间短的手术，如头皮肿块、颅骨修补、脑室腹腔分流等手术，必要时可静脉辅用全麻药物。

2. 全身麻醉

多数神经外科手术均可在全麻下完成。全麻必须注意保持呼吸道通畅，通气良好，静脉压低，减少出血，无咳嗽和屏气，术后即能苏醒，不影响颅内压，不抑制意识和呼吸，利于术后意识变化的观察。目前，临床多采用静脉麻醉或静吸复合麻醉。

四、几种常见颅脑手术的麻醉及护理配合

（一）颅脑损伤手术的麻醉及护理配合

颅脑损伤包括软组织开放性损伤、颅骨骨折、脑实质损伤、颅内血肿等。颅脑损伤可产生急性硬膜外血肿，急、慢性硬膜下血肿，脑内血肿，出血性脑挫裂伤以及弥散性脑肿胀，术前 CT 检查可作出鉴别诊断。

颅脑损伤多为交通肇事、工伤事故以及意外伤害。伤情复杂多变，均属急诊入院，难以做到充分的术前准备。颅脑损伤患者有以下特点：患者处于昏迷状态，难以询问病史及受伤经过；可能为饱胃后受伤，易产生反流误吸；意识不清，可致舌根后坠阻塞呼吸道，引起二氧化碳蓄积；外伤累及丘脑下部、脑干及边缘系统，常引起呼吸、循环、胃肠道功能紊乱及体温变化，可能有外伤性尿崩症；多伴有颅内压升高；常为多处损伤，并处于休克状态。

麻醉时应注意加强监测，测量颅内压；支持呼吸，保持呼吸道通畅，必要时先行气管造口，充分给氧；有颅内高压者，可采取药物降压，必要时可做脑脊液引流；对浅昏迷伴有躁动不安者，应保持患者安静。

（二）脑肿瘤手术的麻醉及护理配合

脑肿瘤的主要特点：①术前有颅内高压；②病变部位顺应性降低；③由于长期卧床、瘫痪、厌食而出现体弱、营养不良；④使用过脱水剂而有电解质失衡；⑤颅内压高或麻醉不当可出现急性脑肿胀。由于脑肿瘤患者术前多有颅内压增高，麻醉诱导后即可静脉快速滴注 20% 甘露醇 1~2 g/kg，以便在切开脑膜之前颅内压已有一定程度的降低，以利手术的进行。

脑膜瘤瘤体多有沿静脉窦发展的趋势，由于血液循环丰富，术中极易出血，在分离肿瘤前施行控制性降压，麻醉力求平稳，避免缺氧及 CO_2 蓄积。

垂体瘤有垂体功能不足或下丘脑症状的患者，术中应给予地塞米松或氢化可的松等。对施行经口鼻蝶窦入路行垂体瘤切除术者，须严格防止血液经口流入气管。

对于颅内动脉瘤，术前宜将血压控制在适当水平。麻醉诱导必须平稳，防止麻醉诱导时，由于喉镜刺激引起颅内压升高而致动脉瘤破裂。术中如用控制性降压，可使瘤内压下降，瘤壁松弛，手术安全性提高。为了防止脑供血不足，平均动脉压以降至 50~60 mmHg 为宜，此时脑的血流灌注得以维持，而瘤壁张力即已显著下降。但收缩压如低于 90 mmHg 时，血管痉挛或梗阻的危险性增加。停止降压后，应补充血容量，以防止血压偏低时，出现脑血管痉挛。如术中出现血管瘤破裂，可将平均动脉压短时内降至 30~40 mmHg，直至外科医生控制住出血为止。

（三）颅后窝手术的麻醉及护理配合

颅后窝手术之所以重要，因脑干的低位生命中枢及关系脑脊液循环的导水管和第Ⅳ脑室，都在这里。麻醉处理不慎，可能危及生命。手术如刺激三叉神经根可出现血压突升；牵拉迷走神经又可出现心动徐缓，血压下降；如术中出现心动徐缓、呼吸紊乱，提示可能有脑干受损，预后不良。颅后窝手术，如采用坐位，虽有利于术野的暴露，静脉引流良好，静脉压低有利止血，不易伤及脑干等优点。但坐位可引起低血压，扰乱循环功能，以及脑干压迫性缺血，气管插管易于滑出，更为重要的是可能发生气栓、肺梗死等，必须早期诊断与处理。又由于颅后窝手术时间长，易致麻醉药物蓄积，出现苏醒延迟或反射恢复迟钝，呼吸道不易保持通畅，故不宜过早拔出气管导管，手术结束后，患者出现呼吸消失或严重呼吸抑制，要想到有颅内血肿或脑水肿的可能。术后宜送入 ICU严密监测、护理和治疗。

（四）脑血管手术的麻醉

脑血管疾病多见于中年人，病死率高，后遗症多。通常分为出血性和缺血性两大类。

1. 出血性脑血管疾病

出血性脑血管疾病包括高血压性动脉硬化、颅内动脉瘤和脑动静脉畸形。因出血形成血肿使脑组织受压，对有临床症状者应紧急手术止血、清除血肿。

1）动脉瘤或动静脉畸形破裂出血者，对有临床症状者应紧急手术止血、清除血肿，常须施行开颅动脉瘤或动静脉畸形夹闭术。

2）高血压动脉硬化是脑出血的常见原因。患者常突然发病，剧烈头痛、呕吐、伴有不同程度意识障碍，大量出血或出血侵入脑干者，可很快进入深昏迷，几小时内即可死亡。此类患者常须急诊手术，术前应重点了解主要脏器的功能及服药史，有无饱胃。宜采用气管内全麻，麻醉诱导及维持，尽可能避免血压波动，对收缩压高于 200 mmHg 者，可行控制性降压，将收缩压维持在 150 mmHg 左右。昏迷患者术后应保留气管导管，以利于清除呼吸道分泌物，及便于机械通气，待病情好转后再拔除气管导管。

2. 缺血性脑血管疾病

缺血性脑血管疾病是指脑血栓形成和脑栓塞，脑缺血性疾病多见于老年患者，常合并有高血压、糖尿病、肾功能不全和肺部疾病，有较高发生脑卒中的危险。临床上多半表现为短暂性脑缺血发作、可逆性脑缺血发作、部分性脑卒中。手术主要采用颈动脉内膜剥脱术和颅内外动脉转流术。

行颈动脉内膜剥脱术，术前应行颈动脉造影，了解侧支循环程度。对高血压应适当控制，严重心肺功能障碍及半年内有心肌梗死病史者应列为手术禁忌。采用颈丛阻滞麻醉，术中可以持续了解患者神经系统状态，但易产生严重并发症。气管内麻醉是常用的麻醉方法，为防止手术操作引起心动过缓或低血压，可在颈动脉鞘内注射利多卡因浸润。术中应避免低血压和缺氧，特别是在阻断颈总、颈内、颈外动脉后，即使短暂的脑氧合不足亦可导致永久性神经功能障碍，可应用巴比妥类药、扩血管药以及低分子右旋糖酐等进行脑保护，以及维持新吻合血管通畅，防止血栓形成。

颅内外动脉转流术，属于脑血管重建手术。多采用颞浅动脉和大脑中动脉吻合，此类患者多伴有全身动脉硬化，术前应注意充分评估血管情况。麻醉维持过程应能提供良好的手术野及充分的脑灌流。为降低呼吸引起的脑表面波动样活动，可采用低潮气量及低水平 PEEP $3 \sim 5$ cmH$_2$O，不可做过度通气，以免侧支循环减少、吻合血管变细。芬太尼及硫喷妥钠既能保持麻醉平稳，又可对脑组织起保护作用。术中应维持适当麻醉深度，应使术后患者尽可能早清醒。

（张睿）

第九节　耳鼻咽喉科手术麻醉与护理配合

一、耳鼻咽喉科手术麻醉的特点

耳鼻咽喉科手术的范围涉及头颈和颜面部，其解剖结构复杂，且有多种生理功能，对维持生命活动有十分重要的关系。手术部位多在腔隙深部，术野小、操作困难，有些还十分精细。为保证手术顺利进行，麻醉处理有其特殊性。以往耳鼻咽喉科手术多在局麻下进行，但随着耳鼻咽喉科手术的发展，手术范围扩大，难度增加，显微外科技术也已在耳鼻咽喉科应用，目前要求在全麻下进行手术的比例正在不断增加。耳鼻咽喉科手术麻醉有以下几个特点：

（一）麻醉与手术共用同一气道，易干扰呼吸，发生误吸

耳鼻咽喉科疾病如某些先天性解剖异常、感染、肿瘤、损伤和异物均可累及气道，手术操作在咽喉部也可直接影响气道通畅，术中因出血多易流向咽喉部，表面麻醉抑制咽喉反射，有可能造成误吸。部分气道阻塞患者可出现呼吸困难、发绀、心动过速、高血压、出汗和喘鸣，严重者若得不到及时救治，患者可因缺氧而致死。因此，为了确保气道通畅，防止误吸，采取气管内插管麻醉较为安全。术毕必须待咽喉反射恢复、意识清醒、肌张力恢复才能拔管。气管内插管虽能防止误吸，便于呼吸管理，但是应注意手术操作时头颈位置变化使气管导管位置移动，易发生导管折曲、阻塞、脱出声门或插入过深。因此，对气管导管要妥善固定，选用带套囊导管以防术中血液及分泌物流入气管。术中因肿瘤等组织脱落至咽喉部，应在拔管前用喉镜明视下检查咽喉部，及时清除异物以确保气道通畅。

（二）术野出血多，止血困难

耳鼻咽喉科手术位于头颈部，其血液循环极其丰富，血管吻合支多，耳内及鼻咽部术野小，加之手术操作的部位较深，暴露困难，止血不便，因此失血量多，常局部应用肾上腺素及肾上腺素纱条填塞止血，要注意禁忌吸入如氟烷等麻醉药，以免造成严重心律失常。

（三）慎用肌肉松弛药

耳鼻咽喉科手术很少需要肌肉松弛，主要以镇痛为主，但在临床上对气道通畅无插管困难的患者，诱导时可应用肌松药行气管插管，麻醉维持中应用肌肉松弛剂，可避免以深麻醉抑制咽喉反射对患者的严重影响，能在浅麻醉下防止屏气、呛咳和呕吐所引起的术野出血增多。但对于估计有气道阻塞或插管困难的患者如扁桃体肥大、咽喉肿瘤、舌体异常等，在麻醉诱导时易发生气道梗阻，故禁用肌肉松弛药，而应采用清醒插管或逆行引导气管插管，甚至气管造口插管。在耳内手术中，需做面神经刺激试验，为避免对神经刺激试验受干扰，最好不用肌肉松弛药。特别要禁用去极化肌松药，如氯化琥珀胆碱（琥珀胆碱）。

（四）防止颈动脉窦反射

因耳鼻咽喉科手术需要，在施行颈外动脉结扎术、颈淋巴廓清术，以及全喉截除术时，常因刺激颈动脉窦而引起颈动脉窦反射，出现血压急剧下降和心动过缓。此反射个体差异较大，老年人、动脉硬化患者容易发生。术中应严密观察，一旦发生颈动脉窦反射可暂停手术，对症处理即能恢复。

（五）中耳压力改变

中耳和鼻旁窦都是人体内环境与外界相通的通道，但无气体交换的腔隙。中耳通过耳咽管间歇性地与外界相通，鼻旁窦开口于鼻腔。当病变阻塞这些腔隙开口时（耳咽管闭塞），则这些腔隙内压力就不与外界相平衡。因氧化亚氮在血中的溶解度高于氮气，两者的血/气分配系数相差 34 倍，在氧化亚氮麻醉下，吸入高浓度氧化亚氮时，对存在咽鼓管不通畅的患者易致中耳压力明显上升；而当停用氧化亚氮时，中耳压力突然下降。这种压力变化对中耳手术影响极大，甚至可致手术失败。因此，在中耳手术时尽量不用氧化亚氮。

由于耳鼻咽喉科手术操作在头颈部，麻醉操作和观察离患者较远，增加了麻醉观察和判断深浅的困难。因此，在手术中更要加强责任心，对患者注意全面观察，以确保患者安全。

二、麻醉的选择与管理

（一）麻醉前访视

耳鼻咽喉科择期手术患者，多数为年轻人，健康状况良好，但合并全身性疾病者也并非少见，尤以老年人更为多见。因此，仍应强调术前访视的重要性。例如喉癌患者常有长期吸烟史，不少患者可合并慢性阻塞性呼吸系统疾病或心血管疾病。在术前访视中应特别重视呼吸类型及病变累及气道的情况。从病史、体检、实验室检查等了解病变范围和气道阻塞程度。病史中要重视呼吸困难、气短、声嘶、吞咽困难、喉损伤及近期头颈放射治疗或手术史。对曾施行过气管内麻醉的患者，要了解上次气管内麻醉操作经过以及其成败经验。体检时应了解鼻、口腔和头颈部情况；间接喉镜检查和喉气管断层摄片检查可了解喉活动情况、病变部位气道阻塞情况。肺功能测定和血气分析有助于了解呼吸功能障碍类型及其严重程度。对鼻出血和扁桃体术后出血患者，要正确估计失血量，由于血液可咽入胃内，以致失血量常易估计偏低，此种患者术前可能存在低血容量和血吸入下气道而影响通气。慢性鼻出血患者可能合并全身疾病，如高血压、白血病、恶病质以及应用抗凝药如双香豆素或阿司匹林等。要重视对其既往史、家族史的询问，以及肝功能和凝血机制检查。

（二）麻醉前用药

1. 镇静药

常用地西泮 0.15 mg/kg，术前 90 分钟口服，小儿用量为 0.1 mg/kg，该药有抗焦虑和镇静作用，但对气道轻度阻塞的患者应慎用或减量应用，严重气道阻塞患者应禁用。

2. 抗胆碱药

常用阿托品，剂量成人 0.5 mg，儿童 0.01 ~ 0.02 mg/kg，术前半小时肌内注射，它可抑制唾液腺、气管和支气管黏液腺的分泌作用，对全麻和局麻患者均适用，还可消除迷走神经反射，与灭吐灵同时使用能增加胃蠕动，提高贲门括约肌的张力，加快胃排空并可预防呕吐及反流的发生。

3. 阿片类镇痛药

虽在急诊患者可缓解剧烈疼痛，稳定情绪，消除疼痛在休克发展中的有害作用，并增强局麻药效果，但此类药抑制咽喉保护性反射，以致在鼻咽和喉手术后有可能误吸血液或分泌物，在中耳和内耳手术患者又可能引起恶心、呕吐，故不宜应用。

（三）麻醉选择

1. 局部麻醉

受手术范围、时间及局麻药用量的限制，一般仅适用于时间短、操作简单的手术和合作患者。对于手术范围广、难度大或精细的显微外科手术，要求患者头部长时间固定在特定位置，并保持合作和不动；对于小儿、老年人和精神紧张患者，采用局麻难以良好合作。对于内镜手术，要求肌肉松弛、声带固定等情况下局部麻醉也不够理想，可考虑采用全身麻醉为佳。局部麻醉一般由手术者自行操作，要求尽可能阻滞神经。

2. 全身麻醉

全麻可使患者意识消失，不受手术范围和时间的限制，对全身影响较大，不良反应多，气管内插管麻醉可控制呼吸，防止血液和分泌物误吸入肺。对不合作小儿及患者能长时间保持固定头位，便于显微外科的精细操作，且能消除或减弱喉头反射和迷走神经反射，减少这些反射对心血管系统的不良影响。但麻醉与手术常在同一气道中进行，可相互干扰，影响手术视野清晰，妨碍气管导管的固定与通畅度。耳鼻咽喉科手术需在全身麻醉下操作，对于术前评估无气道困难的患者常规做气管内插管，为了使插管后能迅速恢复气道的保护性反射，常选用静脉麻醉药快速诱导后，经口或鼻气管插管。该法优点是诱导快，患者较舒服，很快意识消失，肌肉松弛，应激反应小。最常用的方法是用静脉麻醉药＋镇痛药＋短效肌松药静注，行气管插管、辅助和控制呼吸。用于诱导的静脉麻醉药有 2.5% 硫喷妥钠、依托咪酯、盐酸咪达唑仑、丙泊酚（异丙酚）等。可根据病情及手术需要合理选择麻醉诱导用药。硫喷妥钠常作为首选药，但哮喘、休克、血容量不足患者禁用；心功能差，血流动力学不稳定可选择盐酸咪达唑仑（多美康），手术时间短，要求起效快、苏醒迅速的可选择依托咪酯、丙泊酚等。地西泮、氟哌利多、羟丁酸钠和阿片类的适当组合可使患者产生逆向和顺向遗忘，有利于提高麻醉效果。在插管前静注芬太尼、利多卡因、可乐定等，可预防气管插管的应激反应。

对有气管阻塞症状或颞颌关节强直张口困难者，原则上不选用肌松药快速诱导插管，以用清醒插管保持患者清醒和自主呼吸，妥善解决后再做全身麻醉。清醒插管前应向患者讲清这一操作的必要性，使患者有心理准备，取得合作，术前需用颠茄类药物，使黏膜干燥，也便于局麻药喷雾起作用。表面麻醉常用 1% 丁卡因或 2%～4% 利多卡因喷雾舌根和咽喉后壁及梨状隐窝处，气管内表面麻醉可经环甲膜穿刺注入上述局麻药 2 ml。同时适当地应用一些镇静药，可以缓解患者的恐惧烦恼，提高痛阈，使患者耐受气管插管的操作。在保持自主呼吸的条件下做盲目插管，或用喉镜暴露明视插管，有时需借助光导纤维喉镜做引导插管，有些患者在上述方法不成功时需做气管造口插管。全麻维持常用恩氟烷（安氟醚）或异氟烷（异氟醚），或用神经安定镇痛药辅以氧化亚氮吸入或间断静注芬太尼。如需做辅助呼吸或控制呼吸，可静脉注射非去极化肌肉松弛药，如苯磺阿曲库铵（卡肌宁）、万可松、本可松等，恩氟烷（安氟醚）与异氟烷（异氟醚）对气道无刺激性，术后气道保护性反射恢复也迅速，对心肌应激性的影响较小。

为减少耳鼻咽喉科手术区域的出血，除局部用肾上腺素和保持头抬高15°外，有时还须施行控制性降压。硝普钠、硝酸甘油和三磷酸腺苷是目前最常用的控制性降压用药。控制性降压确实可减少手术失血量，但这种方法也存在违背生理原则，阻碍机体内在反馈调节的一面，因此，除要具备熟练的技术外，还必须掌握有关基础理论知识，严格掌握适应证。

三、常见几种耳鼻喉科手术的麻醉及护理配合

（一）支气管镜检查的麻醉

支气管镜检查是一种较普通的操作，但对麻醉要求颇高。这类患者术前多有呼吸困难，肺部可能已有严重感染。因此，要求麻醉既不能加重缺氧又能迅速诱导至足够的深度，俾能顺利放入支气管镜，术中还能不断补充麻醉药，维持患者于适当的麻醉深度，检查完毕后，应能迅速清醒。一般成人支气管镜检，估计气道无出血，能合作的患者，可在黏膜表面麻醉下施行。此种麻醉虽然在镜检操作中有时很不舒服，但成人尚可完成。小儿则多不合作，不可能采取局部麻醉。否则由于手术刺激，而引起挣扎、呛咳，致加重缺氧，并易造成损伤，甚至可导致死亡。施行纤维光导喉镜或纤维光导支气管镜检时，一般均可用局部麻醉。支气管镜检，多在灯光暗淡的情况下进行，对观察患者不利。麻醉者应常规用手电照明，密切观察情况的变化。同时，镜检操作可能加重气道阻塞或损伤气道，发生出血、气管破裂或因气道压力高而出现气胸，应予注意。如用全身麻醉，待异物取出后，宜继续吸氧数分钟，清醒后送回病房。

（二）食管镜检查的麻醉

食管镜检查一般皆在局部麻醉下进行，对小儿和不能合作的患者，特别是食管内有较大异物的患者，为了使咽喉和食管入口处放松，最好在全身麻醉下进行检查。在局部麻醉下进行食管镜检查，当食管镜插入后，若因体位不当或镜管太粗，在检查过程中，可压迫气管后壁，出现气促、呼吸困难等。有的患者可出现迷走反射现象，表现为脉搏变慢、血压下降等。如遇此种情况，应立即减轻刺激或暂停检查，待情况好转后，再继续进行。

局部麻醉常用麻醉方法，是先用1%丁卡因做口咽部和咽喉部喷雾2~3次，总量约2 ml，然后再用蘸有0.5%丁卡因溶液的喉咽麻醉交叉钳放在双侧梨状窝，数分钟后即进行镜检及取异物。儿童选用全身麻醉。

全身麻醉时，可采用静脉快速诱导气管内插管，静脉注射肌肉松弛药控制呼吸，根据手术时间长短、复杂程度来选择维持用药及方法，与一般麻醉无大区别。为便于食管镜检操作，应将气管导管和牙垫分别固定在口角两侧或取出牙垫，待手术完毕取出食管

镜后再放入牙垫，均收到良好效果。

（三）耳科手术的麻醉

多数施行耳科手术的患者为年轻、健康者，手术本身并不构成致命的威胁，麻醉管理与保持气道通畅一般无特殊困难。耳壳、外耳道和短小手术可在局部麻醉下完成。耳听小骨重建、镫骨切除、鼓室成形、面神经减压或电子耳蜗植入等手术在显微镜下操作常需用全身麻醉。显微外科手术操作精细，需要一个相对无血清晰的视野，术野局部常需用肾上腺素棉片，必要时需施行控制性降压。降压方法采用气管内吸入全麻合并应用血管扩张药，强调药物的配合使用。平均动脉压不低于 60 mmHg，即能提供无血视野，并能保证足够的心、脑血供。耳科手术麻醉中氧化亚氮的应用应十分慎重，氧化亚氮在血中的溶解度比氮气大 32 倍，且维持麻醉时吸入浓度又高，因而在咽鼓管不通畅患者易致中耳压力明显升高，可出现鼓膜膨出、鼓膜移植片脱离或传导性耳聋等并发症，为此氧化亚氮浓度应限制在 50% 以内，可与其他强效吸入麻醉药并用以提高麻醉效果。在关闭中耳腔前 15 分钟即停吸氧化亚氮，并用空气冲洗中耳，这样可减少或避免上述并发症。术中为配合术者防止面神经受损，如果采用肌肉松弛药，则应保留自主呼吸，这样可保留部分肌肉颤搐反应，以便及时识别。其实耳科手术并不要求完善的肌肉松弛，甚至可不用肌肉松弛药，用神经安定麻醉或静吸复合维持麻醉。

（四）鼻腔和鼻旁窦手术的麻醉

一般的鼻腔和鼻旁窦手术在局部麻醉下即可完成，但有些手术如鼻旁窦恶性肿瘤根治术、鼻咽纤维血管瘤摘除等较复杂手术，仍需在全身麻醉下进行。这些手术出血量较大，术中要正确估计失血量，监测血流动力学改变，及时补充血容量，保持静脉输血、输液途径通畅，同时要防止血液流入气管。为防止血液误吸入肺内，需选用带套囊气管导管或做后鼻孔纱条填塞，术后要吸尽鼻咽部积血，然后取出填塞物或拔管。全身麻醉可用吸入和静脉复合麻醉药或神经安定镇痛药。麻醉性镇痛药的用量应控制，防止过量，否则术后气道保护性反射受到抑制，易致血液误吸。为了减少术中出血及手术视野清晰，可采用控制性降压。此类病例多见于中老年的患者，对于控制性降压严格掌握适应证，尤其对老年患者常见的动脉硬化、冠状血管供血障碍、肾功能衰退、低血容量等病情同时存在，对低血压的耐受性相对较低，使用控制性降压以前，必须对这些患者的病理生理进行适当地纠正，其中尤以全血容量为重要。对于手术野位于头部，使手术野调整达最高位置，不降压出血也许明显减少。降压的措施宜于切口开始后即开始施行，过早降压将会影响观察手术中出血情况，过晚降压可能与手术未必完全配合。血压下降的程度则以手术出血已有较明显的减少，有的患者动脉压虽仅 10～20 mmHg 降低，出血即可明显减少，也许由于静脉压已有较明显的下降之故。术中必须行连续动脉压、心电图、脉搏、氧饱和度监测，最好行中心静脉压监测，随时判断患者心血管状态的变化。

（五）扁桃体摘除术的麻醉

扁桃体及腺样体摘除为耳鼻咽喉科最常见的手术，手术虽小，但出血、误吸和气道梗阻是对患者的严重威胁，应予以足够重视。

成人扁桃体摘除术可在局部麻醉下进行。因局部血液循环丰富，局部麻醉药内可加入少许肾上腺素，但切勿注入血管。局部麻醉后喉反射受到抑制，因出血急剧、量多，也有发生误吸窒息的危险。因此，麻醉前必须减少剂量。在小儿行扁桃体摘除术时，如果腺体较大又无粘连，可采取挤切法，因操作迅速、反应轻，不需任何麻醉。而腺体小、粘连严重时，常需全身麻醉。由于此手术操作的解剖位置是呼吸道的关口，迷走神经丰富，手术刺激及血性分泌物均能刺激迷走神经，易引起喉痉挛。因手术时间短、手术小，但仍需要深麻醉。术中注意保持呼吸道通畅，保证口腔内干净。过去常用口腔乙醚冲气麻醉，因为此法难以达到扁桃体手术要求的深麻醉；手术中血性分泌物多，稍不注意，易流入气管，造成呼吸道梗阻，甚至窒息的危险，现这一方法很少用。如今已采用气管内全麻，该麻醉可以保持平稳的深麻醉，保持呼吸道通畅，防止分泌物进入气管内，还可从导管内反复吸引分泌物，故易保持呼吸道通畅，但是经口腔插导管易妨碍手术操作，摘除一侧扁桃体后，将导管在声门以外的部分推移向对侧，对喉头声门容易损伤，若不注意，导管还可能脱出外到口咽部，产生危险。经鼻腔插管时，无口腔插管的缺点，但小儿的鼻腔小，导管较细，呼吸道阻力增大，又可能对鼻腔黏膜有不同程度的损伤，刮除腺样体不便，对摘除扁桃体手术是有利的。术中要求止血完善，扁桃体手术结束后，要求气道保护性反射迅速恢复，吸清咽后壁血液，观察无活动性出血才能拔管。拔管后应取侧卧头低体位，以保证分泌物及时引流至口外，防止潴留在咽部而刺激声门或误吸入肺。

临床上遇扁桃体手术后出血，需急诊手术止血。对此类患者，麻醉甚为棘手。成人或较大的患儿，可不用麻醉或局麻下止血最为安全。但年龄较小的患儿，不可能合作，必须在全身麻醉下进行止血。因为扁桃体术后出血，可能有相当一部分血液已吞入胃内，如不做气管内插管，呕吐物很可能误吸入气管内，而产生窒息。特别要注意的是，在诱导过程中，可能出现大量胃内陈血反流，阻塞呼吸道，甚至产生误吸。所以，在麻醉诱导时，必须有气管造口术的准备。若诱导时有呕吐，误吸严重，产生窒息或呼吸道梗阻，应迅速做气管切开。

（六）全喉切除术的麻醉

全喉切除术是对声带和其邻近组织的恶性肿瘤所采取的手术方法，是耳鼻咽喉科最大型的手术之一。这类患者年龄多在 40 岁以上，由于手术后失去说话能力，因而患者往往顾虑重重。因此，术前应作好思想工作和心理治疗。解除顾虑，求得合作。全喉切除术的特点在于：手术广泛，可能气道部分阻塞，如术前已用过放射治疗者，气道阻塞可加重、组织纤维化、喉及会厌固定，从而增加气管插管的困难。不少患者术前已先做气管造口，可经此造口插管，吸入全麻药，或使用其他静脉麻醉方法，维持麻醉。全喉切除术时可压迫颈动脉窦，出现心动过缓和低血压，严重时可出现心搏骤停，应注意监测。此外，还需警惕颈部大静脉破裂，其有致气栓发生的可能。一旦发生气栓则应局部加压，防止空气继续进入，气栓量大时，应安置心导管至右心房抽吸空气。

（张睿）

第十节 头颈部手术的麻醉与护理配合

头颈部手术主要包括头颈部肿瘤、外伤、先天性畸形、淋巴结转移癌等疾病的手术。这些手术的部位在头部、颈部的前方或内侧，虽然手术范围不是太广，有些手术也不太复杂，但根据其解剖、生理、病理变化特点，需要合理选择麻醉方法和麻醉药的应用。麻醉重点是呼吸道的管理。术前应了解患者有无气道压迫和梗阻、气管插管的难易程度。术中加强呼吸、循环监测，尤其是呼吸道监测。术后拔管时要使患者的呼吸通气量、咳嗽、吞咽反射、肌张力恢复和呼唤反应恢复，才能拔管，估计术后有气道阻塞者，可行预防性气管切开以便保证患者安全。

一般头颈部手术可在神经阻滞或局部麻醉下进行。但对于颈前巨大肿物、有压迫气道或已形成呼吸道梗阻，或者广泛的颈部手术，则常需在全身麻醉下进行。

一、头颈部手术麻醉的特点

1）头颈部重大病变可能造成患者进食困难、气管受阻或循环障碍，容易出现呼吸梗阻、肺部感染；贫血、低蛋白血症、脱水及电解质失衡等，术前须加以矫正。此外，要重视患者口腔卫生，以防感染的发生。

2）全麻必须做气管内插管，以便于呼吸管理。但对术后容易发生呼吸困难及吞咽障碍的患者，在术前或术后即时做气管切开为安全，这些情况包括下颌骨部分切除后易致舌下坠；口咽或双侧颈部广泛手术出现声门水肿；甲状腺术后造成声带麻痹、气管塌陷，以及张口受限的任何手术。

3）全麻一般不必过深，任何全麻用药或全麻方式，都可据情应用；做控制呼吸或自主呼吸，亦无特殊限制。

4）头颈部重大手术可能造成胸膜破裂；出现大出血或迷走反射致心搏骤停或血压下降、心律失常，皆须暂停手术，积极处理；术前应做好抢救用具、用药、用血的准备；静脉通路亦应有两条。

5）加强术中对呼吸、循环、失血量及出入量的监测。

6）必须结扎颈内动脉或颈总动脉的患者，如术前已进行颈动脉造影或其他准备，了解其对侧颈内动脉血流的代偿情况，选用低温麻醉更较安全。对暂时须中断一侧颈内动脉血流的病例，亦应做低温麻醉，中断血流的时间，不能超过降温所允许的范围。在血流暂断的期间内，要不断观察瞳孔变化，以了解中枢的缺血反应。

7）做头颈部手术有时易伤及多种神经，但与麻醉有关的是：

（1）迷走神经，不仅引起心血管严重反应（如血压下降、心率缓慢，甚至心搏骤停），还可能因切断迷走神经而致声带麻痹，造成拔管后呼吸困难（双侧时）或误吸（一侧损伤）。

（2）膈神经受损，影响膈肌运动，肺膨胀受限。

二、麻醉的选择和管理

（一）麻醉前准备

麻醉前应充分了解疾病的性质、部位、手术范围，病变有无浸润附近器官，有无全身情况变化等。要了解全身主要系统的功能，如循环、呼吸，肝、肾功能，水和电解质，基础代谢，精神及营养状态等，有无功能障碍或疾病。根据所了解的情况充分做好麻醉前准备工作，如加强营养、药物治疗、维持正常循环、呼吸功能，纠正水、电解质平衡失调，并在此基础上考虑麻醉方法和药物选择。

（二）麻醉选择

1. 无呼吸困难、无气道压迫的慢性疾患

如复杂的甲状舌骨瘘、恶性肿瘤的淋巴清扫及颈部外伤血液流入气管内造成呼吸道梗阻者，可在快速诱导下，行气管内插管。

2. 有呼吸道压迫或呼吸困难的患者

由于其气管已移位，管腔内径已变窄，喉头的解剖结构已经改变。如巨大甲状腺囊肿或实质性肿物等，为保持术中呼吸道通畅，可行气管插管。同时注意以下方面：对于此类患者，注意诱导方法，应在表面麻醉下清醒插管。麻醉前镇静剂和镇痛药均应减少或不用。吗啡、哌替啶抑制呼吸要慎重，以免减少通气量，加重呼吸困难。在清醒状态下，自主呼吸及咳嗽反射存在，自身有克服呼吸阻力的能力。如全麻患者意识消失以后，咳嗽反射被抑制，甚至呼吸中枢受到程度不等的抑制，失去了克服呼吸阻力的能力，颈部肌肉松弛，肿物失去了支撑，对气道进一步压迫，使气管阻塞加重，可造成患者窒息，尤应注意。

3. 插管途径

1）一般尽量争取经口明视插管，可减少损伤。

2）对经口明视暴露声门困难者，则经口盲探或经鼻盲探插管。

4. 导管粗细及长度

1）根据 X 线片气道受压的程度来决定。一般选用小一号的气管导管。

2）导管要通过狭窄区之下 1～2 cm。

3）导管质量应有韧性，或用金属螺旋乳胶导管，以防术中导管被压后，管腔内径变窄。

5. 拔管时机

应在麻醉已经减浅，咳嗽、吞咽反射和肌张力恢复，意识清醒后拔管。拔管前应密切观察患者自主呼吸潮气量、频度、呼吸波形和氧饱和度。估计拔管后可能有气道阻塞者，可考虑留置导管入苏醒室，必要时可行预防性气管切开，然后再拔管。

（三）麻醉的维持

麻醉的维持可根据患者的病变范围和手术要求合理选择药物，以克服外科手术刺激，维持心血管平稳。对于无呼吸困难和气道受压的患者，可以用各种麻醉药。常用的麻醉药如下。

1. 吸入麻醉药物

1）氧化亚氮：氧化亚氮又名笑气，是一种不燃烧、不爆炸、作用微弱的气体麻醉药，必须与氧合用，以防缺氧，而且与氧合用时的最高容积应在70%。其 MAC 为101.00 vol%，单独以氧化亚氮和氧进行麻醉是不够的，必须和其他吸入麻醉药同用。氧化亚氮于短时内使用，是毒性最小的吸入麻醉药，对循环系统基本上无抑制，不引起心律和血压的变化，对呼吸道无刺激性，不增加分泌物和喉部反射；对肝、肾等实质脏器也无影响。因此，凡一般状况欠佳，肝、肾功能不良及危重患者，氧化亚氮—氧吸入并复合应用其他麻醉，采用半密闭式装置，是这类患者常用的麻醉方法。

2）氟烷：氟烷的化学名称三氟氯溴乙烷，为无色透明液体，带有苹果香味，无刺激性，用药后无不舒适感觉。不燃烧、不爆炸。其麻醉效能较强，MAC 为 0.77 vol%，有效的安全浓度为 0.5% ~ 2%。氟烷麻醉时咽喉反射消失很快，不易引起喉痉挛或支气管痉挛；也无咳嗽、分泌物增加和呕吐等现象。浅麻醉时对呼吸、循环系统无明显影响。氟烷麻醉时肌肉松弛不全，一般仅用于浅麻醉。颅内压增高患者禁用，肝病患者慎用或禁用。麻醉中不宜用去甲肾上腺素，以防心律失常。肾上腺素可引起严重心律失常，甚至心室纤颤，应谨慎使用。氟烷无明显肌松作用，但能增强非去极化类的肌松药效果。它还具有神经节阻滞作用，因此与筒箭毒碱合用时能引起明显的血压下降。三碘季铵酚使心率增快、血压升高，用于氟烷麻醉较为合适。氟烷对产妇子宫收缩有一定影响，能引起产后出血，故难产与剖宫产患者禁用。

氟烷对肝脏的损害可能与其在体内的代谢有关，尤以在低氧状态下更易发生，因此，凡患者处于低氧状态，均以不用氟烷吸入麻醉为妥。

氟烷使用方法：通常用半密闭法，国内亦常用密闭法。

3）安氟醚：安氟醚为一种新的含卤素的，在各种浓度都不燃烧的吸入麻醉药。安氟醚化学性能稳定，其麻醉效能好，其 MAC 为 1.70 vol%。本品在世界范围内广泛应用表明，安氟醚具有较好的肌肉松弛和止痛作用，对呼吸、血压、心率影响小，麻醉诱导时间 5 ~ 10 分钟，较氟烷快，对呼吸抑制轻微。较少发生恶心、呕吐现象。具有麻醉效果好、苏醒快、安全范围大等特点，是一种理想的麻醉药物。本品适用于全麻的诱导和维持，可与静脉全身麻醉药和全身麻醉辅助药联合使用。肾功能不全者慎用。不能与麻黄碱或儿茶酚胺类药同时应用。癫痫患者或对含卤素的吸入麻醉剂过敏者禁用。安氟醚在体内代谢数量少、时间也短，比氟烷安全。它对肝脏基本上不致引起毒害。但为安全起见，凡肝功能受损害者以不应用此药为好。

4）甲氧氟烷：甲氧氟烷为无色透明液体，带有轻度的刺鼻香味，对呼吸道无刺激性。在室温下不燃烧、不爆炸。全麻及镇痛效能极强，但诱导及苏醒较氟烷为慢，其

MAC 为 0.16 vol% 。有良好的肌肉松弛作用。对循环及呼吸功能的影响较氟烷轻微，但对肝、肾均有毒性，长时间使用有引起肾功能不全的报告。多用于复合麻醉，很少单独作用。

5）异氟醚：本品是一种新的吸入麻醉药，其理化特性与安氟醚相近，其麻醉性能好，其 MAC 为 1.30 vol% ，介于氟烷与安氟醚之间。从药理作用来看，异氟醚有许多优点，胜于氟烷和安氟醚。心脏功能维持更好，室性心律失常不易发生；浅麻醉时脑血流量和颅内压增加轻微；对生物降解有抗力，毒性很小。可安全地用于各年龄组、各种身体状况的患者和各类手术；可与临床麻醉中常用的药物并用。突出优点为，心血管状态十分稳定，尤其在危重患者；肌肉松弛良好，肌松药用量可减至常用量的 30%；由于其溶解度低，诱导和苏醒迅速；本品副作用和并发症少，未发现毒性反应。本品能导致流产，故产科慎用。

吸入麻醉的实施：吸入麻醉药已经很少用于成人的全身麻醉诱导，小儿全身麻醉诱导仍在应用。将麻醉面罩置于儿童的口鼻部，开启氧气和麻醉药挥发器，逐渐增加麻醉药的吸入浓度，待患儿入睡并意识丧失后，进行静脉穿刺，并连接输液装置，静脉注射肌松弛药和麻醉性镇痛药，完成气管内插管。

吸入麻醉药主要用于全身麻醉的维持。气体麻醉药氧化亚氮血气分配系数低，麻醉作用起效快，但麻醉效能弱，难以单独使用来维持麻醉。挥发性吸入麻醉药，如恩氟烷、异氟烷和七氟烷，麻醉效能强，吸入后可使患者的意识丧失，镇痛完全，并可获得一定的肌松弛，能够单独用于维持全身麻醉。临床上常将氧化亚氮—氧—挥发性吸入麻醉药合并使用，氧化亚氮的吸入浓度维持在 60% ~70%，再根据手术的刺激，及时调节挥发性吸入麻醉药的吸入浓度，必要时给予肌松弛药，能够维持麻醉过程平稳，手术结束后患者容易立即苏醒。

2. 静脉麻醉药物

静脉麻醉具有诱导迅速、对呼吸道无刺激性、患者舒适、苏醒较快、无污染及操作方便等优点，是临床上常用的麻醉方法。常用药物有硫喷妥钠和氯胺酮。

1）硫喷妥钠：为超速效巴比妥类药，是微黄色粉末，易溶于水，呈强碱性。其水溶液在室温下不稳定，容易破坏，临床用粉针剂，溶解后应立即使用。本品主要作用于中枢神经系统大脑皮质和网状结构，产生镇静催眠作用，易于通过血脑屏障，使脑血流减少、降低颅压，有抗惊厥作用。对呼吸有明显抑制作用，可诱发喉及支气管痉挛。对循环系统可使排血量减少。用量过大或注入速度过快可引起血压下降，对心力衰竭患者慎用。临床常用 2% ~2.5% 溶液肌内或静脉注射。常用作全麻诱导，维持、基础麻醉和小手术等。溶解后的硫喷妥钠如发现混浊，不可应用。由于它的强碱性，一般不从肘部静脉注射，以防万一漏出血管，易使正中神经受损，通常选用远端的手背静脉注射。

2）γ-羟基丁酸钠：为人体脑组织的正常成分。具有镇静和催眠作用。毒性很小，对循环和呼吸系统无抑制作用。由于此药无明显镇痛作用，很少单独使用，只作为其他麻醉的辅佐药，或作为危重患者、心脏病患者的麻醉诱导剂。常用剂量为 50 ~100 mg/kg，单次和分次静脉注射。维持时间为 45 ~60 分钟。此药也常用作小儿基础麻醉用药。

3）氯胺酮：是一种非巴比妥类速效静脉麻醉药。主要作用于大脑中的丘脑—新皮质系统，用药后麻醉浅，镇痛完全，并使患者处于浅睡状态。多数患者用药后术中能睁眼，表情淡漠，眼睑或张或闭，眼球有活动，但痛觉消失。本品发挥作用及恢复均较快，安全性大。可使血压、颅内压升高，偶有抑制呼吸，因此高血压、青光眼、颅内压高的患者禁用。麻醉苏醒期常发生精神激动、梦幻现象，给予安定镇静药后可缓解。临床常用5%溶液1~2 mg/kg静脉注射，5~10 mg/kg肌内注射，也可用1%溶液静脉滴注。氯胺酮适用于烧伤换药和浅表手术，特别适合于短小手术的麻醉，也广泛应用于各种复合麻醉中。

4）异丙酚：本品是一种新型、快速、短效静脉全麻药，与已知的任何一类静脉全麻药均不同。临床应用表明，本品起效快，诱导平稳，苏醒快而完全，没有兴奋现象。静脉滴注或间断注射维持麻醉5小时而未发现明显蓄积现象。初步认为是一种有前途的静脉麻醉药。适用于一般外科、产科和五官科等手术的麻醉。静脉注射诱导量1 mg/kg；维持量可按每分钟50 μg/kg的速度静脉滴注，同时可吸入氧化亚氮—氧。本品对呼吸有短暂的抑制作用，故麻醉时应密切注意。

5）依托咪酯：又名甲苄咪唑。本品为非巴比妥类静脉麻醉药。临床资料表明，本品起效快，催眠作用强，但持续时间短，因耗氧量变化小，对冠状动脉有轻度扩张作用，尤其适用于心功能受损的患者。本品对血糖、血清胆碱酯酶活性及脂肪代谢均无显著影响，也不引起组胺释放。但因缺乏镇痛作用和诱导麻醉时有不良反应，故临床应用受限。适用于全麻诱导、对其他静脉全麻药过敏或心功能受损的患者、简短手术或检查操作的患者。静脉注射成人单次0.3 mg/kg，亦可在术中静脉滴注，如用芬太尼辅助，可加强镇痛效果。癫痫患者和严重肝、肾功能不全者禁用。

6）肌肉松弛剂：按作用方式不同分为去极化和非去极化以及双相肌松剂。临床使用的有琥珀胆碱（司可林）、右旋筒箭毒、潘佩朗宁、左旋氯甲箭毒、泮库溴铵（潘龙、潘冠罗宁）、卡肌宁注射液（安特冠林）等，可酌情选用。

静脉麻醉的实施：静脉麻醉药经静脉直接注入血液循环，患者无明显不适便很快意识消失，注药过程中必须严密观察患者的循环和呼吸的变化，当患者意识消失后，应用面罩给患者吸入纯氧，以氧气替换出肺泡气中的氮气，并静脉注射肌松弛药，待全身肌松弛后，行人工通气，进行气管内插管。为减轻气管内插管引起的应激反应，插管前应静脉注射阿片类镇痛药，如芬太尼等。

静脉麻醉也可以用于全身麻醉的维持，即在麻醉诱导完成后，根据手术刺激的强度、患者循环状态以及麻醉药物的药理特性，分次或持续静脉注射静脉麻醉药、麻醉性镇痛药和肌松弛药，达到稳定的麻醉状态。

静脉麻醉药经过再分布、生物转化和排泄，在中枢神经系统中的浓度下降，麻醉作用逐渐消退。为了维持静脉麻醉稳定的临床效果，需要重复给药或持续静脉输注药物。

对于头颈部手术，无呼吸困难和气道受压的患者，可以用各种麻醉药，以静吸复合麻醉较好，清醒快，术后恶心、呕吐少。有气道梗阻者，肺部常有炎症，选择以对呼吸道黏膜刺激小的吸入麻醉药，或静脉药为宜，或选用麻醉清醒快，术后无恶心、呕吐，反应小的麻醉药。

（四）术中监测及护理

头颈部手术时，因麻醉医生无法直视患者头面部体征，因此麻醉中要加强监测，严密观察。

1. 心电图监测

在麻醉监测中主要是诊断心律失常，传导阻滞、心肌缺血和心肌梗死、心脏肥大、电解质紊乱，以及监测起搏器的功能等。是麻醉期间的基本监测项目。

2. 动脉压监测

又名血压监测，是麻醉期间最基本、简单的心血管监测项目。可分无创伤性和有创伤性。无创伤性血压监测的优点是无创性，重复性好，操作简便，容易掌握，适用范围广，包括不同年龄的患者，各种大小手术；但对高血压患者以及估计血压波动较大者，存在不能连续测压，不能反映每一心动周期的血压，无动脉压波形显示；另外，在低温外周血管强烈收缩、血容量不足以及低血压时均会影响测量结果。有创伤性为直接测动脉压法，适用于控制性降压，大量出血的手术能瞬时地反映血流动力学变化，对于头颈部手术刺激神经诱发血压波动，及时了解血压变化情况，为及时采取治疗措施提供有利依据。

3. 脉率氧饱和度（SPO_2）监测

监测 SPO_2 可随时了解缺氧情况，特别是在气管插管困难时，一旦出现 SPO_2 下降，应加压给氧。能及时发现麻醉失误，如当气管导管不慎滑出、呼吸道梗死、连接管脱落，对头颈部手术更为重要。可作为气管拔管指征之一，在自主呼吸的情况下，SPO_2 大于95%，可考虑拔除气管导管。

4. 呼气末二氧化碳（$P_{ET}CO_2$）监测

$P_{ET}CO_2$ 监测能及时发现威胁生命的意外事件。如气管导管误插入食管，回路接头脱落、麻醉或呼吸装置失灵，通气不足或呼吸道梗阻等。由于 $P_{ET}CO_2$ 较 SPO_2 能更快地反映气道意外事件，因此，用于头颈部手术更有独特价值。

近代麻醉中已有许多能监测人体生命指标的仪器，然而麻醉者不能单独依靠仪器，自己必须要掌握一些观察患者的基本操作方法，在临床中积累一定经验。

（于卓梅）

第十一节　颌面外科手术的麻醉与护理配合

一、颌面外科手术麻醉的特点

颌面外科手术涉及口腔内外软组织、上下颌骨、腮腺及颈部部分疾患，由于手术部位位于上呼吸道入口及其附近，使呼吸管理与手术操作发生矛盾，麻醉处理一方面要充分满足手术要求；另一方面还要确保呼吸道通畅。

唇裂与腭裂修复术患儿，均需施行全身麻醉，为这类患者施行全身麻醉，除应熟知小儿麻醉特点外，还应了解唇裂、腭裂患儿病情，以及唇裂、腭裂手术特点。这两种手术虽均需全身麻醉，但所需麻醉深度各异，唇裂手术一般可在基础麻醉＋眶下孔阻滞下完成，常不需行气管内插管，而腭裂修复术必须在经鼻腔气管内插管麻醉下完成，以免手术出血误入气管造成窒息。由于手术操作位于口腔内，麻醉医生常远离手术区，使麻醉管理较为困难。采用高频喷射或麻醉呼吸机通气，术中严密观察肺部体征及 SpO_2 变化，对确保患儿安全十分重要。

采用基础麻醉＋眶下孔阻滞麻醉行唇裂修复手术，如手术能在1小时左右完成，患儿多能很快苏醒，但如使用冬眠合剂行基础麻醉，则术后睡眠时间较长，虽可防止术后呕吐，但增加护理困难。腭裂修复手术，术后宜尽早清醒，以缩短气管插管留置时间，以免痰痂堵塞导管，造成急性窒息。

颞下颌关节强直可根据粘连性质与部位，行髁状突切除术、颞下颌关节成形术及关节外瘢痕组织切除术，此类手术可选用局麻，但对手术较复杂或不合作的儿童患者，应采用全身麻醉，采用全麻时，经鼻腔清醒插管是唯一插管途径，使用纤维气管镜引导插管易于使插管成功，否则应考虑行气管造口。

上下颌骨切除术多为恶性肿瘤患者，手术范围广、出血多、时间长，难以在神经阻滞麻醉下完成，可采用气管内麻醉。对于上下颌骨多发骨折复位术亦需在全身麻醉下完成。

对于较大的口腔内软组织手术，由于手术操作与手术出血直接影响患者呼吸、误吸，因此，为确保患者安全及手术顺利进行，应以采用经鼻气管内麻醉为佳。

对腮腺浅叶肿瘤摘除术采用局部浸润麻醉即可完成，深叶肿瘤摘除术要求手术野清晰、手术时间较长，一般均采用全身麻醉。

无论上述哪一种手术，术后均需包扎头颈部或用石膏固定，有时采取颌间固定，这些固定均妨碍术后呼吸管理。因此，术后宜尽早使患者清醒，及时拔出气管插管，拔管后使其自行维持呼吸道通畅。如估计拔管后可能发生呼吸道阻塞，应行预防性气管造口。

患者清醒后，一般即不能耐受气管插管，致使患者躁动不安，造成缝线撕裂、伤口出血，甚至使手术失败。因此，当患者清醒后，应及时拔出气管插管。

术后苏醒过程应积极防治恶心、呕吐，以免呕吐物污染伤口，致伤口感染，使手术失败。

二、颌面外科手术麻醉选择和常用麻醉方法

（一）麻醉选择

用于消除颌面外科手术时患者疼痛的麻醉方法有局部麻醉和全身麻醉两大类，可根据患者情况、手术要求以及术者的经验选用。凡手术创伤大、手术出血多、手术时间长、儿童及不合作的成年人、术者在术中难以保持呼吸道通畅以及有可能发生反流误吸的患者，均需选用全身麻醉。对某些口腔内、颌面及颈部的短小手术，采用局部浸润麻

醉、区域阻滞或神经阻滞麻醉即可，其操作简单、对机体影响小、术后恢复顺利，但对小儿患者为确保手术顺利施行，需加用基础麻醉，以免手术中不合作。

（二）常用麻醉方法

1. 局部浸润、区域阻滞及神经阻滞麻醉

这些局部麻醉在颌面外科手术中占有特殊地位，神经阻滞的体表标志明显，易于掌握，效果确实。如将眶上、眶下及颏神经同时阻滞，可使整个颌面部麻醉。如将上牙槽神经、下牙槽神经、腭前神经及舌根神经同时阻滞，口腔内大部分组织皆呈麻醉状态。

2. 基础麻醉

颌面外科有较多小儿患者常需用基础麻醉配合。目前常用的基础麻醉药有硫喷妥钠、氯胺酮及冬眠 1 号、氟哌合剂、迷达唑仑等。肌内注射是最常用的给药途径。患儿常用硫喷妥钠基础麻醉与局部浸润麻醉或神经阻滞麻醉等配合完成某些手术操作。为了保持呼吸道通畅，常需将两肩垫起。对有呼吸道炎症的患者，应避免采用此种麻醉方法。成年患者大多用冬眠合剂基础麻醉，哮喘患者不禁忌。溶液配制为：氯丙嗪 50 mg、异丙嗪 50 mg、哌替啶 100 mg，其总容积为 6 ml。给药量按 0.5 ~ 1 ml/10 kg 体重计算。一般情况良好及基础代谢高者耐受性较强，体弱者耐受性差，用量宜小。肌肉注药后 10 ~ 15 分钟患者可安然入睡，唤之偶有反应，但意识已逐渐消失，术后对此过程不能回忆。

氯胺酮基础麻醉较硫喷妥钠及冬眠 1 号基础麻醉常用，对小儿及危重症患者尤为适用。剂量为 5 mg/kg 体重，肌内注射，注药后 3 ~ 5 分钟入睡，持续作用 25 ~ 30 分钟，且有显著镇痛效应。

3. 吸入性全身麻醉

目前常用的吸入麻醉药有安氟醚、异氟醚、七氟醚及氧化亚氮等。选用吸入麻醉药应以诱导期短、对呼吸道无刺激性、不燃烧、不爆炸、对呼吸及循环抑制轻微、对肝肾无毒害为原则，所以乙醚、氟烷等吸入麻醉药目前已少用。尽管吸入麻醉药种类日益增多，但目前尚无一种公认的理想麻醉药。为了取长补短，多采用静吸复合麻醉。要求诱导迅速，术中麻醉平稳，术后能迅速恢复意识状态。

1）麻醉诱导及插管：颌面外科患者经常遇到开口困难及气管插管困难，应尽量选用不抑制呼吸的麻醉药进行麻醉诱导，在浅麻醉下配合咽喉、气管黏膜表面麻醉插管，操作如下：①静脉注射哌替啶与氟哌利多合剂（其中含哌替啶 100 mg，氟哌利多 5 mg）3 ~ 4 ml；②用 1% 地卡因 2 ml 经环甲膜注射行气管黏膜表面麻醉，并用 1% 地卡因喷射舌根及会厌部；③静脉注射 γ - OH 2 g 或依托米酯 10 ~ 20 mg 和（或）地西泮 10 ~ 20 mg，使患者进入浅麻醉状态，即可行气管内插管。气道无异常者，也可按常规进行静脉快速诱导插管。

2）麻醉维持：无论采用何种方法诱导插管，当行气管内插管后，即可吸入 1.5% ~ 3% 安氟醚或 0.2% ~ 2% 异氟醚维持麻醉，术中根据患者血压、心率、肌松等情况调整吸入麻醉药浓度，当需肌肉松弛时，为减少吸入麻醉药剂量，可适当应用肌肉松弛药物。

3）术终苏醒：手术即将结束时停止吸入麻醉药，对应用非去极化肌肉松弛药患者，静脉注射新斯的明 0.5 ~ 1 mg，以拮抗非去极化肌肉松弛药作用，一般 10 ~ 15 分钟患者即可清醒，必要时可静脉注射适当剂量的中枢神经兴奋药，促使患者尽快清醒，但如给予的中枢神经兴奋药过量，可使患者发生惊厥。当患者已完全清醒，潮气量正常，吸空气情况下 SpO_2 能稳定地维持于 96% 以上，即可送患者回病室。

4. 静脉复合麻醉

常用的静脉麻醉药有 $\gamma - OH$、地西泮、咪达唑仑、异丙酚、依托咪酯及芬太尼等。普鲁卡因静脉复合麻醉，患者可在浅麻醉耐受气管导管刺激，有利于口内操作。地西泮及氟哌利多为中枢安定药，它们有增强其他麻醉药效能的作用。由于静脉复合麻醉属浅麻醉，复合应用肌肉松弛药可预防普鲁卡因滴速过快引起的惊厥反应，对保证安静手术野有良好作用。

三、麻醉期间患者的管理和麻醉后的护理配合

（一）麻醉期间患者的管理

1. 确保呼吸道通畅

颌面外科手术患者麻醉期间极易因舌后坠、喉头痉挛、支气管痉挛，呼吸道任何部位被分泌物、血液、呕吐物及异物阻塞发生呼吸道梗阻，为此麻醉医生除应随时提醒术者将手术时的出血吸出外，还主张将患儿两肩垫起。对于小儿腭裂修复手术，手术操作及手术时的出血均影响呼吸道通畅，为确保气道通畅，必须采用气管内插管。其他口腔内及颞颌关节手术亦需采用气管内插管，以确保气道通畅。

2. 维持满意通气量

可采用通气机通气，每次通气量为 8 ~ 10 ml/kg 体重，呼吸频率为每分钟 15 次，通气满意的客观标准是 SpO_2 98% ~ 100%，$P_{ET}CO_2$ 4% ~ 6% 或 30 ~ 45 mmHg。SpO_2 低下及 $P_{ET}CO_2$ 升高，是通气不足的表现，加大通气量后可很快纠正。但应注意，在高浓度氧吸入时，缺氧与 CO_2 蓄积可单独发生。

3. 循环管理

1）确保静脉径路通畅：确保静脉径路通畅对及时进行输血、输液及给药皆很重要。目前已广泛使用塑料外套管留置针，特别是带侧注射孔的塑料外套管留置针更为方便。

2）行维持、补充及载体输液：维持输液是补充因手术禁食所需的水、电解质及热量，其补给量为手术当日需液量的 1/2 左右。常用的维持输液剂有复方电解质葡萄糖 M3A、M3B 及 MG3 注射液，可根据患者血钾水平选用。

3）维持良好血压水平及脉率：麻醉期间影响血压的主要因素是输血、输液速度和输血、输液量，其次是麻醉的深浅，掌握住这两方面因素的影响，就能使血压维持在较满意水平。如术中发生难以控制的出血，则需临时行控制性低血压，使血压降至最低水平，以满足手术止血需要。常用的控制性降压药有 ATP、硝酸甘油及硝普钠，ATP 静脉注药后起效迅速，持续时间 1 分钟左右，很少出现难以控制的低血压。脉率为心交感神

经、迷走神经及循环中的血管活性物质决定，一般若不超过每分钟 150 次和不低于每分钟 60 次对心输出量无明显影响，不需进行特殊处理，否则即应用药进行适当调控。阿托品是增速脉率首选药，当脉率缓慢且血压明显低下时，可静脉注射麻黄碱使脉率增速及血压升高。当脉率明显增速时，可静脉滴注美托洛尔或拉贝洛尔（柳安苄心定）降低脉率，美托洛尔 1 mg 可使脉率每分钟减少 8~15 次，拉贝洛尔 1 mg 可使脉率每分钟减少 15~30 次，这些药物用量依脉率减少次数而定，盲目应用有时可因心肌抑制导致严重恶果。

（二）麻醉后患者的护理配合

1. 气道管理

颌面部手术后，可因舌后坠、咽喉部肿胀、伤口渗血或出血、血肿压迫等致上呼吸道急性梗阻窒息。此外，术后面颈部的敷料包扎、颌间或颧间固定、口内护板等常不利于呼吸道通畅。因此，应尽早使患者苏醒，拔管后患者自理呼吸道，否则在患者未清醒前拔管很易发生气道梗阻，因此确定拔管的时机非常重要，拔管指征：

1）患者完全清醒，示意能理解问话。

2）通气量正常。

3）SpO_2 达 96% 的水平（吸空气时）。

4）肌张力正常，呼吸平稳。

小儿气管内插管的拔管指征与成人一样。由于小儿插管内径小，术中及术后长期吸入干燥气体，极易将吹干的痰痂牢固地粘在导管尖端形成活瓣，导致患儿进行性呼吸困难，遇此情况应立即拔出气管内插管，否则后果极为严重。

无论成人与小儿患者，拔管后应严密观察 24 小时之久，咽喉水肿一般在此时间发生，对症状出现早、发展迅速且症状较严重者，应紧急行气管切开。症状出现晚、发展缓慢且症状较轻者，经静脉注射较大量氟美松及适当应用利尿脱水剂，多可避免气管切开。消旋肾上腺素持续雾化吸入，可使症状明显者避免气管切开。

颌面部创伤广泛而严重者，术后组织肿胀可持续 3 天以上才能逐渐缓解，在此期间随时可发生气道梗阻窒息，因此，术后留置气管导管及加强术后监护十分重要。

2. 确保患者处于镇静、镇痛状态

术后患者躁动往往是由于疼痛或膀胱胀满所引起，而氯胺酮类药本身术后也出现躁动。躁动可损坏已修复的器官和组织。因此，术终一定要将肢体做必要的固定。另外，也可给一定量哌替啶、氟哌啶或地西泮，使患者保持清醒而情绪安定。

良好的术后镇痛可以减低创伤应激反应及对免疫功能的抑制，对减少术后感染和癌瘤扩散有积极作用。

3. 努力防治患者术后恶心、呕吐

术后恶心、呕吐可能是麻醉药的不良反应，或是分泌物、血液或手术创伤对咽喉部刺激，氟哌啶有良好镇吐作用，可酌情应用。恶心、呕吐不仅可损坏已修复的组织，且可污染伤口，造成伤口感染，使手术失败。

（于卓梅）

第十二节 腹、盆腔危重病手术的麻醉与护理配合

腹、盆腔脏器手术的类别众多，各具特点，要求不一。患者的情况也常常差异悬殊，互不相同。多种麻醉技术均可供腹、盆腔手术的患者选用。因此，这类患者的麻醉处理可谓临床麻醉之基础。

一、腹、盆腔手术的麻醉特点

腹、盆腔脏器主要包括消化、泌尿和生殖三大系统。其主要生理功能是消化、吸收和物质代谢，清除和处理体内的有害物质和致病微生物，参与机体的免疫功能以及分泌多种激素调节全身的生理功能等。这些脏器发生病变必致相应的生理功能改变及内环境紊乱。因此，需要良好的术前准备，尽可能使并发的病理生理变化得到纠正后再行麻醉和手术。

肝、脾或其他腹、盆腔内癌肿根治手术，可因手术部位血液循环丰富和止血困难而发生术中大量渗血和严重低血压，需要开放可靠而通畅的输血通路，及时补充，维持循环功能。

某些特殊剖腹手术体位，例如盆腔手术时的头低位或膀胱截石位等，也会影响患者的呼吸、循环功能。应注意预防和及时解除。

腹、盆腔急诊手术多，例如胃穿孔、消化道或输卵管妊娠破裂出血等，往往病情危重，不允许有充裕时间进行全面检查和术前准备就需实施急诊麻醉和手术。必须同时补充血容量及纠正水、电解质紊乱。

腹、盆腔内手术对肌肉松弛的要求极高。松弛的腹肌，不仅使术者便于探查或深部操作，还能使内脏不致膨出，避免损伤；此外，关腹容易，不致引起腹膜撕裂等缝合困难。

腹、盆腔内手术操作常有内脏牵拉反应。出现腹腔迷走神经反射或盆腔反射，导致血压下降、心动过缓，甚至发生心搏骤停的意外。

腹、盆腔巨大肿瘤，严重腹胀或大量腹水的患者，术前常因腹压过高、膈肌运动受限而有呼吸功能障碍，头低位时更为显著，应取头高位，并给予适当的辅助呼吸。当剖腹减压时，腹内压骤降又可使腹腔血管反应性扩张，血液淤积，回心血量锐减，易发生严重血压下降之意外。遇此情况，切忌操之过急，应与术者合作，让腹内压缓慢下降，并同时适当加速输液，必要时可用血管收缩药如麻黄碱纠正。

二、腹、盆腔手术的麻醉选择

（一）局部麻醉

局部浸润、区域阻滞或肋间神经阻滞可用于小部分腹部短小手术。优点是实施方便，无须特殊设备，且对全身重要脏器功能影响轻微，术后恢复快。缺点为不松弛肌肉，牵拉内脏引起的反射剧烈。

（二）椎管内麻醉

1. 蛛网膜下隙阻滞

用腰麻做腹部手术，其肌松及止痛效果良好，只是麻醉平面不易控制，有时血压剧降，术后头痛等神经并发症较多，因此，目前仅限于中下腹部手术。术中的频发呕吐有时亦难以处理。

2. 硬膜外阻滞

镇痛、肌松和对循环及呼吸功能的影响都可控制在满意程度，且不受时间限制，术后尚可用于镇痛，是目前我国腹、盆腔手术中最常用的麻醉方法之一，但对上腹部手术、衰弱、休克、危重及需做广泛探查的患者，不属首选对象。

（三）全身麻醉

气管内插管全身麻醉适用于各种腹、盆腔手术，尤其是上腹部创伤大、手术困难以及一些老年体弱、体格肥胖、病情危重和有硬膜外阻滞禁忌证患者的良好选择。全麻的优点是麻醉可控性强、给氧充分、有充分发挥麻醉对机体生理功能的调节和控制作用。

全身麻醉的实施方法多种多样，临床常用的有吸入全麻、静脉麻醉和静吸复合麻醉等，均可根据手术需要和患者情况选用。

1. 吸入全麻

常用的强力吸入麻药，可以单独应用，使之产生止痛、入睡、肌松及消除内脏反应等作用；但这样做，需吸入较高浓度，同时也会带来不良反应及其毒性，除非患者对麻药较为敏感，一般很少考虑。

2. 复合全麻

1）静脉与吸入全麻复合，较为常用，效果可靠，对重要脏器功能较少抑制。

2）全麻加用局麻，如区域麻醉或局部浸润，方法简便、患者安全，可以采用。

3）不同静脉麻药的联合应用，亦按全麻的三个要素作配合，即记忆缺失及入睡、止痛和肌肉松弛。其中，腹部手术肌松剂的应用最重要，以良好的配合手术需要。

三、腹部急诊手术的麻醉与护理配合

（一）急腹症患者的麻醉

临床急诊手术中以急腹症最常见，其特点是发病急、病情重、饱胃患者比例大，继发感染或出血性休克者多，麻醉前准备时间紧，难以做到全面检查和充分准备。麻醉危险性、意外发生率及麻醉手术后并发症均较高。

1. 麻醉前准备

1）麻醉医生须抓紧时间进行术前访视，了解既往病史、麻醉手术史、药物过敏史、进食或禁饮时间，重点掌握患者全身状况、意识、肝及肾功能。

2）对有脱水、电解质及酸碱失衡或伴有严重合并疾病者，应给予及时纠正，有休克者应给予抗休克治疗，待休克改善后再麻醉。但对于病情紧急，也可在抗休克的同时进行紧急麻醉和手术。对大量出血患者，应尽快手术以免延误手术时机。

3）对于饱胃、消化道穿孔、出血、肠梗阻或弥漫性腹膜炎患者，麻醉前须进行有效的胃肠减压。

2. 麻醉的选择及处理

1）胃、十二指肠溃疡穿孔：患者常伴有剧烈腹痛和脱水，部分患者可继发中毒性休克。在综合抗休克的基础上，可慎用硬膜外阻滞，且需小量分次用药，严格控制阻滞平面。麻醉中应防止内脏牵拉反应，继续纠正水、电解质及酸碱失衡，预防肺部并发症。

2）急性肠梗阻：可选用连续硬膜外阻滞，有严重水、电解质及酸碱平衡紊乱，呼吸急促，血压下降，心率增快的休克患者，应选择气管内插管全麻较安全。麻醉中继续抗休克、防止呕吐物窒息，维护心、肺、肾功能，防止心力衰竭、肾功能衰竭等。

3）上消化道大出血：上消化道大出血多见于食管静脉曲张破裂、消化性溃疡、出血性胃炎、胃肠道肿瘤等，如经内科治疗 48 小时不能控制者，常需紧急手术。但术前要注意抗休克综合治疗，待休克初步纠正后可选用连续硬膜外阻滞。麻醉中应注意维护有效循环血量，保持收缩压在 90 mmHg 以上，维持呼吸交换，避免缺氧和二氧化碳蓄积，纠正酸碱失衡等。对出血性休克患者宜选用气管内插管浅全麻。

4）急性坏死性胰腺炎：可选用连续硬膜外阻滞，对已发生休克治疗无效者，应选用对心血管系统和肝、肾功能无损害的全身麻醉。麻醉应继续纠正水、电解质及酸碱失衡，防治低钙血症、循环衰竭等，并在血流动力学指标监测下，输入血浆代用品、血浆和全血以恢复有效循环血量，同时给予激素和抗生素治疗。此外，应防治 ARDS 和肾功能不全，注意呼吸管理。

（二）门脉高压症手术的麻醉

门脉高压症手术麻醉的适应证主要取决于肝损害程度、腹水程度、食管静脉曲张及有无出血或出血倾向。III级肝功能者不适于手术麻醉，应力求纠正到 I 或 II 级（表 7 - 4）。

表 7-4　门脉高压症肝功能分级

		肝功能分级		
		Ⅰ级	Ⅱ级	Ⅲ级
血清白蛋白/（g/L）		≥35	26~34	≤25
凝血酶原时间/分钟		1~3	4~6	>6
转氨酶	金氏法/U	<100	100~200	>200
	赖氏法/U	<40	40~80	>80
腹水		（-）	少量，易控制	大量，不易控制
肝性脑病		（-）	（-）	（+）

1. 麻醉前准备

麻醉前应重点针对其主要病理生理改变，做好改善肝功能、出血倾向及全身状态的准备，如增加肝糖原、修复肝功能、减少蛋白分解代谢，有出血倾向者给予维生素 K 等止血药，纠正水、电解质和酸碱平衡紊乱，有腹水者应在纠正低蛋白血症的基础上采用利尿、补钾措施，并限制入水量。

2. 麻醉选择与处理

1）麻醉前用药：阿托品或东莨菪碱应给予一般剂量。镇静镇痛药应减量或避免停用。

2）麻醉药：氧化亚氮在无缺氧的情况下，对肝脏无直接影响。异氟醚在体内降解少，对肝功能影响轻微，可考虑选用。氟哌啶、芬太尼虽在肝内代谢，但麻醉通用量也不致发生肝损害，可用于门脉高压症手术的麻醉，但对严重肝损害者应酌情减量。氯胺酮、地西泮、哌替啶、镇痛新则均可选用。门脉高压症患者禁忌大量使用箭毒类药。

门脉高压症分流手术的麻醉可选用下列方法：①硬膜外阻滞辅以氟芬合剂；②氟芬合剂、氧化亚氮、氧、肌松药复合麻醉；③氯胺酮、地西泮、氧化亚氮、氧、肌松药复合麻醉；④安氟醚（或异氟醚）、芬太尼、氧化亚氮、氧、肌松药复合麻醉。

麻醉中应注意维持有效循环血量，保持血浆蛋白量，维护血液氧输送能力，补充凝血因子，保证镇痛完善，输血、输液、纠正代谢性酸中毒、充分供氧等。

（三）腹部创伤患者的麻醉

腹部创伤多以肝、脾破裂常见，尤其脾脏破裂。因此，腹部创伤多合并有内出血，严重者有失血性休克。应对失血性休克进行有效的复苏，及时补充有效循环血量。休克初步改善后可在气管内浅全麻下手术。对于单纯胃肠损伤，可选用硬膜外麻醉。

（四）胰腺手术的麻醉

胰头或壶腹周围癌肿需行部分胰腺和十二指肠切除，手术复杂、冗长、创伤大，加之患者常为老年体弱又有梗阻性黄疸和肝功能损害的患者，故麻醉处理远比一般胃或胆囊手术困难。

故术前准备必须充分，以便耐受较长时间的手术及麻醉：①补充热量及蛋白、多种维生素，以改善患者营养状况；②显著消瘦时，可能伴有贫血及血容量不足，应多次少量输血；③重视肝的保护，除给维生素 K 外，可用高渗葡萄糖（糖尿病患者则须妥加处理）—胰岛素—钾盐的极化液；有时还可考虑应用白蛋白；④如有凝血障碍，须用维生素 K、输新鲜血，必要时应用抗血纤溶芳酸等。胰腺深藏腹内，手术操作困难，要求肌松完善、术野安静。硬膜外麻醉可以作为少数全身情况尚好患者的选择。但此类患者，大多数仍应采用气管插管全身麻醉。

假性胰腺囊肿及一般情况良好而又无特殊心脑血管并发症的其他胰腺疾患患者，可考虑用硬脊膜外麻醉。否则，须用全麻。全麻的选药，应按肝功能及血糖水平来考虑。

并发糖尿病的患者，按"糖尿病患者的麻醉"处理原则；若为胰岛素瘤，麻醉前先输 5% ~ 10% 葡萄糖液，并做血糖监测，使血糖不致过低；待至腹内手术开始，须使患者保持正常低值的血糖范围，以便在瘤体切除后判断肿瘤是否已切净，有肿瘤遗留时，血糖值会进一步下降；反之，肿瘤已完全切除后，血糖在半小时左右的时间，趋于上升。总之，这类患者的术中输液，以生理盐水或平衡液（不带糖）为主，根据血糖值作适当调整。全麻一般不必加深，加用适量肌松剂、高浓氧（50% 以内）控制呼吸较好。如做硬膜外麻醉，应避免血压过降，故对心肺功能差、肥胖或脑有损害的患者，不宜应用。术中可能失血较多，输用新鲜血较妥，尤其黄疸患者；输入途径应保持两条静脉通路。

（五）盆腔手术的麻醉

盆腔脏器深藏于小骨盆内。其外科疾病以肿瘤居多，经腹手术为其主要途径。盆腔手术的难度和患者的情况也是差异悬殊。子宫和膀胱肿瘤患者常因慢性失血而有严重贫血。硬膜外阻滞可满足下腹、盆腔操作的要求，已成为这类手术的主要麻醉选择。实施时，无论采用一点或两点穿刺注药法，均需应用足量局部麻醉药，使上界阻滞平面达胸 6 节段，骶神经阻滞完善。这样，下腹肌肉松弛较好，对骶部操作的反应就很轻微。辅以适量镇痛、镇静药物，麻醉效果更好。在一些创伤大的手术，例如宫颈癌扩大根治术、全膀胱切除结肠（或回肠）膀胱成形术或直肠癌根治术等，也常选用气管内插管全身麻醉。

（于卓梅）

第十三节　老年患者手术的麻醉与护理

老年患者手术的麻醉，其方法无特殊之处，但老年人的主要特点为全身器官均有不同程度的老化和功能减退，常伴有多种夹杂症，加之临床上老年疾病症状多不典型，机体代偿能力差，就诊均较晚。因此，老年患者麻醉危险性大、死亡率高，这就要求麻醉医护人员应具有全面的麻醉知识和熟练的操作技能，做最安全、最有效的麻醉与护理。

一、老年人生理及药理特点

老年人个体差异大，年龄与自身生理状况不一定相符。熟悉老年患者生理改变和药动学、药效学特点是正确实施老年患者麻醉的前提。麻醉医生在对老年患者进行评估时，除参照其实际年龄外，应根据其病史、化验和特殊检查、体格检查等对其全身情况、脏器功能做出评估。要理解对耐受麻醉来说重要的是其体内各器官的代偿功能如何，亦即"生理年龄"较之实际年龄更为重要。

（一）生理特点

1. 老年人身体成分和解剖改变

老年人身体成分发生了较大变化，女性比男性表现更明显。具体表现在以下几方面：

1）骨骼肌萎缩，可与肌松药结合的受体数目也减少，但老年人对肌松药的敏感性仍与年轻人相似。

2）脂肪所占比例相对增加，脂溶性药物的分布容积增大，可延缓其排泄。

3）体液总量减少，特别是细胞内液明显减少。正常成年男子体内含水量约占体重的60%，女子约占50%，随着年龄增长，水分含量逐渐减少，60岁以上老年人含水量男性约为52%，女性约为42%，即减少约体重的8%。血容量也有相应降低，男性约较青年时减少8%，女性约减少16%。含水量减少的主要原因是骨骼肌等含水量多的组织萎缩而含水量少的脂肪组织相对增多引起。

4）骨组织矿物质减少，主要是钙含量减少，出现骨密度降低。正常人在成年后骨重量仍可增加，至30~50岁骨密度达到峰值。随后逐渐下降，至70岁时可减低20%~30%。妇女在绝经期后由于雌激素分泌不足骨质减少更甚，10年内骨密度可减少10%~15%。因此老年人易发生不同程度的骨质疏松症，骨折发生率增加。

5）解剖上的改变如骨质增生、韧带钙化，致脊柱畸形或关节僵直挛缩，椎间孔与椎管狭窄等，给实施椎管内麻醉造成一定困难，口腔牙齿脱落可能对气管插管造成困难。

2. 神经系统

中枢神经、外周神经及自主神经系统均可随年龄发生相关的退变和功能下降。

1）中枢神经系统：老年人中枢神经系统呈退行性改变，在从青年至老年的过程中，脑的重量逐渐减轻，在颅腔内所占体积逐渐缩小，有一定程度的脑萎缩。80岁时比30岁时脑的重量减轻15%~18%，脑组织占据颅腔的容积也从92%降至87%（或82%）。另一方面，脑脊液则代偿性增加，脑的沟回的深度增大。加大的脑沟为脑脊液所充填，称为低压性脑积水。

2）脑组织萎缩主要由于神经元数目的进行性减少。据估计，神经元的死亡耗损速率是每天约5万个神经元细胞。相对于中枢神经系统100亿个神经元的总量来讲，这个耗损量不大，但神经元的丧失是具有选择性的。功能性神经元尤其是具有合成神经递质功能和其他特殊功能的神经元亚群死亡和丧失最多，例如大脑皮质、小脑皮质、丘脑、蓝斑核、基底神经节等。不同年龄段神经元丧失速度有差异，60 岁左右脑实质的减少和脑脊液的增加速率最快。到 90 岁时上述部位有 30% ~ 50% 的神经元消失。基底神经节神经元甚至可完全丧失。脑灰质在全脑实质中所占比例也下降：例如 80 岁时与 20 岁时相比，该比例下降 10% 。

伴随脑内特殊区域功能性神经元减少，有关的神经递质如多巴胺、去甲肾上腺素、酪氨酸、5 - 羟色胺等也相应减少，而其分解酶如单胺氧化酶、儿茶酚胺氧位甲基转移酶等的活性增加，使得有活性的神经递质不足。老年人蛋白质合成功能低下，受体代偿性速率较慢，而且受体对递质分子亲和力下降，因此，老年人脑功能降低。表现为记忆力和智力下降，尤其是近期记忆受损较严重和对视听信号反应速度减慢。但由于神经元的减少和多突触联系网络损害是缓慢发生的，加上神经元间在解剖和功能上的代偿作用，因此远期记忆、信息储存、理解能力都得到一定程度保持。

老年人脑组织的血流量就其绝对值来说也是减少的，单位时间内的脑灌流较正常年轻人降低约 20% 。但由于其脑组织的重量和神经元的数目也相应减少，二者比例基本一致。因此，健康老年人双侧大脑活动、脑代谢率和脑血流量按单位质量脑组织计算，仍与年轻人相当。只要没有明显的脑动脉硬化和脑卒中危险因素存在，老年人的脑血管自主调节功能一般仍能保持正常。大脑皮质和皮质下中枢对局部代谢的调节方式也无明显改变。

脑的退行性改变表现在电生理方面，主要是脑电位振幅减小、冲动传递速度减慢。例如在 40 岁以后视觉诱发电位振幅减少，潜伏期约增加 20% 。

随着年龄的增长及老化，脊髓也同样经历着退行性改变的过程，脊髓神经元减少、神经胶质增生。

在增龄变老的过程中，老年人常可表现出某些神经功能方面的不全，例如短程记忆能力降低，视、听、味、嗅等反应减弱，计算能力和快速理解能力逐渐下降，反应时间延长，迅速回忆信息的能力降低等。另一方面，在健康的老年人甚至在 80 岁以后其长程记忆、信息储存、理解能力等仍可保持良好，不显现智力方面的减退。至于"定型智力"如语言技巧、审美观、品格等并不因年龄增长而削弱。说明在一般情况下，如无其他因素（如疾病）的影响，年龄增长所引起的神经系统退行性改变尚不致明显妨碍神经系统的正常功能。

3）外周神经系统：神经系统的衰老不仅表现在中枢神经系统，外周神经系统也发生退行性改变。外周感觉及运动神经的神经纤维数量减少，神经轴突减少，神经胶质增生，导致的后果表现在电生理上就是信号传导速度减慢。运动神经的传导速度约每年减慢 0.15 毫秒，感觉神经则每年减慢约 0.16 毫秒。因此老年人对各种感觉相对年轻人而言，缺乏敏感性。视觉、听觉、触觉、味觉、体位感觉、痛觉及温度觉等域值普遍增高，各种躯体自主活动从意识指令产生到开始出现动作的时间也延长。

老年人的骨骼肌的改变首先是失用性萎缩，其次是由于神经纤维的减少、神经递质和神经营养因子合成减少以及轴浆运输能力低下，使骨骼肌由于缺少营养性支持而发生萎缩。同时，神经肌肉接头也发生明显改变，表现为接头后膜增厚、扩展而超出通常的终板范围，还可伴有接头外胆碱能受体的生成增加，导致神经递质作用的准确性和效率发生改变，形成弥散性神经源性肌萎缩。一般来说，老年人能较好地维持等长肌力强度，但动态肌力强度以及控制和维持肢体稳定的能力降低。但老年人对肌松药的敏感性并无明显改变，这是由于运动神经末梢合成和释放乙酰胆碱减少，接头后膜上的受体对神经递质的亲和力代偿性增强、反应性增加，接头外受体也增加，这些因素综合作用的结果是老年人与青年人对肌松药的反应并无明显差异。

4）自主神经系统：老年人的自主神经系统的退行性改变过程与中枢神经系统和外周神经系统类似，包括神经元和神经纤维数量减少、传导速度减慢、受体和神经递质的数量和功能发生改变，导致自主神经功能减弱。

交感神经—肾上腺髓质系统是自主神经系最重要的功能调节者。在老龄化的过程中，肾上腺髓质体积逐渐缩小，至80岁时可缩小15%。交感—肾上腺髓质系统分泌的活性物质肾上腺素和去甲肾上腺素能够激动α受体和β受体。激动α受体引起心肌收缩力增强和外周小动脉收缩，增加血管阻力，使血压增高；激动β受体引起外周血管扩张、增加心肌收缩力和收缩速度，并使心率加快。老年人的α受体和β受体对肾上腺素的敏感性均明显降低。因此，老年人血浆中肾上腺素和去甲肾上腺素的浓度代偿性增高，较年轻人高2~4倍。临床上把老年人的β受体功能减退称为内源性β受体阻滞，它可能与受体的密度减少或与配体分子的亲和力降低以及腺苷酸环化酶活性降低有关。

老年人自主神经反射的反应速度减慢，反应强度减弱。其压力反射反应、寒冷刺激的缩血管反应均明显减弱，不能有效地稳定血压。故老年人不易维持血流动力学稳定，代偿能力差，在迅速改变体位或血容量不足时往往出现收缩压明显下降。在麻醉状态下，使用能降低血浆儿茶酚胺水平或能阻滞肾上腺素受体的麻醉药物或麻醉方法，以及麻醉后摆体位时体位的迅速改变，都可能导致低血压。如患者在手术前存在血容量不足或心血管疾病，代偿功能已接近极限，则血压下降更难避免。

3. 心血管系统

即使是健康老年人，心血管系统的结构与功能也会发生衰老性退变。主要表现为血管硬化、心肌功能减退、心律失常发生率增加。

1）血管：随年龄增长，全身动脉系统管壁增厚，血管内膜下脂质浸润，血管弹性减低，硬化程度增加。动脉血管对血流的阻力增加和弹性减低，导致收缩压、脉压增加。从40~80岁，男性收缩压约增加25 mmHg，女性约增加35 mmHg。舒张压则在60岁以后轻微下降。血压上升也可能与老年人血浆中去甲肾上腺素水平随年龄而增加有关。在40~80岁间主动脉根部直径约增加6%，亦可出现非心脏病特征的主动脉扭曲和主动脉球钙化。冠状动脉的硬化过程开始较早，在达到某一临界阶段以前不表现出临床症状。冠状动脉梗死的发病率随年龄增长而增加。有研究表明，在55~64岁的研究对象中有一半其三个冠状动脉主支中至少有一支有部分梗阻，梗阻程度≥50%。静脉血管壁弹性减低，使血液淤积。

2）心脏

（1）心脏做功：心肌亦随年龄增长呈退行性变。左室心肌逐渐肥厚，从30~90岁平均每岁增加1~1.5 g。心肌增厚主要是由于非收缩成分增加引起，因而老年患者虽然心室肥大，但收缩功能却进行性降低，左室顺应性下降，左房容积亦继而增加；左房室瓣在舒张早期的开放速率随年龄增长而降低。心室顺应性降低使老年人难于耐受过量的容量负荷。老年人心脏传导系统中弹性纤维及胶原纤维增加，心外膜脂肪存积，可包围窦房结甚至参与病态窦房结的发生、发展过程。窦房结起搏细胞在近 60 岁时开始减少，希氏束亦随增龄而细胞减少，纤维和脂肪组织增加，出现淀粉样浸润。老化过程使左心支架（包括左房室瓣和主动脉瓣环、中央纤维体、近端室间隔）不同程度纤维化，房室结、希氏束、左右束支的近端均可能受到影响，这是老年人房室传导阻滞的常见原因。

一般认为老年人心功能降低。心排血量可较青年人减少 30% ～60%。55 岁以后每增加 1 岁，心排血量约减少 1%，心排血指数约减少 0.8%。但在静息状态下，老年人的心排血量、心排血指数与年轻人相比并无明显差异。虽然舒张早期充盈较慢，但左室舒张末期容积不减少；虽然射血阻力增加，但轻度左室肥厚可予以代偿，射血分数无改变。故认为在静息时年龄增加对左室收缩功能的影响轻微。

不过，在应激状态下情况即有所改变。老年人心肌收缩能力随年龄增长而降低，心率、每搏量、心排血量不能相应增加，甚至降低。应激及运动时青年人左室射血分数可增加 10% ～25%，老年人则难以增加。在 60 岁以上者中运动后约有 45% 的人其射血分数 <0.6，而年轻者在运动后只有 2% 其射血分数 <0.6，这说明老年人的心功能受限难以承受较强的应激。此外，应激状态下血液中儿茶酚胺的浓度显著增加，但由于老年人靶器官对儿茶酚胺的反应性降低，因此心率并无明显增加，心肌最大收缩力还有可能降低，在左室充盈容量增加的情况可出现射血分数下降。

（2）心律：由于窦房节和心脏传导系统纤维化，心肌自律细胞数量减少及功能降低，再加上老年人迷走神经张力增高，老年人容易出现心动过缓，而且对阿托品不敏感，甚至出现病窦综合征。心律失常的发生率也随年龄增长而增加，以室上性和室性期前收缩为多见。连续心电图监测发现约 26% 的受试者 24 小时内室上性期前收缩超过 100 次，约 17% 的受试者其室性期前收缩超过 100 次，有 15% 的患者出现短阵室速。在健康老年人中其他心律失常较少见。进行踏车运动试验时，65 岁以上者出现短阵室速的占 3.75%，而 65 岁以下者短阵室速的发生率只 0.15%，二者相差 25 倍。

3）血液流变学改变：随着年龄增加，老年人血浆生化成分发生了一些变化，主要表现为纤维蛋白和纤维蛋白原的含量增加、高脂血症、凝血因子浓度增高而且易于激活，同时，血液抗凝能力减弱，因而血液黏滞性增加，呈高凝状态，有血栓形成倾向。另外，血浆蛋白和血脂成分的异常还造成红细胞变形能力低下，容易堵塞微循环。因此，老年患者围手术期发生心脑血管意外的可能性增加。

老年人的心血管功能除受衰老进程的影响外，还常受到各种疾病的损害，如高血压、冠心病和脑血管硬化等。据统计，在老年人中 50% ～60% 有心血管疾病，其中包括很多平时并无症状的隐性患者。在代偿完全的情况下，患者不觉察而术前准备又未发现，此种情况会给麻醉的实施造成很大隐患。故在评估其心血管功能状态时应特别重视其储备功能，在围手术期要特别注意对心功能的支持、维护和及时处理。

4. 呼吸系统

呼吸系统的功能随年龄增长而减退，特别是呼吸储备和气体交换功能下降。在 60 岁以后呼吸功能减退较明显，但女性的减退程度较轻。

1) 通气调节的改变：老年人在睡眠中易出现呼吸暂停和血氧饱和度降低，多见于男性，女性在停经后出现睡眠性呼吸暂停的概率与男性相似，其发生机制不明。有睡眠呼吸暂停综合征者在恢复室较易发生呼吸暂停和呼吸道梗阻，需加警惕和采取预防性措施。老年人对高二氧化碳和低氧的通气反应均降低，表现为潮气量增加不明显，通气频率仍维持原水平，致每分通气量无明显增加，极有可能是呼吸中枢本身功能改变所致，易造成低氧血症，引起心律失常、心绞痛发作，甚或心力衰竭。

2) 胸廓：随年龄增加胸壁的僵硬程度亦逐渐增加，这主要是由于肋骨及其关节的老化所致。此种僵硬在一定程度上限制了肺的呼吸动作。老年人的呼吸做功因此需要增加，为达到同样通气水平，60 岁比 20 岁者约需增加做功 30%。而老年人呼吸肌萎缩，肌力弱于青年人，呼吸肌的收缩强度和收缩速率均随年龄呈进行性下降，最大通气时胸内正负压的变化幅度均减小；在呼气末膈肌变平，膈肌收缩时所能产生的张力较小，可见呼吸的机械效能降低。老年人不能进行有效的咳嗽，甚至膈肌在工作时出现疲劳而致呼吸衰竭。任何增加呼吸肌负担或降低其能量供应的因素均可使老年人受到呼吸衰竭的威胁。

3) 气道及肺实质：大、小气道均随老龄化而顺应性增加，变得较为松软，在用力呼气时气道容易受压，致最大呼气流速下降，残气量增加。在 30 岁以后，呼吸性细支气管和肺泡管进行性扩大，其变化类似于肺气肿，肺泡表面积减少。多认为这不单是年龄的影响，而是与反复的机械性刺激、感染、环境污染等有关。老年人的肺组织因老年性纤维化使其弹性回缩力进行性下降，扩张肺泡和小气道的负压减少，肺低垂部小气道的闭合倾向增大，这种倾向又因气道松软而加强，肺内气体分布发生改变，通气/血流比值失调。闭合气量呈进行性增大，当气道闭合发生在功能残气量范围以上时（可能在 45 岁以上发生），则在潮气量呼吸时肺底部即可发生气道闭合。以上改变不难看出，老年人有进行性的通气/血流比值失调，损害氧合甚至降低二氧化碳的排出效率。

概括起来，胸壁僵硬、呼吸肌力变弱、肺弹性回缩力下降和闭合气量增加，是造成老年人呼吸功能降低的主要原因。从 40 岁开始，残气量增加而肺活量减少。两者的增减幅度平均约每年 20 ml。至 80 岁时肺活量降低 20% ~25%（有报道达 40% 者）。老年人最大呼气流速约降低 30%，第 1 秒用力呼气量（FEV_1）平均约每年减少 30 ml。到 70 ~80 岁时 FEV_1 约降低 30%。在 20 岁以后，在 P_AO_2 不变的条件下 PaO_2 开始下降，约每 10 年下降 4 mmHg，故老年人肺泡与氧分压的差值（$A-aDO_2$）增加，但一般不至超过 30 mmHg。

由于以上变化，老年人在应激时易于发生低氧血症、高二氧化碳血症和酸中毒，因此在围手术期应注意监测、维护和支持呼吸功能，防止呼吸系统并发症和呼吸衰竭的发生。

5. 消化系统和肝脏

一般来说，老龄化对健康老年人消化系统的解剖和生理功能影响轻微。食管的改变仅为收缩波幅降低，异常收缩波轻度增加。胃肠道的改变包括胃肠道血流量降低，胃黏膜发生萎缩，基础胃酸和最大胃酸排泌量减少，胃排空时间延长，肠蠕动减弱。但由于肠道的分泌和吸收细胞的功能储备很大，因此老年人的消化、吸收功能没有大的改变。老年人胰腺的体积减小并伴有脂肪和纤维组织浸润，但对维持消化液分泌功能影响不大。老年人可因胃排空减慢出现食欲减退，因结肠平滑肌收缩力降低而发生便秘，因肠蠕动减弱而使术后发生肠胀气的机会增多。

老年人肝脏重量减轻，肝细胞数量减少，肝血流量也相应降低。40 岁后肝脏重量开始减轻，到 80 岁时肝脏体积缩小常达 40%。25 岁后肝血流量每年减少 0.5% ~ 1.5%，至 60 岁以上肝血流量比青年时减少 40% ~ 45%。老年人肝功能减退主要表现为肝脏合成蛋白质的能力下降，血浆蛋白减少，白蛋白与球蛋白的比值降低。但微粒体和非微粒体氧化酶系统的活性与年轻时相比并无明显改变。一般在 70 岁以前，酚四溴酞磺酸钠（BSP）试验也不会出现严重异常。但老年人血浆胆碱酯酶活性常常明显降低，加上肝血流量减少和血浆白蛋白含量低，对于经肝脏代谢的药物可能出现药效增强或作用时间延长。临床麻醉中老年人全身麻醉后苏醒延迟多与此有关。

6. 泌尿系统和水、电解质、酸碱平衡

老年人泌尿系统的变化包括肾的解剖结构和生理功能的改变两个方面。

老年人的肾脏发生萎缩，重量减轻，肾单位数量呈进行性下降，到 80 岁时较青年人肾脏总体积减小约 30%，肾小球数目减少至青年人的一半左右，肾小管也有萎缩和数量减少。由于肾小球数量减少，残余的肾小球可发生代偿性肥大，在一定程度上延缓肾功能的减退。年龄的增长使肾小动脉出现纤维增生、内膜增厚，使肾小球血流量减少，滤过率降低。肾血流量在 40 岁以前一般尚可保持良好，其后进行性下降，约每 10 年降低 10% 或更多，主要为肾皮质血流量下降，至 80 岁时肾血流量可降低 50%。肾血流量的下降较肾组织改变为剧，肾小球滤过率（GFR）每 10 年可下降 8 ml/（min·1.73 m^2），80 岁时 GFR 可能仅为年轻时的一半。无功能的肾单位的增多使代偿性肥大的，肾小球不堪重负，肾功能逐渐下降。血浆肌酐清除率约从 30 岁以后开始逐年下降，65 岁以后降低的速度加快，平均每 10 年约减少 16.6 ml/（min·1.73 m^2），从成年至老年约降低 40%。由于老年人骨骼肌萎缩，体内肌酐生成减少，尿中肌酐排出减少，故血清肌酐浓度仍维持在正常范围内。

老年人肾浓缩功能降低，保留水的能力下降。其原因除 GFR 降低外，可能还有其他机制参与。如肾髓质血流量相对增加，导致髓质中渗透浓度梯度和递流倍增机制的效能降低，尿浓缩能力减退；也可能还存在某种缺陷，使肾小管内溶质不易进入髓质间质。老年人对抗利尿激素（ADH）的反应较低，正常情况下血中 ADH 的浓度高于青年人，ADH 水平约每年增高 0.03 ng/L。老年对 ADH 不敏感性说明其远曲小管和集合管上皮细胞管周膜上的 V$_2$ 特异受体对 ADH 的反应减弱。由于老年人保留水的能力下降，遇有对水摄入的限制或因口渴感缺乏而摄入不足可出现高钠血症；另外，应激反应所致 ADH 过度分泌或某些药物影响水的排出，也使老年人有发生水中毒的危险。

老年人肾功能的改变对血浆电解质的影响是使肾脏对电解质的调节能力降低。以钠离子为例，一方面，没有钠负荷时，由于老年肾脏排水和钠重吸收能力低下，可以导致血浆钠离子浓度降低，即使总钠量正常，也可能因水潴留而发生稀释性低钠血症；另一方面，当机体遭受短时间的钠负荷时，由于有功能的肾单位不足、GFR 降低和机体对肾素—血管紧张素—醛固酮系统反应迟钝等因素，过量的钠离子不能迅速排出，又容易导致高钠血症。

肾调节酸碱平衡的主要手段是调节排出体外的 H^+ 的数量。体内 H^+ 的排出主要是通过与氨结合形成铵离子排出体外。老年人肾皮质血流量减少影响氨的产生和 H^+ 的排泄，有代谢性酸中毒的倾向。

老年人肾功能的降低不仅增加围手术期急性肾功能不全或衰竭的危险，也影响许多麻醉药和辅助药的作用时限。老年人的肾功能改变对药代动力学的主要影响是，需经肾清除的麻醉药及其代谢产物的消除半衰期延长。

老年人的肾功能改变对麻醉管理有两点提示：

1）老年人维持水、电解质、酸碱平衡的能力差，要进行适当的监测，补充水、电解质时计算要精确。

2）经肾排泄的药物消除减慢、药物作用时间延长，要注意调整剂量，避免使用有肾毒性的药物。

7. 内分泌系统及代谢

内分泌系统中最重要的组成部分是下丘脑—垂体—肾上腺皮质轴和交感—肾上腺髓质轴。年龄的增长对这两个轴以及相关的激素水平产生一定程度的影响。

下丘脑是神经系统和内分泌系统相互作用的主要部位。神经系统与内分泌系统是紧密联系的两大系统，通过相互作用共同维持机体内环境的稳定。下丘脑对各种刺激的反应随年龄而改变。老化使下丘脑体温调节中枢的神经元数目减少，多巴胺和去甲肾上腺素的含量也减少。随年龄增长下丘脑对葡萄糖和肾上腺皮质激素变得较不敏感，对甲状腺激素却较为敏感。受体数量的改变可能是其对一些激素和代谢产物反应性变化的原因。

老年时神经垂体的重量增加，主要是纤维化和嗜碱细胞浸润所致。对渗透性刺激的反应性增高，释放 ADH 较多，血中 ADH 常维持在较高水平。老年人血管对 ADH 的敏感性也比青年人为高。腺垂体的质量在中年达到最大值，以后随年龄增加而体积渐减。此种缓慢的腺体组织丧失并不引起垂体功能障碍。对腺垂体—靶腺轴来说，除促性腺功能方面外，老化过程引起的改变有以下 5 个特点：①腺体萎缩和纤维化；②血浆激素水平可维持正常；③激素的分泌速率及其代谢降解率均降低；④组织对激素的敏感性发生改变；⑤下丘脑和垂体对负反馈调节的敏感性降低。

健康的老年人在中等程度的应激状态下仍能正常地增加 ACTH 和皮质醇的分泌，也就是说可以耐受中等程度的应激。监测健康老年人血浆皮质醇的基础水平，未发现有年龄所致的改变。但与成年人相比，老年人每天皮质醇和醛固酮分泌速率降低 25% 左右。因为在老年人皮质醇代谢较慢，故血浆皮质醇水平仍能维持在正常的水平。老年人交感神经的功能减弱，到 80 岁时肾上腺质量约减少 15%，血浆中儿茶酚胺特别是去甲肾上腺素的水平较青年人高 2~4 倍。但靶器官、组织、细胞的反应性降低，这主要与外周 β 肾上腺素受体功能减弱或（和）腺苷酸环化酶活性受损有关。

年龄增加对血浆中生长激素的基础水平基本上没有影响。

曾认为甲状腺素的生成率约降低达 50%，但对健康老年人血清 T_3、T_4 的测定未发现与年龄有关的明显变化，血清促甲状腺激素（TSH）水平未见随年龄变化，但促甲状腺释放激素（TRH）不能迅速增加 TSH 的释放与合成。所以认为老年人的甲状腺功能降低不仅是由于甲状腺老化，还与垂体、外周组织的老化有关。

健康人 40 岁以后糖耐量均降低，其原因可能为内源性胰岛素抵抗或胰岛功能受损有关。因此在围手术期对老年人不应静脉输用大量含糖液体。

由于甲状腺功能减退和交感系统活性下降，老年人基础代谢率较低，从 30 岁以后基础代谢率约每年降低 1%。老年人体温调节能力也降低，在周围环境温度下降时，血管收缩反应减弱，寒战反应减低，体热容易丧失过多，出现体温下降或意外的低温。手术期间应注意保温。另一方面，在温热的环境下其外周血管扩张反应也减弱。

8. 血液系统

老年人的血小板黏附和聚集性增高，经常处于易被激活状态。血浆中纤维蛋白原、因子Ⅷ、因子Ⅻ、因子Ⅹ、Ⅺ浓度增高，且有被激活的现象，使老年人血液凝固性增高。同时，抗凝血酶Ⅲ（AT-Ⅲ）水平却逐渐下降。再加上血脂增高、血管腔变窄，导致老年人血液流变学发生了很大的改变。最突出的表现是容易导致血栓形成。

由于老年人肾脏体积缩小，肾脏产生和释放促红细胞生成素的能力降低，导致骨髓红细胞生成减少。因此，老年人都可有一定程度的贫血。随着机体衰老，血液中血浆蛋白降低。

（二）药理特点

高龄的病理生理改变常导致麻醉用药的药代动力学和药效动力学的变化。前者使药物进入机体作用部位的浓度发生变化；后者使药物对机体及其感应组织产生效应的剂量显著下降，较为重要的是药代动力学方面的改变。

药代动力学的研究对象包括药物的吸收、分布、代谢和排泄。老年人胃肠的吸收功能与年轻人相比变化甚小，因此年龄因素对口服吸收影响很小。老年人在药代动力学方面的改变主要是药物在体内的分布容积和消除速率的改变，而这两者又主要取决于机体的构成成分和肝、肾功能情况。

药物的分布和排泄随年龄增加而显著改变，老年人药物的清除半衰期明显延长。药物的清除半衰期 $t_{1/2\beta} = (0.693 \times Vd)/CL$。影响药物半衰期的主要因素是分布容积 Vd 和清除率 CL。老年人脂肪组织相对增加，脂溶性高的麻醉药物如硫喷妥钠、芬太尼和苯二氮䓬类等在老年人体内 Vd 增大，从而延长半衰期和苏醒时间。老年人体液总量减少，水溶性药物如右旋筒箭毒碱、泮库溴铵等非去极化肌松药的 Vd 有所减少。老年人肝肾功能降低，药物的代谢和排泄减慢，药物的清除率下降，作用时间延长。

老年人血浆蛋白质与药物的结合率减低，使静脉麻醉药及麻醉性镇痛药的非结合（游离）分子增加 1 倍以上，导致大脑中药物浓度与血浆浓度更为接近，即显著增加药效，延长消除半衰期。老年人的药代动力学特点可归纳如下：

1）老年人脂溶性药物分布容积大，药物作用时间延长。

2）老年人血浆蛋白降低，静脉麻醉药和麻醉性镇痛药非结合分子增加 1 倍以上，使血浆内游离型药物浓度增加。

3）肝脏的酶水平降低，肝血流量减少，可影响药物代谢速度。

4）肾脏的排泄功能减退，可使药物作用时间延长。

效应器官对药物的敏感性也可能随年龄增加而改变，这可能与受体数量减少和性能改变有关。一般而言，老年人对兴奋性药物的反应性较差，而对抑制性药物相对比较敏感。老年人药效动力学的变化主要由于神经系统的改变引起，神经系统的退行性改变使中枢神经系统对全麻药物的敏感性增高，药效增强。还可能与老年人细胞和组织的相对低功能状态有关。同时，老年人的身体情况差异很大，使其药动学和药效学方面也有很多差异，故需特别注意观察，以防不良反应。现列举一些常用的麻醉药。

1. 吸入麻醉药

老年人功能余气量增加，使吸入麻醉加深较慢，苏醒过程也延长。吸入麻醉药 MAC 随年龄增长逐渐降低，40 岁以后大约每 10 年减低 4%，使作用于中枢神经系统的麻醉抑制效应增强。如氟烷、恩氟烷及异氟烷 MAC 在年轻人分别为 0.84%、1.68% 及 1.15%，而在老年人则分别降至 0.6%、1.2% 及 0.8%。

2. 静脉麻醉药及阿片类药

老年人对静脉麻醉药、苯二氮䓬类药、麻醉性镇痛药的敏感性均增加。硫喷妥钠使意识消失的半数有效剂量为 2.8 mg/kg，而在老年人则降至 1.8 mg/kg，使催眠剂量减少近 30%，抑制脑电图（EEG）的剂量也随年龄增加而下降。高龄对依托咪酯及地西泮的药效也显著增强，同时清除半衰期延长。如硫喷妥钠、依托咪酯及咪达唑仑的清除半衰期分别延长至 13～15 小时、7～8 小时及 4.1 小时。在 80 岁时地西泮的半衰期可延长至 90 小时之久，较年轻人增加近 4 倍。增龄对丙泊酚用量的影响与硫喷妥钠相似，一般成人诱导用量为 2.25～2.50 mg/kg，而 60 岁以上老人则仅需 1.50～1.75 mg/kg。老年人对丙泊酚的清除率也降低，故维持用量宜减少。

阿片类药物中舒芬太尼、阿芬太尼、芬太尼在老年人中的效力接近成人的 2 倍，这是由于随着年龄增长，大脑对其敏感性增加而非药代动力学改变所致；而瑞芬太尼的药效学和药代学均随年龄的增加而改变，表现为只需成人的半量就达到其临床效果，只需 1/3 输注速率即可维持血浆有效浓度。吗啡不但存在药效学和药代学的年龄性相关改变，同时其代谢产物吗啡 - 6 - 葡萄糖醛酸依靠肾脏清除，因此同样剂量的吗啡在老年患者的镇痛作用更强、持续时间更长。

老年人较慢的循环使静脉麻醉药和肌松药到达靶器官的速度减慢，麻醉者常误认为初量不足而重复给药，导致药物过量引起呼吸循环的严重抑制。血管功能的减退使较小剂量的静脉麻醉药即可引起血压明显下降。由于交感神经张力下降，氯胺酮的交感兴奋活性减弱，其心肌抑制作用可能表现出来。呼吸中枢的改变使老年人对静脉麻醉药引起的呼吸抑制更加敏感。

3. 局部麻醉药

一般认为老年人局麻药用量宜适当减少，可能是由于细胞膜通透性的改变、脱水、局部血流减少和结缔组织疏松使药物易于扩散所致。老年人硬膜外阻滞时因药液不易向椎间孔外泄而易于在椎管内扩散，故局麻药液量需减少。

4. 肌肉松弛药

高龄对肌松药的影响主要决定于其各自的药代动力学和药效动力学。如果药物依靠肝、肾代谢，则其作用时间延长。如维库溴铵、泮库溴铵、罗库溴铵在老年人群中显示出药代动力学和药效动力学的改变，血浆清除率降低，维持时间延长，然而主要依赖肾脏清除的长效肌松药杜时库铵和哌库溴铵，用于老年人其药代动力学和药效动力学并无明显不同；对于不经肝、肾代谢的药物，其药代动力学和药效动力学应当不受年龄影响。如阿曲库铵、顺式阿曲库铵为霍夫曼（Hofmann）消除，肌松作用时间不受增龄的影响。值得注意的是高龄需用肌松药拮抗药时不应减少剂量，又要防治其不良反应。另外，依酚氯铵（艾宙酚）显效时间可延至 3.6 分钟，新斯的明维持时间也有所延长。原有心血管疾病的老年患者，预注阿托品拮抗新斯的明的胆碱能效应时，易产生心律失常，应改用长效抗胆碱能药如格隆溴铵。

总之，老年人的药理学改变表现为老年人对麻醉药物的反应性增强、作用时间延长。对老年人用药应该减小剂量，减慢给药速度，加强监测，密切观察患者用药后反应，尽量避免药物过量引起的意外。

二、麻醉前病情估计和准备

老年脏器功能衰竭、贮备功能低和夹杂症多是其特点，认真恰当估计患者对手术和麻醉的耐受能力，是老年人手术成功之关键，必须高度重视。

（一）病情估计分级

根据麻醉前访视结果，将全部资料进行综合分析，对患者全身情况和麻醉耐受力做出比较全面的估计。美国麻醉医生协会 1963 年将患者的全身健康状况分为 5 级。第一、二级患者，其麻醉耐受力一般均良好，麻醉经过平稳；第三级患者存在一定的危险，需积极准备，采取一定的有效预防措施。第四、五级患者的麻醉危险极大，充分的准备更为重要。

（二）麻醉前肺功能估计

简单的肺功能估计方法有：

1. 测胸腔周径法

测量深吸气与深呼气时，胸腔周径的差别，超过 4 cm 者，指示无严重肺部疾患和肺功能不全。

2. 吹火柴火试验

患者安静后，嘱深吸气，然后快速呼气，能将置于 15 cm 远的火柴火吹熄者，揭示肺储备功能好，否则示储备低下。

活动后明显气短，慢性咳嗽痰多，肺听诊有干、湿啰音或喘鸣音，长期大量吸烟，老年慢性支气管炎及阻塞性、限制性肺功能有障碍等患者，胸腔或腹腔大手术后，几乎无例外地有暂时性肺功能减退，麻醉前应进行详细的肺功能测验。其危险性指标如下：

肺活量（VC）＜1.0 L，FEV_1＜0.5 L，最大呼气流率（MEFR）每分钟＜100 ml，最大通气量（MVV）每分钟＜50 L，PaO_2＜55 mmHg，$PaCO_2$＞45 mmHg。上述各项指标属于高度危险值。对于慢性肺功能不全，除非需要切除较多的肺组织，或已有广泛的肺纤维性实变，一般均可通过术前细致的治疗而获得明显改善，故已很少被列为手术禁忌证。

（三）麻醉前脑血管方面的估计

老年患者有过 过性昏厥、短暂半身运动障碍、吞咽困难、语言障碍、轻微面瘫或偏盲症状，预示有短暂脑缺血，术中和术后随时有脑和血管意外发生的可能。

（四）肾功能的估计

轻度肾功损害，血尿素氮可无改变，血肌酐达 132.6 μmol/L，提示有某种程度的肾功能不全。急性肾功能衰竭的早期诊断依据是血清尿素氮和肌酐的升高，不可单凭尿量。慢性肾功能衰竭需常行血液透析者，是择期性手术的相对禁忌证。

（五）免疫功能的估计

老年人免疫功能降低，术前应测定免疫功能。

（六）血黏度测定

老年人常处于"高凝"状态。"高凝"与脑血管栓塞和心肌梗死的发病率有密切关系，术后并发下肢深静脉栓塞亦关系密切。部分患者可并发肺梗死，死亡率极高。

（七）麻醉前准备

1. 麻醉前一般准备

对麻醉耐受力良好的 1 类 I 级患者，准备的目的在于保证手术安全性，使手术经过更顺利，术后恢复更迅速。麻醉前一般准备工作包括以下几个方面。

1）精神状况准备：手术患者有程度不同的思想顾虑或恐惧、紧张和焦急心理。情绪激动或彻底失眠均可致中枢神经系统和交感神经系过度活动，由此足以削弱对麻醉和手术的耐受力，术中、术后易出现休克。为此，术前除常规询问病史、体格检查及查阅各种化验、X 线片及超声波等检查结果外，应从关怀、安慰、解释或鼓励着手，例如即将手术目的、麻醉方式、手术体位以及麻醉或手术中可能出现的不适等情况，用恰当的语言向患者做针对性的具体性的解释，术前可用适量的安定药，晚间给睡眠药。

2）营养状况改善：营养不良致蛋白质和某些维生素不足，可明显降低麻醉及手术的耐受力。蛋白质不足常伴低血容量或贫血，耐受失血或休克的能力降低；还可伴组织水肿而降低术后抗感染能力和影响伤口愈合。维生素缺乏可致营养代谢异常，术中易出现循环功能或凝血功能障碍，术后抗感染能力的低下，易出现肺部及伤口感染，因此应尽可能地经口或静脉补给足够的必需营养物质。如静脉补给蛋白、维生素或输血等。

3）其他准备：如胃肠道准备、膀胱准备、口腔卫生准备、输血输液准备及适应手术后需要的训练，如体位、大小便、切口痛及各种不适、各种引流管等。病情复杂的患者，术前常已接受一系列药物治疗，麻醉前除要全面检查药物的治疗效果外，还应重点考虑某些药物与麻醉药物之间存在相互作用的问题，有些易引起不良反应。为此对某些药物要确定是否继续用，调整剂量再用或停止使用。如洋地黄、胰岛素、糖皮质激素，一般都需继续用至术前，但对剂量要做调整。对 1 个月前曾较长时间服用糖皮质激素，而术前已经停服者，术中仍有可能发生急性肾上腺皮质功能不全危象，故术前必须恢复使用外源性糖皮质激素，直至术后数天。抗凝药物术前要停用，并设法拮抗其残余作用。对呼吸循环有抑制作用的药物，根据情况尽量停用或少用。

2. 麻醉监测

老年患者麻醉除了常规监测脉搏、血压及呼吸外，结合国情至少还应准备心电图机及脉搏血氧饱和度仪，以便及时发现缺氧或心肌缺血改变。对出血较多的大手术还应插导尿管及置中心静脉导管，有利于掌握输血输液量。

3. 麻醉前用药

老年人代谢功能降低，脏器功能衰退，对药物的吸收、降解和排泄均较缓慢，多数老年人的疼痛阈高于青年人，对于事物反应淡漠，耐药量低，因此麻醉前用药量应减少，只需成人用量的 1/3～1/2。为防止呼吸、循环系统受抑制，避免大剂量使用巴比妥类和吗啡类药物。阿托品和东莨菪碱是传统用以减少口腔、咽部和呼吸道分泌物的药物，但老年人用东莨菪碱可引起精神错乱，前列腺肥大者可导致急性尿潴留，故要慎重，使用阿托品较东莨菪碱好，阿托品量在 0.3～0.5 mg 为宜。

三、麻醉处理原则、选择与护理配合

老年患者的麻醉取决于老年患者的病理生理特点、病情特点、手术性质和要求、麻醉方法的优缺点、麻醉者的理论水平和技术经验以及设备条件等几个方面的因素。同时还要尽可能考虑手术者对麻醉选择的意见和患者自己的意愿。各种麻醉都各有自己的优缺点，但理论上的优缺点还可因病情的不同、操作熟练程度的经验的差异，而出现效果上、程度上甚至性质上的很大区别。患者对各种麻醉方法的具体反应也可因术前准备和术中处理是否恰当而有不同。例如硬膜外麻醉用于休克患者，在血容量已经补足和尚未补充的两种情况下，其麻醉反应则可迥然不同。因此，麻醉的具体选择必须结合病情和麻醉者的自身条件及实际经验和设备条件等因素全面分析，然后才能确定。

（一）根据病情选择麻醉

老年患者平时健康，重要器官无明显疾病，外科疾病对全身尚未引起明显影响者，一般的麻醉方法均适用，可选用既能符合手术要求，又能照顾患者意愿的麻醉方法。但麻醉药物浓度、剂量及容量应减少（如硬膜外麻醉等），以免造成中毒性抑制及严重的血流动力学改变。凡体格基本健康，但并发程度较轻的器官疾病者，只要在手术前将其全身情况和器官功能适当改善，麻醉选择也不存在大问题。而对有较重的全身性疾病或器官病变的手术患者，除应在麻醉前尽可能改善全身情况外，麻醉的选择首先要强调安全，选用对全身影响最轻、麻醉者最熟悉的麻醉方法，防止因麻醉方法选择不当或处理

不妥造成的病情加重，亦要防止片面满足手术要求而忽视加重患者负担的倾向。精神萎靡、病情垂危者，除必须手术者，应尽可能地改善全身状况，麻醉选用对全身影响小的局麻、神经阻滞，其麻醉效果比青壮年好，全麻宜做最后选择。

(二) 根据手术要求选择麻醉

麻醉的首要任务是在保证患者安全的前提下，满足镇痛、肌松和消除内脏牵拉反应等手术要求。有的手术还需降温、降血压、控制呼吸和肌肉极度松弛等特殊要求。因此，麻醉选择有一定的复杂性。总之，对手术简单或病情单纯的患者，选用单一的麻醉药物和方法，即能取得较好的麻醉效果。但对手术复杂或病情较重的患者，上述方法往往不能满足全部要求，否则将使病情恶化。有必要采用复合麻醉，即取其长处，相互弥补短处，这样，麻醉药用量小效果却满意，而对病情的影响可达最轻程度。复合麻醉在操作与管理上比较复杂，要求麻醉者有较全面的理论知识和操作管理经验，否则亦未必能获得预期效果，有时反而会造成不良后果。

针对手术要求，在麻醉选择时应想到以下六方面问题：手术部位；肌肉松弛需要程度；手术创伤或刺激大小，出血多少；手术时间的长短；手术体位的选择；考虑手术可能发生的意外。

(三) 术中监测与护理配合

老年人麻醉期间需严密监测各项生理指标。在常规监测中，心电图监测最好采用5导联做ST段分析，有利于心肌缺血及时发现和治疗。老年患者，特别是老年高血压患者，血管弹性功能显著减退，有可能发生高血压危象，而引起脑卒中、心肌缺血等事件。有创动脉测压能够及时、准确和直观地反映血压的变化，可以捕捉血压瞬间的变化，从而使手术患者在麻醉和手术过程中的血压变化能够及时准确地得到处理和救治，为病情的判断和药效的评价提供可靠的依据。监测呼气末二氧化碳（$P_{ET}CO_2$）指标，可及时获得肺通气和循环功能改变等信息。同时，随着外科水平的不断进步，腔镜手术的使用日益广泛，因此术中对老年人加强 $P_{ET}CO_2$ 以及 SpO_2 的监测至关重要。较大手术应监测体温及尿量。对于手术时间较长、估计出血量较多，或者并发有严重心、肺、肾脏等疾病的老年患者，可行中心静脉压监测、TEE、Swan - Ganz 漂浮导管技术，了解血流动力学变化。此外，麻醉期间有些患者还需行动脉血气分析、血糖、电解质等测定。

(四) 术毕恢复期管理与护理配合

老年人术毕应送入麻醉后恢复室（PACU）留观，椎管内麻醉或神经阻滞的老年人，等待麻醉平面消退到安全平面下，无异常并发症，循环呼吸平稳后可返普通病房。全麻术毕在PACU等待拔管时机成熟，拔出气管导管后继续观察，在患者意识和保护性反射恢复，血压、脉搏、呼吸均稳定后方可送回病房，一些危重患者需送入重症监护室继续进行监护和治疗。

四、术后常见并发症防治与护理配合

（一）呼吸系统功能障碍

在术后各种并发症中，肺部并发症最为常见。肺部并发症中首先是肺不张，多因腹部、手术后呼吸活动受到限制，肺底部、支气管内分泌物积聚，变稠而堵塞，使肺泡内气体不能呼出，为组织间液和血液所吸收，以致肺泡壁收缩，造成肺不张。此外，误吸也可引起肺不张，肺不张感染后可继发肺炎。肺不张早期表现为低氧血症，影响气管导管的早期拔除。术后 1 天内患者烦躁不安，呼吸和心率增快，接着出现气急、呼吸困难、发绀和严重缺氧。继发感染时即出现发热，老年患者对缺氧耐受力差，较大程度的肺不张可致心律不齐，甚至心搏骤停。术后治疗主要是解除支气管阻塞，排出稠痰，最简单办法是鼓励患者深呼吸，用双手按住患者季肋部或切口两侧，用力咳嗽、咳痰。麻醉管理中可采用小潮气量、高频率、适时加用呼吸末正压（PEEP）呼吸模式。减少晶体液过多的输入，术后给予氧疗，有助于减少肺不张的发生。

老年人术后肺炎：老年人术后肺炎多为支气管肺炎。最常发生在肺底部，多为双侧性。常在术后第 2 天以后发生，如继发于肺不张者则常在术后 6~7 天发病。表现为咳嗽、痰量增加、发热、呼吸困难等。可有发绀、白细胞增多、核左移等。体检可听到支气管性呼吸音、呼吸音减弱或湿性啰音、叩诊浊音等。胸部 X 线检查常可见有云絮状小斑片状阴影。

由于近年来术中辅助应用芬太尼，虽然术毕作用消失，但回病房后 30~45 分钟有可能再出现呼吸抑制，称为双相性呼吸抑制，即术中切口疼痛使二氧化碳反应曲线维持正常，而回病房后不再有切割疼痛刺激，出现迟发性呼吸抑制或呼吸遗忘。

（二）循环系统功能障碍

1. 高血压

术中麻醉过浅或不完善和术后止痛不全是血压升高的常见原因。原有高血压的患者停用降压药也可使血压失控。气管内吸痰和拔管前静脉注射泵输注硝酸甘油可有效防止高血压的发生，也可使用艾司洛尔或美托洛尔分次静脉注射，到血压心率控制满意为止。

2. 低血压

最常见的原因是血容量不足，其次是心排血量降低或广泛的周围血管扩张，积极补液即可纠正血容量不足诱发的低血压。对心排血量降低引起的血压下降，在尽力解除诱因的同时，如收缩压低于 75 mmHg，为防止心肌缺血，应立即给予升压药支持。宜使用加强心肌收缩力的药物，如多巴胺每分钟 2~5 μg/kg。

3. 心律失常及治疗

术后心律失常多由于血压上下波动过剧造成心肌供血不足，或因通气不良造成缺氧和二氧化碳蓄积所致，全身麻醉过浅或椎管内麻醉阻滞平面不够时遇伤害性刺激，特别在牵拉内脏时，易发生心动过速或心动过缓及其他心律失常。窦性心动过速时，为防治

心肌缺血，首先要控制心率在 100 次/分钟以下。治疗窦性心动过速最有效而常用的是 β 受体阻滞剂，如艾司洛尔 20 mg 缓慢静脉推注或每分钟 50～300 μg/kg 静脉滴注。如有支气管哮喘则宜改用钙通道阻滞剂。治疗目标是心率减慢的同时 ST－T 改善。心动过缓常见于病态窦房结综合征、低温、心肌缺血、结性节律和长期服用 β 受体阻滞剂的患者。如属窦性而且血压正常，心率在 50 次/分钟以上，并不一定要处理。若伴有室性节律或低血压，则必须及时治疗。一般用阿托品 0.5～2.0 mg，必要时采用体外或经静脉起搏。室上性心动过速可给予胺碘酮、普罗帕酮等；对频发室性期前收缩给予利多卡因或普罗帕酮等；如有充血性心力衰竭或心房纤颤伴心室率过速者可给予洋地黄类药物治疗。

4. 心功能不全

由于老年人心功能储备降低，在过度应激和输血输液不当等扰乱下，易发生充血性心力衰竭，表现为颈静脉怒张、心动过速、呼吸急促和急性肺水肿。麻醉中应努力避免过度的血压波动、咳嗽、屏气缺氧和液体输入过多，这是防止心力衰竭的重要环节。发生心力衰竭时应严格控制输液量，除应用洋地黄增强心脏收缩力和给利尿剂减低心脏的前负荷外，血压过高患者可静脉注射泵输注硝酸甘油，以控制血压、降低外周血管阻力和减轻左心的前后负荷。对明显肺水肿和呼吸困难者，可做气管插管和呼气末正压通气。

5. 心肌梗死

潜在的冠心病诱发心肌梗死多在术后 24 小时或 72 小时内，所以术后数天内的心血管监测非常重要。

（三）中枢神经系统功能障碍

术后认知功能障碍（POCD）：POCD 在年龄分布上以 ＞65 岁的老年人为主，其症状包括认知功能障碍，意识水平波动，精神活动改变和睡眠—觉醒循环的打断。主要临床表现为手术后数天至数周出现记忆力、精神集中能力、语言理解能力的受损，社会适应能力下降。甚至发展为永久性的认知障碍，丧失独立生活的能力。诱发 POCD 发生的主要风险因素是高龄和手术应激。

对该并发症的处理

1）应以预防为主，提高麻醉医生及临床医生对疾病的认识，做好充分的术前准备，纠正术前存在的代谢紊乱、低氧血症、脱水、心力衰竭和感染，加强营养以及个体化护理，糖尿病患者控制好术前血糖水平。

2）加强术前访视及谈话，对术前存在有易发生 POCD 风险因素的患者应向家属说明术后并发精神障碍谵妄的可能性，减少不必要的医疗纠纷，对患者进行耐心细致的解释工作以消除恐惧心理。加强术前心理支持和术后随访有利于及时诊断治疗。

3）术中及术后严密观察，合理选择麻醉用药，在病情许可的情况下，尽量不用可引发谵妄的药物，加强围手术期有效镇痛，保证患者充分的睡眠，加强呼吸循环管理，维持呼吸循环稳定，积极预防和治疗低氧血症和低血压及呼吸衰竭，纠正酸碱失衡，补充多种维生素，防治术后感染及其他并发症，对高危患者延长术后吸氧时间。

4）药物治疗的目的是镇静、改善睡眠、控制精神症状。

（四）苏醒延迟

麻醉停止，患者意识应该很快恢复，但是，往往可能因以下原因，使意识迟迟不能恢复：

1）麻醉药、镇静药或麻醉性镇痛药过量（如吗啡、芬太尼、咪达唑仑和肌松药）等，处理方法，等待药物作用消退同时给予相应拮抗药物。

2）手术中或术毕由于通气不足造成缺 O_2 或 CO_2 蓄积，行呼吸支持纠正低氧，排除 CO_2。

3）患者并发糖尿病酮中毒、低血糖、尿毒症或甲状腺功能低下，可应用胰岛素、促甲状腺激素药物纠正。

4）手术期间，由于没有足够的补充所丧失的血容量或麻醉中管理不当，而发生长时间低血压，导致脑缺氧或脑血管栓塞，应针对病因，采用扩容、氧疗、升压和溶栓措施。

5）颅内出血，由于手术、凝血机制、原有血管疾病所致。

（五）疼痛

术后疼痛同样会对老年人产生不利的影响，使心率加快、心肌耗氧增加。完善的术后镇痛能使患者早期活动，减少下肢血栓形成及肺栓塞的发生，减少术后并发症。老年患者术后镇痛的安全性应基于呼吸、循环的稳定。

对老年人术后镇痛要遵循以下几项原则：

1）由于许多老年人不能耐受全身给予阿片类药物，故提倡多模式镇痛。如：患者自控疼痛与局部神经阻滞的结合可以增强镇痛效果，并能减少阿片类药物的不良反应。

2）手术部位的镇痛是非常有用的，如上腹部手术就特别适用于局部神经阻滞镇痛。另外，如胸科手术痛，可采用椎管内阻滞或肋间神经封闭镇痛。

3）非甾体抗感染药可用于减少阿片类用量，增强镇痛效果，减少炎性反应。如无使用非甾体抗感染药的禁忌证，可考虑使用非甾体抗感染药。虽然阿片类药物的术后镇痛也可用于老年人，但应谨慎，随着增龄，剂量要相应减少。

（六）新技术在老年患者术后管理中的应用

新近一些内科新技术已成熟地应用于老年患者的器官功能不全时的治疗，如原有肾功能减退的老年患者，术后易发生肾功能衰竭，可采用持续肾脏替代疗法（CRRT）辅助肾功能恢复。主动脉内球囊反搏（IABP）技术，可用于部分左心功能不全的辅助治疗。起搏器可用于部分心律失常的治疗。纤支镜下取痰栓，有助于老年人肺功能的恢复；无创呼吸机有助于慢性阻塞性肺疾病患者早期脱离有创通气等。麻醉医生可利用这些新技术，促使更多的术后老年危重患者转危为安。

（于卓梅）

第八章　输血与输液技术

第一节　输血技术

围手术期由于疾病本身、手术操作或麻醉等影响，当出现有效循环血容量减少和（或）血液成分明显变化时，巡回护士要配合麻醉医生做好输液和输血治疗。

一、输血的目的

1）提高或保持血液携氧能力，改善机体缺氧状况。
2）增加有效的血容量，改善血容量不足。
3）恢复正常凝血状态和内环境稳定。

二、安全输血

在手术室工作中，为避免输血的不良反应和并发症，防止给患者增加痛苦甚至危害生命，要注意几点。

（一）输血前试验

必须进行 ABO 血型鉴定。将供血者的血与受血者的血进行交叉配血试验。输血前，应仔细核对血型及交叉配血试验报告，一定要核对无误方可输入。

（二）输血前检查

输血前必须观察血液本身质量。发现血液颜色暗紫，血浆与红细胞分界不清呈红色、有气泡，血浆层呈暗灰色、褐色、有絮状物，或已有较大血凝块者均不能输用。

（三）其他

1）输血时血液必须过滤以清除库血贮存过程中血小板及白细胞形成的聚集体，防止这些聚集体沉积在肺、脑、肾等重要脏器造成微栓，引起脏器损害。严格无菌操作，严密观察输血反应，一旦发现不良反应，要及时查明原因，迅速处理。
2）输血后血袋要保留 24 小时，以便必要时查用。

三、输血途径

（一）静脉输血

静脉输血是最常用的输血途径，一般选择在四肢远端静脉施行输血。严重休克或估计可能有大出血的患者，可经大隐静脉切开行大隐静脉插管或经锁骨下静脉插管至上腔静脉，供快速输血和中心静脉压监测。近年来，深静脉穿刺技术已普遍推广，穿刺材料亦不断改进，静脉套管亦可用于周围静脉穿刺，保证静脉通路，为休克、大出血患者的救治提供了有利条件。

（二）动脉输血

血液经动脉逆行加压注入，能首先改善心、脑血液供应，并通过主动脉的反射作用，升高血压。20世纪五六十年代应用较多。通过临床不断实践，认为只要输血及时、足量补充血容量、静脉输血和动脉输血同样有效；反之，则无效。目前此法少用。

（三）脐带输血

输血是经过脐血管进行的，适用于新生儿的血液输注。

（四）宫腔输血

产前失血的原因包括自发性胎盘的出血、羊膜穿刺时的创伤等。宫腔输血可以改善胎儿贫血等状况。

四、血液制品种类

（一）全血

可用于因手术中出血、创伤和广泛性烧伤所损失的血量，可分为新鲜血和库存血。

1. 新鲜血

基本上保留血液中原有的成分，适用于血液病患者补充各种凝血因子及血小板。

2. 库存血

库存血每袋含全血200 ml，保存液50 ml，在1~6℃的冰箱内冷藏可保存2~3周。它保留红细胞、全部血浆及一些失去活性的白细胞和血小板。一般保存时间越长血液内有效成分损失越多。此外，血液酸性增高，钾离子的浓度上升，因此，大量输注库存血时，应警惕酸中毒和高钾血症的发生。库存血适用于各种原因引起的大出血（失血量大于1 000 ml），用以补充血容量，维持血压。

3. 自体血

1）择期手术前采集自体血液并保存，待术中或术后回输。

2）大出血急诊手术时，术中将体腔中积血回收，经过滤、去泡沫和抗凝处理，并回输。输自体血不需做血型鉴定和交叉配血试验，可节省血源，防止输血反应发生。

（二）成分血

随着对血液成分制品的研究，分离保存技术的提高，使成分血的应用得以迅速发展，在临床上日益受到重视并不断推广。成分血的优点是纯度高、体积小，比全血疗效好，不良反应少。成分血比全血含钾、氨和枸橼酸钾低，更适合肝、肾、心功能不全的患者。同时成分血可一血多用，达到节约用血和有针对性使用的目的。成分血可分为有形成分，即红细胞、白细胞、血小板以及血浆成分，即血浆和血浆蛋白、凝血制品。

1. 红细胞制品

浓缩红细胞、洗涤红细胞、冰冻红细胞。

1）浓缩红细胞也称压积红细胞，细胞体积占 70% ~ 75%，仍含少量血浆，可直接输用，也可加等量盐水配成红细胞悬液备用。主要用于血容量正常而需补充红细胞的贫血。如长期慢性贫血，特别是老年人或合并有心功能不全的贫血患者，儿童慢性贫血、多次输血后产生白细胞凝集抗体而有发热反应的贫血。浓缩红细胞分离后应在 24 小时内使用。

2）洗涤红细胞：红细胞经等渗盐水洗涤 3 次后，再加入适量等渗盐水，含抗体物质少，适用于脏器移植术后患者、尿毒症以及血液透析后高血钾的患者。

3）冰冻红细胞：可长期保存，适用于为稀有血型者保存部分红细胞和已被致敏及需长期输血治疗的患者。

2. 白细胞制品

经分离后再添加羟乙基淀粉注射液，可增加粒细胞的获得率。主要有白细胞浓缩液，转移因子 IF、干扰素 IF。输入浓缩白细胞可治疗粒细胞缺乏症的患者。

3. 血小板制品

有含血小板血浆和血小板浓缩液、冰冻血小板。主要用于输大量库存血或体外循环心脏手术后血小板减少症，以及其他导致血小板减少所引起的出血。输血小板时需先轻轻转动容瓶，使沉淀的血小板悬浮于血清中，不必过滤即可进行输注，输注速度快，每分钟 80 ~ 100 滴。

4. 血浆

血浆是全血经分离后的液体部分。主要成分为血浆蛋白，不含血细胞，无凝集原，因此不出现凝集反应，单独输注时不必验血型。可分为下列几种：新鲜液体血浆、新鲜冰冻血浆、普通冰冻血浆、冰冻干燥血浆。

1）新鲜液体血浆：在 -30 ~ -20℃保存 1 年，含有各种凝血因子（Ⅴ、Ⅷ因子）、白蛋白和球蛋白，特别适用于多种凝血因子缺乏而出血的患者。如肝功能不全、DIC 和输大量库存血后引起的出血倾向，同时适用免疫球蛋白缺乏的感染性疾病。

2）普通冰冻血浆：-30℃保存，有效期 5 年。主要适用于维持血容量、补充血浆蛋白，如休克、烧伤和手术等。但一次输入量不应超过 1 000 ml。

无论是哪种冰冻血浆，需在 37℃ 水浴中溶化后，轻轻摇动，直到全部溶解后，立即输注以免纤维蛋白原析出。一旦溶解后不可再冰冻。

3）冰冻干浆：冰冻血浆放在真空装置下加以干燥而成，保存时间 5 年，应用时用 200 ml 无菌生理盐水溶解后使用。

5. 白蛋白制剂

白蛋白制剂从血浆中提取，临床上常用 5% 的白蛋白制剂，能提高机体血浆蛋白及胶体渗透压，用于治疗外伤、肾病、肝硬化和烧伤等低蛋白血症。

6. 各种凝血制品

可针对性地补充某些凝血因子的缺乏，如抗血友病球蛋白（AHG）、凝血酶原复合物等。

7. 免疫球蛋白和转移因子等

免疫球蛋白和转移因子含有多种抗体，可增加机体免疫力。

（三）血液代用品

为具有类似血浆胶体特性的人工胶体溶液，能暂时起到血浆容量的替代作用，临床使用不仅能补充循环血量和周围血管的血容量，还能起到预防和治疗休克的作用。如明胶溶液、羟乙基淀粉、含合成胶体的血液代用品、水解蛋白等。目前国外开展的"人工血"研究，如"人工血红蛋白""人工细胞"等，使输血理论与技术向更纵深的方向发展。

五、输血方法

（一）评估

1）患者术中失血情况。
2）穿刺部位皮肤、血管状况。

（二）计划

1. 目标/评价标准
1）理解输血的目的，积极配合。
2）患者获得所需的血液制品。
2. 用物准备
1）间接静脉输血法：同密闭式输液，只是将输液器换为一次性输血器（滴管内有滤网，9 号静脉穿刺针头）。
2）直接静脉输血法：同静脉注射，另备 50 ml 注射器数只（根据输血量多少而定）、3.8% 枸橼酸钠溶液。
3）生理盐水、血液制品（根据医嘱准备）。

（三）实施

1. 输血前准备
1）备血：医生填写输血申请单，护士抽取血标本，送血库做血型鉴定和交叉相容试验。
2）取血：手术当日去血库取血，必须与血库人员共同认真核对受血者姓名、床号、病历号、血型及交叉相容试验的结果；核对供血卡上的姓名、编号、血型及交叉相容试验结果；核对采血日期，超过时间（2~3 周）不能使用。同时检查血液质量，如有血浆颜色变红或混浊有泡沫，红细胞呈玫瑰色，白细胞与血浆界限不清等都证明有溶血现象，而不能使用。
3）输血前准备：血液自血库取回后，勿振荡，以免红细胞破坏引起溶血；在室温下放置 15~20 分钟再输入，避免放置时间过长，以免造成污染。准备输血的用物，无菌生理盐水、输血用具一套，如为开放式输血，还需准备漏斗。

2. 间接输血法

分密闭式和开放式两种。因开放式输血法易引起污染，目前均采用密闭式输血法。

1）器材

（1）备一次性输血器 1 套，由滤血器代替莫菲氏管。

（2）注射盘内有消毒镊子、2% 碘酊、75% 乙醇、无菌棉签、胶布、止血钳、止血带、塑料小枕、弯盘、网套、起子、头皮针（备用）、生理盐水、血液、输血卡片，必要时备夹板、绷带。

2）操作方法

（1）仔细核对输血单或贮血袋（瓶）上的标签，无误后，按密闭式静脉输液法，先输入少量生理盐水，以手腕旋转动作将血液轻轻摇匀，用 2% 碘酊和 75% 乙醇消毒贮血袋上长塑料管上套的一段橡胶管。

（2）将生理盐水瓶塞上的针头拔出，插入贮血袋上的橡皮胶管内。

（3）待血液将输完时，继续滴入少量生理盐水，力求把塑料管内的血液全部输入。

3. 直接输血法

将供血者的血液抽出后，立即输给患者的一种方法。常用于婴幼儿少量输血或无血库而患者急需输血时。

1）器材：静脉注射盘 1 只，内放 4% 枸橼酸钠。治疗盘内铺无菌巾，放 50 ml 无菌注射器数只（根据输血量决定）及针头。

2）操作方法：将备好的注射器内抽取一定的抗凝剂（每 50 ml 血中加 4% 枸橼酸钠 50 ml），从供血者静脉抽出血液，直接行静脉推注。操作时由 3 人共同协作：一人抽血，一人传递，另一人进行静脉推注，如此连续进行，更换注射器时，不需拔出针头，反用手指压住静脉远端，以减少出血。输血结束后，拔出针头，以无菌纱布覆盖穿刺处，用胶布固定。

（四）注意事项

1）术中输血必须遵麻醉医生医嘱，由巡回护士负责通知血库需血量，根据库血申请单认真查对血型、供血者与受血者、采血日期，同时检查血质及血袋有无渗漏。

2）输血前必须输入少量的生理盐水，再次与麻醉医生共同查对无误后输入。同时在手术护理记录单上及时准确记录输血时间与责任者，并加强巡视，观察患者有无不良反应。

3）输血前应将血液适当预热，并轻轻摇匀。注意合理加温，即将库血放于水温为 20~40℃ 的温水中，使输入的血温不超过患者的体表温度，以减少不良反应的发生。

4）急性失血（外伤、手术、消化道出血、异位妊娠等）时首先补足血容量输平衡液和等量羟乙基淀粉组成的液体，补液量为出血量的 2.5~3 倍，输血放在第二步进行。

5）血液白血库取回后，应在 30 分钟内输入，避免因久放使血液变质或者污染。

6）滴速视病情、年龄而异，若病情允许，前 10 分钟宜慢，观察无反应后成人一般调节在 4~6 ml/min，若创伤严重、失血量大、血压较低，应加压快速输入所需血量，以纠正因创伤或手术中失血而造成的循环血量减少而致的失血性休克，配合手术至顺利完成。

7）输入 2 个以上供血者的血液时，应间隔输入少量等渗盐水，避免产生免疫反应。

8）血液内不能随意加入其他药品，如钙剂、高渗液等，以防血液凝集或溶解。

9）大量输血在 1 000 ml 以上时，可加用 10% 葡萄糖酸钙 10 ml 静脉注射。

10）输血过程中，应密切观察患者，有无局部疼痛，有无输血反应，如有严重反应，应立即停止输血，保留余血，以备检查分析原因。

11）输血完成后血袋保留 24 小时，以便必要时进行化验复查。

六、围手术期特殊病例的输血须知

（一）心功能不全非心脏手术患者

1）液体治疗应以改善组织器官血流灌注，维持血流动力学稳定和避免手术麻醉中因体液失衡所致心功能或血容量失代偿为原则。

2）中、重度心功能不全患者，机体为弥补心排血量不足，循环血量往往增加 10% ~20%，以维持生命器官有效的血流灌注。心功能濒临衰竭时，随着心脏充盈压升高，血管外体液容量增加。

3）液体输注管理期间可酌情选用正性肌力药（如强心苷、多巴胺、多巴酚丁胺）加强心泵功能，并用血管扩张药（硝普钠、硝酸甘油）降低心脏后负荷。

4）失代偿性心功能不全患者即便是出汗、唾液分泌增加也会导致 Na^+ 丢失过多。液体治疗时除注意维持胶体渗透压外，还应注意补充一定量的钠盐（林格液或乳酸钠林格液）。

5）同等充盈压条件下，胶体液能获得比晶体液更高的心排血量。PCWP 升高或血浆胶渗压为 12 ~ 15 mmHg 时，应输注胶体液或含胶体液的晶体液（如血浆、5% 或 25% 白蛋白、全血等）。

6）可依据尿量和失血量调整输液速度，一般维持 2 ~ 3 ml/（kg·h）即可。

（二）少尿患者

1）在排除肾、心脏疾病前提下，术中或术后少尿多因低血容量所致，此时可按 5 ml/kg 输注乳酸钠林格氏液。低血容量性少尿时，晶体液能增加肾小球滤过，使尿量恢复正常甚至增加。

2）休克急性期液体复苏时，补充较多的含 Na^+ 晶体液，能增加尿量，保护肾功能。含 Na^+ 晶体液虽适宜于纠正和治疗低钠血症和代谢性酸中毒，但对肌酐清除率及肾血流的影响并不优于胶体液（渗透性利尿作用）。液体治疗时应以含 Na^+ 晶体液为主，适量补充胶体液，确保尿量 >0.5 ml/（kg·h）。

3）确诊为肾功能不全的患者，应限制液体量的输入，并认真且准确记录液体出入量。

（三）颅内高压患者

1）液体治疗期间监测重点应放在防止脑水肿、脑灌注压及血糖含量异常和钠—水失衡等诸多方面。脑灌注压等于平均动脉压减颅内压，必须维持正常脑灌注压，控制颅内压升高。

2）若患者无低血容量征兆，手术前晚的不显性失水无须补充。术中维持输液可选乳酸钠林格氏液或其他平衡液［输注量：$1 \sim 1.5$ ml/（kg·h）］根据情况可适量输注胶体液（5%白蛋白或全血），以补充机体胶体液的丢失。

3）单纯或大量（>3 L）输注乳酸钠林格液，有可能因低血浆渗透浓度而致脑水肿。为避免此种情况发生，可同时交替应用其他等张含 Na^+ 溶液（0.9%氯化钠液、林格液等）。胶体或高张性溶液选用时应注意；右旋糖酐干扰血小板功能，对颅脑手术患者一般不用，羟乙基淀粉可限量使用［20 ml/（kg·d）］；甘露醇（$1 \sim 2$ g/kg）有利尿、降颅压和改善脑组织顺应性作用，但输注速度不宜过快（滴注时间>10 分钟）。

4）唯有出现低血糖时，才考虑输注葡萄糖溶液。

（四）老年患者输液输血

1）在因体液补充不足所致的脱水或低 Na^+ 血症时，应防止液体负荷过大。

2）液体治疗期间的监测项目主要包括：血压、尿量、血浆渗透压、血糖、电解质和酸碱平衡状态等。

（五）高糖血症患者输液输血

1）围手术麻醉期引起高糖血症的主要原因有：糖尿病、应激状态、摄入糖量过多等。

2）糖尿病酮血症时，往往须补充欠缺的液量 $2 \sim 3$ L，其中大部分应在术前以生理盐溶液补充。若血清 Cl^- 含量高，可用碳酸氢钠的晶体液替代，若血清 K^+ 含量不高，则以乳酸钠林格氏液输注。

3）非糖尿病性高糖血症患者液体治疗同上，但须当心此类患者对胰岛素反应特别敏感，有发生严重低血糖可能。

4）非酮血症性高渗性糖尿病昏迷常伴高钠血症，液体治疗原则应尽力纠正脱水和血浆高渗状态。输注 0.45%氯化钠 1 000 ml（低张溶液），降低高浓度血糖所致的高血浆渗透浓度。$1 \sim 2$ 小时可再重复输注，24 小时内输注总量可达 6 L，与此同时应注意适量补 K^+。

5）监测血流动力学、意识、血糖、血浆渗透浓度和尿量等，若需给胰岛素治疗更应密切注意血糖水平，以免发生低血糖昏迷。

七、临床合理用血

世界卫生组织为临床输血安全提出了三大战略，除了挑选健康的献血者、严格进行血液病毒标志物的筛选检测外，还要合理用血和成分输血。

合理用血就是只为确实有输血适应证的患者输血，避免一切不必要的输血，从而减少患者经输血感染病毒的风险。目前，在我国临床输血方面还存在着一些陈旧的输血观念。如果不迅速更新这些观念，树立合理用血的新观念，就不可能做到科学用血和合理用血。

合理用血的原因：

1）《中华人民共和国献血法》第十六条规定医疗机构临床用血应当制定用血计划，遵循合理、科学的原则，不得浪费和滥用血液。医疗机构应当积极推行按血液成分，针对医疗实际需要输血。

2）因为血液是高成本的宝贵资源，到目前为止人的血液还不能人工合成，只能依靠志愿者无偿捐献。不必要的输血可能导致患者在确实需要输血时血液供应短缺，所以为了保障真正需要输血的患者用血，临床上必须避免一切不必要的输血。

3）输血可能导致受血者感染输血传播性病毒或发生各种输血不良反应，合理用血能避免患者承担不必要的风险。

4）输血影响免疫功能：不必要的输血造成的免疫抑制可增加术后感染的机会，使伤口愈合减慢；肿瘤患者输血可能加速肿瘤细胞的生长和扩散；输血可以刺激潜伏期的病毒活化，使隐性感染者发病。

世界各地的情况表明，输血的实施情况在不同的医院或同一医院不同的医生之间差别很大，这说明血液和血液制品经常被不恰当地应用，如"保险血""营养血""人情血"。所以，临床医生要充分认识到合理用血的必要性，掌握本专科范围内的各种血液成分的种类、适应证及剂量，熟知各种输血反应的临床表现、防治方法，避免不必要的输血。

（一）临床输血指征

1. 急性失血输血指征

急性失血常见于外科、妇产科、手术及创伤等。

1）红细胞输注指征

（1）血红蛋白 <70 g/L 或血细胞比容 <0.21 时输注红细胞。

（2）血红蛋白 70~100 g/L 时根据病情决定红细胞的输注。

2）血小板输注指征

（1）血小板计数 $<50 \times 10^9$/L 伴出血时。

（2）血小板（50~100）$\times 10^9$/L 根据病情决定血小板的输注。

（3）血小板功能障碍时，根据出血情况而不一定看血小板计数决定血小板输注。

3）新鲜冰冻血浆（FFP）输注指征

（1）凝血酶原时间（PT）或部分凝血活酶时间（APTT）>正常 1.5 倍伴出血时。

（2）大出血或大输血相当于自身血容量时。

4）普通冰冻血浆（FP）输注指征：补充胶体、稳定的凝血因子和血浆蛋白时。

5）全血输注指征：一次性失血≥30% 或持续失血 24 小时大于 80% 血容量时。

6）冷沉淀输注指征：手术、严重外伤补充纤维蛋白原和凝血因子时。

2. 慢性失血输血指征

慢性失血常见于内科疾病，内科患者一般对缺氧的耐受力相对较强，与急性失血患者的输血略有不同。

1）慢性贫血患者：血容量正常，一般不输全血。

2）红细胞输注指征

（1）血红蛋白 <60 g/L 或血细胞比容 <0.19 时。

（2）血红蛋白 60~100 g/L 时根据病情决定红细胞的输注。

3）洗涤红细胞输注指征：患者对血浆蛋白过敏、高钾血症、肝肾功能障碍、自身免疫性溶血性贫血、阵发性睡眠性血红蛋白尿、供者血液有冷凝集素时。

4）血小板输注指征

（1）血小板计数 $<5 \times 10^9$/L 时立即输注。

（2）血小板计数（10~50）$\times 10^9$/L 时根据病情况决定血小板输注。

（3）血小板功能障碍时，根据出血情况而不一定看血小板计数决定血小板的输注。

5）FFP 输注指征：先天（获得）性凝血因子缺乏、大出血、大输血引起凝血因子缺乏时输注。

6）FP 输注指征：需补充胶体、稳定的凝血因子和血浆蛋白时。

7）冷沉淀输注指征：纤维蛋白原缺乏症、血管性血友病、手术后出血、严重外伤及 DIC、尿毒症出血、先天性血小板功能异常出血时输注。

3. 大失血和大输血注意事项

1）大失血时，机体消耗了大量的血小板，丢失了大量的血浆，因此，必须在补充红细胞的同时及时补充血小板和 FFP 才能达到止血和凝血作用。血小板用量根据消耗量而定，FFP 剂量：10~15 ml/kg 体重，可补充25%~38%血浆量，一般体内应保证至少有 30%的血浆量才能达到止血和凝血作用。

2）由于红细胞制品中没有血小板和凝血因子，大量输注红细胞制品易导致体内血小板和凝血因子稀释性减少，因此，在大量输注红细胞制品的同时一定要及时补充血小板和 FFP，剂量为 10~15 ml/kg 体重。

3）由于库存全血中缺乏活的血小板，也缺乏Ⅷ、Ⅴ凝血因子。因此，大量输注库存全血时一定要及时补充血小板和 FFP 才能达到止血和凝血作用。

4）慢性失血伴低蛋白血症时，应及时补充 FP 或 FFP，维持总蛋白至正常水平，防止低蛋白血症。

4. DIC 输血

1）DIC 高凝血状态输血

（1）先用肝素治疗抑制血管内凝血，肝素根据病情酌情使用。

（2）使用肝素抗凝治疗时，同时使用抗凝血酶 - Ⅲ（AT - Ⅲ）浓缩剂才能缩短 DIC 病程，提高生存率。

（3）根据患者病情选择性输注红细胞（贫血时）和血小板；④全血、FFP 或其他凝血因子制剂的应用应慎重，否则，会加重血管内凝血，必须要用时，要在肝素化的基础上使用，并酌情在输注红细胞、FFP 等制品时根据病情每毫升加入肝素 5 U，并计入全天肝素治疗总量。

2）DIC 低凝血状态输血

（1）AT-Ⅲ水平或其他监测指标已恢复正常，凝血因子的缺乏可能是导致出血的主要原因，这时是补充各种相应血液成分的最佳时机。

（2）AT-Ⅲ水平或其他监测指标（如血小板、PT、APTT、纤维蛋白原等）仍有异常，提示 DIC 病理过程尚未控制，此时，血液成分的补充仅限于红细胞、血小板及 AT-Ⅲ浓缩剂。

3）肝素抗凝治疗

（1）DIC 处于内凝血状态时应及时使用肝素抗凝治疗。判断 DIC 处于内凝血状态的方法是：观察 AT-Ⅲ水平，因为 AT-Ⅲ在 DIC 过程中最先被消耗，AT-Ⅲ含量低，说明 DIC 处于内凝血状态；AT-Ⅲ恢复正常，说明 DIC 病理过程停止。

（2）在应用肝素时应密切关注凝血指标的变化。

（3）应用肝素时应同时使用 AT-Ⅲ浓缩剂才能达到抗凝效果。

（4）DIC 伴出血时禁止使用肝素。

（5）肝素常用剂量：每次 0.5~1 mg/kg（1 mg = 125 U），于 1 小时内静脉滴注，每 4~6 小时 1 次。该剂量极易过量，应随时测定 APTT，使 APTT 维持在 20~30 秒（试管法）为宜。新生儿和婴幼儿使用肝素间隔和剂量酌情减少。

（6）肝素小剂量治疗方法 50~120 mg/d，持续 24 小时静脉滴注是目前应用肝素的新观点。

（7）肝素超小剂量治疗方法：剂量为"小剂量"的 1/5，或 1 000~1 500 U/h 连续静脉滴注，持续 72 小时。也可用 3~5 U/kg 肝素，皮下注射，1~2/d。

4）成分输血：DIC 输成分血比输新鲜全血疗效好。成分输血是现代输血的进展，目前先进国家 80% 的血液用于成分输血，如根据患者的情况，输给患者所需要的某种血液成分，其优点可减轻患者循环负担，避免或减少各种输血反应的发生，减少传播疾病的机会，有的放矢而获得更好的治疗效果，并可节约用血，减少花费。故现都主张成分输血，成分输血已成为评价输血水平的一个指标。所谓成分输血就是把血液中各种成分分离出来，精制成浓度或纯度较高的制品，然后用于缺少一种或数种成分所引起的疾病，一袋全血经分离加工可以成为多种血液制品。

各种血液成分在使用过程中须注意如下事项：

（1）必须用带有过滤装置的输血器输注，每输 4~8 U 制剂需要更换新的输血器。因同一输血器输注制品 5 小时以上，部分血液成分在过滤器上黏着沉淀，不仅使输血速度降低，并且起培养基作用繁殖细菌；同时细胞破坏、纤维蛋白析出可诱发 DIC。

（2）输注血浆、红细胞、白细胞和血小板前必须核对供血者与受血者的血型是否相符。

（3）注意血液制品的外观。考虑到血液取出后在输注过程中时间过长，温度随环境上升，可能产生变化，所以要观察血液制品是否有溶血、凝血现象。

（4）输注纤维蛋白原、抗血友病球蛋白和凝血酶原复合物时应注意滴速，使液体分别在 60~120 分钟、60 分钟和 30 分钟内滴完。

（5）输注过程中经常观察有无发热、过敏反应的发生。使用纤维蛋白原和凝血酶原复合物者尚需注意有无栓塞等严重不良反应。如表现出有不良反应症候时应及时处理或停止输血。

（二）输血错误观念

1. 失全血就应该输全血

这一观点是错误的。因为库存血中血小板、白细胞在 24 小时内已死亡；Ⅴ、Ⅷ因子 24 小时已逐渐失活。因此，全血并不全，全血中已没有活的血小板和白细胞，只有死亡的血小板、白细胞的尸核，失全血补全血价值不大，反而增加了非溶血性发热反应、过敏反应、输血传染病（如 CMV、HIV、HTLV 等）、血小板输注无效、急性呼吸窘迫综合征（急性肺微血管栓塞）、输血相关性免疫抑制等的发生概率，增大了输血医疗风险。

2. 输全血可以扩充血容量、升血压

这个观点是错误的。血浆渗透压 99.5% 是由晶体液产生，胶体渗透压只占 0.5%。而全血中的血浆产生的是胶体渗透压，因此，输全血对扩充血容量、升血压价值不大。扩充血容量最有效的方法是：输注晶体液（如盐水、林格液）。失血量 >30% 血容量时才用胶体液，胶体液有血浆和人工胶体两种。人工胶体有：右旋糖酐、羟乙基淀粉、明胶制剂等。晶体液输注剂量一般为失血量的 3～4 倍，晶体液与胶体液的比例以 3:1～4:1 为宜。

3. 输"热血"治疗效果更好

这个观点是错误的。其实，输"热血"（顾名思义带体温的血液，一般指 24 小时内的血液）风险更大，因为输"热血"易患移植物抗宿主病（GVHD），该病死亡率 90% 以上，尤其是肿瘤患者输"热血"移植物抗宿主病的发生率高达 20%。此外，输"热血"还易患梅毒等传染病。

4. 输全血可以补充血小板和凝血因子

这个观点是错误的。因为库存全血中血小板已无活性，凝血因子也不完整，缺乏Ⅴ、Ⅷ因子。

5. "新鲜血"就是"热血"

这个观点是错误的。"新鲜血"不等于"热血"，"新鲜血"一般指 CPD、CPDA、ACDA 保存 10 天内或 ACD 保存 5 天内的库存血。

6. 输亲友（有血缘关系）的血更安全

这个观点是错误的。实际上输亲友的血最不安全，因为输直系亲属（夫妻除外）的血患移植物抗宿主病的风险会增加 8～30 倍。

7. 血液是营养品

这个观点是错误的。有人认为血液是营养品，因而出现了输"安慰血""人情血"现象，实际上输血有传播疾病的危险，因为现代科学技术对处于"窗口期"的病原体还无法检出，因此，应尽量避免不必要的输血。

总之，输血量代表了一个单位的医疗技术水平，成分输血的比例代表了一个单位的输血技术水平。用血如用药，对症治疗，纠正贫血时输红细胞，补充凝血因子时输FFP，补充血小板时输血小板；补充纤维蛋白、凝血因子、血管性血友病因子时输冷沉淀。医生要敢于用血、善于用血、科学合理用血，不用全血、不用"热血"才是最科学的输血方法。

科学合理用血要转变5个观念：①全血比较"全"的错误观点，实际上全血并不全。②急性出血要输全血的错误观点。实际上输全血风险大，易引起非溶血性发热反应和过敏反应等。③输"热血"比输库存血好的错误观点。实际上输"热血"风险更大，易患移植物抗宿主病、梅毒等。④"新鲜血"就是"热血"的错误观点。实际上ACD保存5天内，CPD、ACDA、CPDA保存10天内的库存血都是新鲜血。⑤输血对患者好处多，害处少的错误观点。

实际上输血风险很大，能不输血尽量不输血，能少输血，尽量少输血，必须输血时，尽量不输全血，合理使用成分血才可以把输血医疗风险降到最低限度。

（三）特殊患者的输血治疗

1. 大量输血

手术中大出血及大手术常需要大量输血，换血也属于大量输血。它是指在12～24小时快速输入相当于受血者本身全部血容量或更多血液的输血。美国将24小时内输入75 ml/kg以上的血液定为大量输血，相当于一位70 kg体重的人24小时内输入5 000 ml的血。

大量输血主要指以下情况：①以24小时为周期计算，输注血液量达到患者的总血容量；②3小时内输注血液量达到患者总血容量的50%以上；③成年患者24小时内输注40 U以上的红细胞制剂。由于大量输血的定义并不十分明确，而患者的个体情况差异大，很难用确定的指标进行量化。

1）大量输血时血液制品的选择

（1）全血：以往大量输血一概使用全血，认为全血中含有各种血液成分，可以同时补充血容量、凝血因子和红细胞等成分，其实不然，因为全血中的血小板、白细胞和不稳定的凝血因子已基本丧失活性。现主张采用成分输血，适当输入部分全血。一般可选用ACD保存5天或CPD保存10天内的全血，不宜大量输入保存时间过长的血液，如快要过期的血液。

（2）悬浮红细胞：在使用晶体、胶体液充分扩容抗休克治疗的基础上，紧急输注悬浮红细胞制品2～4 U，以快速缓解组织供氧不足的情况，以后视情况决定是否要继续输入红细胞或全血。

（3）浓缩血小板：大量出血使血小板同时丧失，再加上大量输入保存的全血、红细胞和大量输液可发生稀释性血小板减少，当血小板计数低于$50 \times 10^9/L$时应输注浓缩血小板。

（4）新鲜冰冻血浆：输血量达到受血者自体血容量的2倍时，其凝血因子降至出血前的30%以下。当PT和aPTT超过正常对照的1.5倍时，特别是肝功能障碍的患者，应输注一定量的新鲜冰冻血浆，以补充丧失的血浆蛋白和多种凝血因子，特别是一些不稳定的凝血因子。

（5）冷沉淀，当输血量达到受血者自体血容量的1.5倍，其纤维蛋白原降至1.0g/L以下时，可使用冷沉淀治疗。

（6）其他血液成分：对于肝功能障碍或维生素K缺乏的患者可使用凝血酶原复合物（PCC）以减少出血。

2）注意事项

（1）大量输血（指24小时内输血量接近或超过自身血容量）时，无论输注的是全血还是悬浮红细胞，都将会出现血小板和凝血因子不足，需要适量输注血小板及FFP。

（2）在抢救过程中，要检测血压、脉搏、尿量及血细胞比容，有条件者应监测中心静脉压、肺动脉楔压、心输出量等，据此调整输液、输血量及输注速度，避免输液、输血量不足或过多引起肺水肿、心力衰竭等。有心肺疾病者，更要注意输液、输血量及输注速度。

（3）失血量大而单用晶体液及胶体液补充血容量时，要注意血液过度稀释问题。因为血红蛋白低于40~50 g/L，血细胞比容＜0.15时，会影响出血部位的愈合，而且易发感染。

（4）抢救过程中要积极止血。

（5）注意大量输血时可能引起的并发症，如枸橼酸盐中毒、血钾改变、酸碱平衡失调、低温、免疫性溶血等。

2. 急性失血输血

手术中急性失血时血容量减少，脏器血流灌注减少，组织缺氧，导致细胞功能障碍及脏器损伤。当收缩压降至80 mmHg以下时，肾排泄功能显著下降，甚至引起少尿或无尿而发生尿毒症，如不及时纠正，将危及生命；脑细胞严重缺氧可引起细胞水肿甚至坏死；心肌严重缺氧可导致心肌受损产生心力衰竭，对冠状血管供血不足者，将引起严重后果。因此，急性失血要首先补足血容量，保证组织灌流，再考虑补充红细胞以纠正贫血。

对于造血功能正常的患者，失血量小于自体血容量的20%时，经晶体液扩容后，如果血压稳定，血细胞比容大于或等于0.30，则不必输血。如果失血量过大，红细胞的丢失增多，血液携氧能力下降，难以保证组织氧的供应，就需要输血。

输血时可根据实际情况选用下列血液制品：

1）全血：由于全血在4℃保存过程中血小板无活性，不稳定的凝血因子也逐渐丧失功能，因此全血的输注不能完全替代丢失的全血。全血仅适用于急性大量失血可能出现低血容量休克患者，或存在持续性、活动性出血，估计失血量超过自体血容量30%的患者。全血的输注应在输晶体液和胶体液后进行。

2）悬浮红细胞：急性失血患者的血容量补足后，为了提高血液携氧能力，应输注一定量的悬浮红细胞。一般输注1 U的红细胞，可使成年人的血红蛋白提高5 g/L。

3）根据临床情况和实验室检查结果，适量补充冷沉淀、新鲜冰冻血浆、血小板等制品。

总之，决定急性失血患者是否需要输血或如何进行输血，应根据患者失血前的身体情况、失血的原因、失血速度及失血量等临床情况综合分析。如果患者急性失血前本身就存在造血功能异常、贫血、心功能不全、心肌缺血或其他重要器官疾病等情况，应积极补充红细胞以保证组织供氧。婴幼儿、老年患者的代偿功能较差，应更积极地做好输血准备，但要严密观察，以免发生不良反应。

3. 急性溶血输血

急性溶血时产生大量红细胞碎片及血红蛋白，血红蛋白除与血浆中结合球蛋白结合外，大量的游离血红蛋白经肾脏排出，严重溶血时可引起重要脏器功能障碍，如心力衰竭、肾功能衰竭、休克、胆红素脑病等。急性溶血病的输血需特别慎重，否则，会加重溶血。

1）输血原则

（1）及时阻断溶血的原因和诱因，注意电解质平衡。

（3）严重贫血，特别是引起心、肾、脑功能障碍时，应及时输血。

（4）必须输血时，选择少白细胞红细胞或洗涤红细胞输注，输血量无须过大，一次输血 2 U 即可，并严格配血。

2）抢救措施

（1）终止溶血：输血所致者应立即终止输血，与抗原抗体反应有关者多采用肾上腺皮质激素或免疫抑制剂治疗。近年来自身抗体介导的顽固性免疫性溶血性贫血多采用血浆置换术。

（2）防治休克及急性肾功能衰竭：有休克表现者，可适量输注中分子右旋糖酐。给予适量 5% 碳酸氢钠滴注以碱化尿液。出现肾功能衰竭时，尚需补充晶体液并给予利尿剂，保证有足够尿量，同时注意监测并治疗高钾血症、酸中毒。

（3）纠正贫血：由于不少溶血性疾病输血不当时反而加重溶血，故对溶血性疾病尽可能不输血。但急性溶血引起严重贫血时，仍应紧急输血以挽救生命。

输血量无须过大，目前强调输少白细胞、红细胞或洗涤红细胞，一般输红细胞 2 U 即可。如能积极治疗原发病、及时终止溶血以及防止休克和急性肾功能衰竭，往往一次输血即可缓解。约有 10% 的病例溶血继续存在，输血后未见明显改善者，可考虑第二次输血。目前提倡输注年轻红细胞，效果更佳。

3）急性溶血的输血注意事项

（1）溶血性疾病的急性溶血多数有抗原抗体反应及补体参与。由于患者体内有可能存在自身抗体或同种抗体，所以要严格配血。

（2）要结合原发病慎重选择适合的血液制品。

（3）严格掌握输血适应证：可输可不输者不输，即使要输血，也以少量为宜，开始输注应慢，观察 10~15 分钟无不良反应后再加快速度。

4. 慢性贫血输血

慢性贫血是由许多不同原因或疾病引起的一组临床综合征。由于起病慢，机体常能逐步适应，一般症状为头晕，活动后心悸，有时有耳鸣、无力、食欲缺乏等。皮肤黏膜苍白是常见的客观体征。贫血是一种症状，而不是独立的疾病。积极寻找贫血的原因并进行对因治疗比输血更为重要。

1）慢性贫血的原因：慢性贫血的原因较为复杂，归纳起来有以下三点。

（1）红细胞生成减少

①当造血干细胞受损或受到抑制而发生增殖分化障碍或骨髓红系祖细胞受到恶性血液病或骨髓转移癌的侵袭时可导致红细胞生成减少。

②当维生素 B_{12}、叶酸缺乏引起的代谢异常及由嘌呤、嘧啶合成异常所致的幼红细胞增殖异常，可发生巨幼细胞性贫血；当缺铁或铁代谢异常可导致血红素合成障碍而引起缺铁性贫血。

（2）红细胞破坏过多：由于红细胞膜异常、酶异常、血红蛋白异常以及红细胞周围环境异常（如抗红细胞抗体和血管异常等）可导致红细胞破坏过多，超过骨髓代偿增生所能补偿的能力时发生的贫血。

（3）慢性失血：由于慢性失血长期丢失血红蛋白，以致造血物质缺乏，特别是铁的丢失，如消化道溃疡慢性失血、痔疮出血、月经过多等。

2）慢性贫血的特点

（1）慢性贫血患者通常无须紧急输血：慢性贫血患者有较充足的时间进行病因诊断，很多时候原发病的治疗比单纯纠正贫血更为重要。慢性贫血患者通常伴有与病因相关的临床表现，如缺铁时可能因上皮细胞含铁酶的障碍而出现的反甲、舌炎、食管炎症状；慢性溶血患者常伴有黄疸、肝脾肿大；维生素 B_{12} 缺乏常伴有神经症状；造血干细胞增殖能力低下者常由于白细胞及血小板的减少而引起感染及出血症状。只有针对不同病因进行合理有效的治疗才能有较好的效果。

（2）慢性贫血患者的贫血往往缓慢发生：大多患者通过代偿能够耐受和适应血红蛋白的降低，因此血红蛋白浓度和血细胞比容的高低不是决定输血的最好指标。是否需要输血，主要依据患者的临床表现和对贫血的耐受程度，并考虑所患疾病的自然病程与存活期之间的利弊（输血的直接效益和远期危险），无明显贫血症状者可暂不输血。

（3）慢性贫血不存在血容量不足的问题：有输血指征只需输添加剂红细胞，无须输全血。

（4）某些慢性贫血尚无特殊治疗方法：需定期输血维持生命活动者，常会引起体内含铁血黄素的沉着，导致血色病。

3）慢性贫血的输血指征：目前临床上慢性贫血患者的输血指征往往偏宽，这不但造成血液资源的浪费，还给患者带来输血不良反应和输血传播疾病的风险，因此应严格掌握慢性贫血患者的输血指征。一般认为，血红蛋白小于 60 g/L，并伴有明显贫血症状者，或贫血严重，又因其他疾病需要手术或待产孕妇需要输血。另外，某些暂无特殊治疗方法的遗传性血液病者，在其生长发育期，应给予输血，将其血红蛋白提高到不影响正常生长发育的水平。

慢性贫血患者不存在血容量不足的问题，故输血时只需输注红细胞即可，而不需要输注全血，以免引起循环超负荷，特别是婴幼儿和老年患者输注全血更易发生循环超负荷。某些需要长期靠输血才能维持生命的慢性贫血患者，常会引起体内含铁血黄素的沉着，发生血色病。

4) 慢性贫血的输血方法和注意事项

(1) 制订输血方案：如果判定患者需要长期输血时，头几个月的时间应用来进行临床试验。应仔细和经常评估患者的氧需要是否已经达到。并估计出维持此水平所需的最低输血量。

(2) 输血量的间隔时间：一般来说，慢性骨髓造血功能障碍的患者，每2周输红细胞2 U。造血物质缺乏的患者需要输血时，往往输一次红细胞即可。

(3) 输血效果判断：输血后测定血红蛋白或血细胞比容可很快评估出输血的效果。如果效果不佳，应仔细检查，查明原因，如是否存在症状尚不明显的隐性同种免疫性溶血，是否存在胃肠道或其他部位的隐性出血，是否有脾功能亢进，是否同时伴发溶血。

(4) 病因不同，输血时应注意其不同要求。纯粹以血红蛋白水平来确定输血不一定完全正确，应根据病因、临床症状和是否合并其他疾病来决定。

(5) 长期输血者，不宜用维生素 C。维生素 C 虽可增加尿铁的排泄，但也可增加胃肠道对铁的吸收。如血浆铁明显增高，应加用去铁胺，防止含铁血黄素沉着症或血色病的发生。

(6) 注意治疗原发病。

(7) 心肺功能不全者或老年人，需注意输血速度，一般以 1 ml/（kg·h）为宜，并在输血过程中严密观察，及早发现心衰的征兆。输血时如已有心功能不全征象，可同时加用利尿剂。

八、成分输血

临床输血治疗的目标是为患者提供安全、有效的血液或血液成分，其目的是治病救人。鉴于输血可能发生多种不良反应和传播多种疾病，因此在临床输血前应认真进行评估，权衡输血的利弊，能不输血的尽量不要输血。如果患者确需进行输血治疗，应选用合适的血液成分进行输注，即进行成分输血。

成分输血是用物理的或化学的方法把全血分离制备成各种较浓和较纯的制品以供临床输用。血液成分包括血细胞成分和血浆成分等。血细胞成分有红细胞、白细胞、血小板；血浆成分有白蛋白、免疫球蛋白以及其他凝血因子。本处主要叙述用物理方法根据血细胞在血液中比重不同制备的各种血液成分，包括红细胞、白细胞、血小板、血浆和冷沉淀等类制品。随着科学的发展和技术的进步，血液成分制备方法目前可分为两种，一种为手工制备；另一种是用血细胞分离机从单一献血者采集高度浓缩的某种成分，而将其他成分回输给献血者。

（一）红细胞制品

包括浓缩红细胞、洗涤红细胞、冰冻红细胞。

1. 浓缩红细胞

浓缩红细胞细胞体积占 70% ~ 75%，仍含少量血浆，可直接输用，也可加等渗盐水配成红细胞悬液备用。主要用于血容量正常而须补充红细胞的贫血。如长期慢性贫血，特别是老年人或合并有心功能不全的贫血患者，儿童慢性贫血、多次输血后产生白细胞凝集抗体而有发热反应的贫血。浓缩红细胞分离后应在 24 小时内使用。

2. 洗涤红细胞

红细胞经等渗盐水洗涤 3 次后，再加入适量等渗盐水，含抗体物质少，适用于脏器移植术后患者、尿毒症及血液透析后高血钾的患者。

3. 冰冻红细胞

冰冻红细胞可长期保存，为稀有血型者保存部分红细胞和已被致敏及需长期输血治疗的患者。

4. 红细胞输注的剂量

1）根据病情而定，成人一般输注约 7 ml/kg 全血制备的红细胞可提升 10 g/L 血红蛋白和血细胞比容 0.03，一个 60 kg 体重的成人输注 2 U 悬浮红细胞可提升 10 g/L 血红蛋白和血细胞比容 0.03。

2）儿童一般输注 6 ml/kg 全血制备的红细胞可提升 10 g/L 血红蛋白和血细胞比容 0.03。

3）外科手术患者血红蛋白达到 100 g/L 以上即可；一般病情稳定的慢性贫血患者，每 2 周输注 400 ml 全血或由其制备的红细胞，使血红蛋白达到 60 g/L 以上即可。

5. 红细胞输注的输注速度

1）一般成人为 200 ml/h 或 1～3 ml/（kg·h）。

2）心血管疾病患者及儿童患者速度应慢，以 1 ml/（kg·h）为宜。

3）急性失血患者输注速度宜快，但开始输血速度宜慢，观察体温、脉搏、呼吸和血压，15 分钟后，如一切正常，可适当加快输注速度。

（二）血小板

近年来越来越强烈的化疗、放疗方案在肿瘤治疗上的应用，一定程度上也促使骨髓受到严重抑制，血小板生成减少，易发生出血倾向，该类患者依赖于长期的血小板输注，一些外科手术如心脑体外循环的应用以及免疫等因素，促使临床输注血小板量逐年增多。

血小板来源于骨髓巨核细胞。巨核细胞是由多能造血干细胞经巨核祖细胞分化而来。根据成熟程度巨核细胞可分为原始巨核细胞、幼稚巨核细胞、产血小板巨核细胞、无血小板形成巨核细胞及裸核巨核细胞。每个成熟巨核细胞可形成 6 个细胞质突起，每个突起中含 1 000 个左右的血小板，整个成熟过程需要 7 天。血小板脱落后进入血液循环，约 1/3 贮存在脾脏内，脾脏与血液循环中的血小板可自由交换。血小板生成受血小板生成素及其他因素调节。

正常人血小板存活期用 [51]Cr 标记测定为 8～11 天，用 [111]In 标记测定血小板半存活期为 3.7～4.0 天。血小板主要破坏场所在肝、脾，破坏的原因是衰老和消耗。每天被破坏的血小板中有 10%～20% 可能由于消耗所致。

血小板在止血和凝血过程中具有重要作用，其主要功能是黏附、聚集和释放反应。其次，血小板也参与凝血机制、血块回缩和血管收缩。

1. 输注剂量

取决于患者输血前血小板计数和预期要达到的血小板计数以及临床情况。

2. 输注方法

1）除冰冻血小板需要冰冻保存外，其他各种血小板制品均要求在（22±2）℃连续水平振荡条件下保存。不能长时间静置，更不能放到4℃血库冰箱保存。

2）从血库或输血科取来的浓缩血小板应立即输用，输血前应轻摇血袋混匀，严格检查血小板制品中有无凝块及细菌生长等异常情况。

3）血小板输注时不能用小孔径滤器（如40μm滤器），这会阻滞部分血小板而影响输注效果。

4）输注血小板速度宜快，以患者可以耐受的最快速度输入。

5）要求ABO同型输注。

3. 注意事项

一般浓缩血小板内红细胞含量＜5ml时不会引起溶血反应，但应ABO同型相输。红细胞含量＞5ml时应做ABO交叉配血试验，有条件时还应做血小板血型配合试验。

4. 特殊血小板制品的临床应用

目前临床应用的特殊血小板制品有少白细胞血小板、辐照血小板和洗涤血小板等。少白细胞血小板制品是采用新型的血液成分单采机或将采集的血小板经白细胞过滤器滤除白细胞制备而成，其主要目的是预防非溶血性发热反应、HLA同种免疫和嗜白细胞病毒（如CMV、HLTV）的感染。辐照血小板和洗涤血小板是在单采血小板的基础上分别进行辐照、洗涤等处理制备而成，辐照血小板主要是为了预防TA–GVHD，洗涤血小板主要用于对血浆蛋白过敏的患者。

（三）粒细胞

白细胞可分为粒细胞、淋巴细胞和单核细胞，粒细胞又分为中性粒细胞、嗜酸性粒细胞和嗜碱性粒细胞。中性粒细胞是白细胞中数量最多且最重要的细胞，它起源于骨髓多能干细胞。多能干细胞经增殖分化为原始粒细胞，然后继续分化为早幼粒细胞、中幼粒细胞和晚幼粒细胞，晚幼粒细胞逐渐成熟为杆状核及分叶核粒细胞。从中幼粒细胞阶段，胞质内逐渐形成特异性颗粒，根据特异性颗粒可将粒细胞分为中性粒细胞、嗜酸性粒细胞和嗜碱性粒细胞。

粒细胞成熟后，大多数仍留在骨髓内，少数释放至血液循环中，只有在急需情况下才大量进入血液循环，骨髓中粒细胞为循环血液中的10~15倍。血中中性粒细胞约一半在血液中自由循环，称循环粒细胞池，另一半松散地黏附于毛细血管内皮上，称边缘粒细胞池，两者可以自由交换，构成动态平衡。

中性粒细胞在血液循环中时间一般极短，半存活期为5~7小时，然后离开血液循环进入组织或炎症部位、渗出液及体液，这些中性粒细胞不能重返血管内，主要在单核巨噬细胞系统破坏。

中性粒细胞在人体的主要功能是通过吞噬和杀灭侵入的细菌等病原体，来执行对机体的防卫功能。

1. 粒细胞输注的适应证

浓缩粒细胞输注的不良反应和并发症多，其适应证要从严掌握。一般认为，应用时要同时具备以下 3 个条件，且充分权衡利弊后才考虑输注：①中性粒细胞绝对值低于 $0.5 \times 10^9/L$；②有明确的细菌感染；③强有力的抗生素治疗 48 小时无效。另外，如果患者有粒细胞输注的适应证，但预计骨髓功能将在几天内恢复，则不需要输注粒细胞。

对于化疗、放疗、药物或毒物等因素引起骨髓抑制的粒细胞减少或缺乏患者，应在积极预防和控制感染的基础上，使用有助于恢复骨髓造血功能的细胞因子、生物或化学药物；多数患者能在短期内恢复正常的造血功能，粒细胞计数回升；应避免盲目冒险地进行粒细胞输注。

2. 剂量

由于粒细胞在人体内的寿命较短，一般要求每次输入的粒细胞量应大于 1.0×10^{10}。

3. 用法

一般要求每天输注一次，连续 4～6 天，直到感染得到控制，骨髓造血功能恢复为止。输注时，使用 Y 形标准输血器缓静脉滴注，1～2 小时输注完毕。

4. 注意事项

1）本制品输注前必须做血型交叉配合试验。

2）制备后应尽快输注，以免减低其功能。

3）如果成年患者有明确指征需要输注粒细胞时，也应尽可能选择单个供者的单采粒细胞制品，不主张使用从全血中手工分离的浓缩粒细胞制品。但对于有明确输注指征的婴幼儿患者，需要粒细胞的治疗剂量小，可考虑使用手工法制备的浓缩粒细胞制品。

5. 不良反应

1）非溶血性输血发热反应、寒战、皮疹等，减慢输注速度到 2 ml/min，可减轻反应，严重反应时必须停止输注。

2）病毒感染，特别是巨细胞病毒感染和人类嗜 T 淋巴细胞病毒感染。

3）肺部并发症，呼吸困难，甚至出现肺水肿，其发生率占 19%～57%。

4）移植物抗宿主病，尤其在免疫缺陷、联合化疗或骨髓移植时。

5）同种免疫，由于粒细胞有较强的抗原性，输后可产生同种免疫。

（四）血浆

血浆是血液的非细胞成分，占全血容积的 55%～60%，含有数百种组分，其中包括水分、蛋白质、非蛋白含氮化合物、糖类、脂类和无机物等，仅蛋白质类就有 100 多种。根据血浆蛋白的功能不同可分为七类：白蛋白、免疫球蛋白、补体、凝血因子及纤溶蛋白、蛋白酶抑制物、转运蛋白和尚未确定功能的蛋白。

1. 适应证

1）单纯凝血因子缺乏的补充，如甲型血友病缺乏 Ⅷ 因子，乙型血及病缺乏 Ⅸ 因子，当患者病情较轻时可输 FFP，当病情较重，用量较大时，最好输 Ⅷ 因子或 Ⅸ 因子制剂，可防止循环超负荷的危险，也可选输用冷沉淀。

2）肝病患者凝血功能障碍。肝病患者因凝血因子合成减少，可导致活动性出血，尤其在急性肝衰竭患者发生出血，需要补充所有凝血因子时，这时应用 FFP 最合适。

3）因大量输血后出血者，大量输血后可引起稀释性血小板减少，而产生出血，凝血因子明显低下，这时应首选输注浓缩血小板，其次选用 FFP，更为合理。

4）口服抗凝剂过量引起出血者，华法林和双香豆素这些双香豆类抗凝剂使用过量，可致Ⅱ、Ⅶ、Ⅸ、Ⅹ因子减少，使肝脏合成维生素 K 严重不足，而引发出血。此时应立即静脉注射维生素 K 治疗，若 6～12 小时无效，改为 FFP 治疗。

5）弥散性血管内凝血（DIC），DIC 是很多疾病的一种并发症，引发大量出血，最有效的止血方法是输全血或 FFP。

6）抗凝血因子Ⅲ（AT-Ⅲ）缺乏，先天性或获得性 AT-Ⅲ 缺乏，均可发生出血。

7）免疫缺陷综合征，无论是原发性或继发性免疫缺陷患者，应首选免疫球蛋白制剂治疗，也可使用 FFP 治疗。

8）大面积烧伤者，蛋白漏出较多，引起血液浓缩症，宜选用血浆或白蛋白制剂。

9）治疗性血浆置换术，可选用 FFP、白蛋白、晶体液作为置换液。

2. 输注血浆的禁忌证

1）血浆过敏：对于曾经输血发生血浆蛋白过敏患者，应避免输注血浆，除非在查明过敏原因后有针对性地选择合适的血浆输注。

2）扩容：血浆用于扩容的效果较差，临床上有许多更加安全有效的扩容制品，如羧甲淀粉、白蛋白等，因此不主张使用血浆进行扩容。

3）补充白蛋白：对于肝硬化腹水、肾病综合征、营养不良及恶性肿瘤恶病质等患者，血浆中的白蛋白浓度低，不仅不能有效提高患者血浆白蛋白浓度，或达到减少腹水的作用，而且可能增加水钠潴留和发生输血不良反应的风险。

4）增强免疫力：尽管血浆中含有一定量的免疫球蛋白，但并不可能通过输注血浆达到提高患者非特异性免疫力的作用，反而还可能增加存在免疫缺陷病的患者被感染风险。对于需要输注外源性免疫球蛋白患者，应选用免疫球蛋白制品。

5）严重心肾功能不全患者：血浆有一定扩容作用，严重心功能不全或血容量低的婴幼儿患者，输注血浆后可能加重循环负荷引起心衰，如果需要补充凝血因子时宜首选浓缩制品。血浆中含有一定量的蛋白，严重肾功能不全患者需要严格控制蛋白摄入量，盲目输注可能加重病情。

3. 剂量和方法

1）用于补充凝血因子：剂量：10～20 ml/kg，可提高凝血因子 25%～50%，大手术或大出血患者可提高剂量至 60 ml/kg。

2）用于维持血浆胶体渗透压、扩充血容量：一般在血容量损失 50%～80% 时输注，使血浆胶体渗透压维持在 2.6 kPa 以上（此时血浆总蛋白 52 g/L，或血浆白蛋白 30 g/L）。

3）输注方法：静脉输注。

4）输注速度：以 5～10 ml/min 为宜。

5）输注原则：一般同型相输（同型指 ABO、Rh 都要同型），不需交叉配血。

4. 不良反应

1）存在同种异体抗原和抗体问题：由于个体的基因型不同，血细胞和血浆蛋白的抗原不同，机体输入血浆后，机体会产生相应的抗体。

2）引起过敏反应：最常见是荨麻疹和非溶血性发热反应。

3）引起心力衰竭和低钙血症：输注 FFP 剂量过大或速度过快时，可使心脏负荷过重而导致心力衰竭。由于 FFP 中含有枸橼酸盐抗凝剂，枸橼酸盐与人体血浆中的钙离子发生反应，生成枸橼酸钙而消耗了血中的钙，导致低钙血症。

4）有传播疾病的危险。

5. 注意事项

1）冰冻血浆应在 35 ~ 37℃恒温水箱内快速融化，边融化边摇动血袋，不能在室温下自然融化，以免大量纤维蛋白析出。

2）冰冻血浆融化后须立即输注，不可再冰冻，10℃放置不超过 2 小时，4℃保存不得超过 24 小时。

3）输入量过大、速度过快会使心脏负荷加重而致心力衰竭，心、肾功能不全者更应注意输注剂量和速度。

4）融化后的血浆为黄色、半透明，并有少量悬浮的血小板和白细胞，如果发现血浆有颜色异常、气泡、凝块时不得输注。

5）缺 IgA 的患者应选择无 IgA 的供血者血浆输注。

（五）冷沉淀

冷沉淀主要成分：Ⅷ因子（比 FFP 浓缩 10 倍）、ⅩⅢ因子、纤维蛋白原（Fg）、纤维结合蛋白（Fn）、血管性血友病因子（vWF）及Ⅸ，Ⅺ、Ⅱ、Ⅴ、Ⅹ因子等。

1. 制备

将 FFP 于 30℃以下水浴中振荡融化或 2 ~ 4℃经 18 ~ 24 小时缓慢融化，于 4℃以下（最好 0℃，即冰块未完全融化时）离心所得的 20 ml 左右白色絮状物即为冷沉淀。

2. 保存温度

–20℃以下保存（–30℃以下更好）。

3. 有效期

从采血之日起 1 年。

4. 融化后外观

①容器无破损；②标志清楚、标签无破损；③30 ~ 37℃融化的冷沉淀为淡黄色澄清液体、无纤维蛋白析出、无黄疸、无气泡、无重度乳糜，保留至少 10 cm 长度注满冷沉淀的转移管。

5. 适应证

1）主要用于儿童及成人甲型血友病患者。

2）血管性假血友病。

3）先天性或获得性纤维蛋白缺乏症。

4）手术后伤口渗血。

5）也可用于改善尿毒症患者的血小板功能。

6）严重创伤、大面积烧伤、严重感染、白血病，以及肝功能衰竭引起的血浆纤维结合蛋白低下者。

7）DIC 等患者的治疗。

8）凡纤维蛋白原低于 0.8 g/L 时，可输注冷沉淀替代治疗。

6. 剂量及用法

1）应用冷沉淀治疗血管性假血友病时，一般以每 10 kg 体重 2 U 计算，每天 1 次，3～4 天。如手术患者发生迟发性出血时，应连续输注 7～10 天。血小板型血管性血友病输注冷沉淀无效，可输注浓缩血小板。

2）甲型血友病患者应用剂量按每袋 2 U 冷沉淀中含 FⅧ100 U 计算。一般轻度出血每千克体重可输 10～15 U；中重度出血时，每千克体重可输注 50 U。维持用药的天数视病情而定，短则 3 天，长则可达 14 天，剂量可减半。

3）FⅧ因子缺乏症患者伴有出血时，以每 10 千克体重输 2U，2～3 周输 1 次，即可达到止血目的。

4）纤维蛋白缺乏症患者，成人每次输注 16 U 冷沉淀，使血中纤维蛋白原水平维持在 0.5～1.0 g/L 为宜。

冷沉淀 -30℃ 可保存 1 年，输注时，在 37℃ 环境中以最短的时间融化，一般不超过 10 分钟，以患者能耐受的最快速度输注。输注量多时，也可数袋汇总，并用生理盐水稍加稀释，经输血器输入体内。

7. 注意事项

1）冷沉淀融化时的温度不宜超过 37℃，以免引起 FⅧ活性丧失。若冷沉淀经 37℃ 加温后仍不完全融化，提示纤维蛋白原已转变为纤维蛋白则不能使用。

2）由于冷沉淀在室温下放置过久可使 FⅧ活性丧失，故融化后必须尽快输用，因故未能及时输用，不应再冻存。

3）因冷沉淀中不含凝血因子 V，一般不单独用于治疗 DIC。

（六）白蛋白制品

白蛋白是从乙型肝炎疫苗全程免疫后的健康人血浆中用低温乙醇法或依沙吖啶法制备的。白蛋白的 pH 值多为中性，它的钠离子含量与血浆相同或略高些，但钾离子含量较低，不含防腐剂。白蛋白经 60℃、10 小时加热处理以灭活可能存在的病毒，热处理过程中加入辛酸钠或乙酰色氨酸钠作为稳定剂。白蛋白溶液相当稳定，于 2～6℃ 保存，有效期为 5 年。输注白蛋白的主要作用是维持胶体渗透压。

1. 白蛋白制品输注的适应证

1）低蛋白血症：正常人血浆中的白蛋白浓度为 35～55 g/L，当患者存在白蛋白合成减少、丢失或消耗增多等病理情况时，可导致低蛋白血症。低蛋白血症患者，由于血浆胶体渗透压下降，可出现四肢水肿、腹、胸腔积液等表现。通过输注白蛋白制品，补充外源性白蛋白，提高血浆的白蛋白浓度和胶体渗透压，可以减轻水肿和减少腹水、胸腔积液。

2）扩容：白蛋白制品是常用的扩容剂之一。白蛋白主要调节组织与循环血液之间水分的动态平衡，对维持血浆胶体渗透压起主导作用。失血性休克患者，在输注大量晶体盐扩容和保证组织再灌注的基础上，通常需要输注一定量的白蛋白制品，以维持血浆胶体渗透压和血容量。在血液循环中，1 g 白蛋白可以保留 18 ml 水。由此推算，100 ml 25% 的白蛋白溶液保留循环水分的能力相当于 500 ml 血浆或 1 000 ml 全血。

3）大面积烧伤：大面积烧伤的患者，在丢失大量体液的同时也消耗或丢失一定量的白蛋白，在充分补充晶体溶液后可考虑输注适量的白蛋白制品，起到维持血容量、补充丢失的白蛋白或改善血流动力学状态的作用。

4）血浆置换：血浆置换在去除含病理成分的血浆同时也去除了血浆中的白蛋白成分，常需要使用一定量的白蛋白溶液作为置换液，特别是对血浆置换量大或伴有严重肝、肾疾病的患者。

5）体外循环：用晶体液和白蛋白作为泵的底液，可以减少术后肾功能衰竭的危险。

6）新生儿溶血病：白蛋白能结合游离胆红素，阻止游离胆红素通过血脑屏障，预防胆红素脑病。白蛋白制品适用于新生儿溶血病患者，但使用时应注意白蛋白的扩容作用。

7）脑水肿：白蛋白输注是辅助治疗手段之一。有学者认为，通过补充外源性白蛋白，提高血液白蛋白浓度和胶体渗透压，可以减轻脑水肿。

2. 禁忌证

对输注白蛋白制品有过敏或降压反应者、心脏病、血浆白蛋白水平正常或偏高等的患者应慎用。

3. 剂量与用法

1）剂量：一般因严重烧伤或失血导致的休克，可以使用白蛋白 5～20 g，每隔 4～6 小时重复使用一次。在慢性肝、肾疾病导致的低白蛋白血症，可以每日注射 5～10 g，直至水肿消失，血清白蛋白浓度恢复正常。

2）用法：不同厂家生产的白蛋白制品使用方法上有一定差异，使用前应仔细阅读产品说明书。一般白蛋白制品都配备有专用的稀释液。也可自行根据所需的浓度加入适量生理盐水进行配制。白蛋白的输注，一般不需要使用输血器。输注的速度应根据病情需要进行调节，需要紧急快速扩容时输注速度应较快。一般情况下，患者血容量正常或轻度减少时，5% 的白蛋白输注速度为 2～4 ml/min，25% 的白蛋白输注速度为 1 ml/min，儿童及老年人患者酌情减慢。

4. 不良反应

1）热原反应：热原反应少见，临床多表现为寒战、发热，可进行对症处理；其主要原因是白蛋白生产过程中热原处理不彻底。如果输注同一批号白蛋白有多个患者有热原反应，应通知厂家进行调查。

2）过敏反应：过敏反应少见，临床多表现为皮肤瘙痒、荨麻疹，其主要原因是患者对白蛋白制品中残余的其他蛋白过敏。

3）低血压：低血压罕见，多为一过性表现，其主要原因是白蛋白中存在激肽释放酶原激活物（PKA），激活激肽系统产生缓激肽所致。

5. 注意事项

1）不主张白蛋白用于补充营养：在一定条件下，临床上也使用白蛋白作为静脉营养剂。但是，白蛋白半衰期长（约20天），所含氨基酸释放缓慢，且色氨酸含量低，完全禁食的患者，输入的白蛋白也只有45%进入蛋白代谢库。因此，不主张常规用于静脉内补充蛋白质。

2）不主张单纯用于纠正低蛋白血症：对于肝硬化代偿期、肾病综合征等患者，不应单纯采用输注白蛋白的方法来纠正低蛋白血症。肝硬化代偿期患者无严重腹水及影响其他脏器功能时，并不需要输注白蛋白。盲目地输注白蛋白，可能抑制机体自身白蛋白的合成。肾病综合征患者，输入的白蛋白迅速从肾丢失，没有明确输注指征时也不应盲目使用。

3）不能盲目使用白蛋白扩容：急性失血引起血容量不足时，机体启动自体输液机制代偿补充血容量，将组织液动员到循环血液中，血流动力学随之发生改变，为保证重要器官血液灌注，部分组织灌注不足。如果在没有晶体盐溶液充分扩容、恢复组织灌注和纠正组织细胞脱水的情况下，先输注白蛋白、羧甲淀粉或血浆提高血浆胶体渗透压，则可以加重部分组织灌注不足和组织细胞脱水，甚至导致组织器官功能衰竭。

4）不能过量输注白蛋白：外源性白蛋白输入过量，使得血浆白蛋白浓度 >55 g/L，循环血液处于高渗状态，可导致组织细胞脱水、血容量过度增加和循环负荷过重，严重时可导致心功能衰竭。应根据病情计算患者需要的剂量和输注速度，以便减少不良反应。

（七）免疫球蛋白制品

免疫球蛋白（Ig）是人体接受抗原（细菌、病毒或异种蛋白质等）刺激后，由血浆细胞产生的一类具有免疫保护作用的蛋白质。它能特异地与刺激其产生的抗原结合形成抗原—抗体复合物，从而阻断抗原对人体的有害作用。

免疫球蛋白分为 IgG、IgA、IgM、IgD 和 IgE 5 种。它们在血清中的含量（IgG 70% ~80%、IgA 15% ~20%、IgM 7%、IgD 和 IgE 极微）、分子量、沉降系数和半存活期等性质都各不相同。IgG、IgA、IgM、IgD 和 IgE 半存活期分别为 25 天、6 天、5 天、2.8 天和 1.5 天。

在血清中能发现所有类型的免疫球蛋白。血清中对于每一种免疫球蛋白的平均浓度都依年龄而发生改变，性别仅有微小变化。在出生时体内所有类型的免疫球蛋白都存在并有其功能。

目前临床上主要应用的 IgG 是由浆细胞产生的，合成速度取决于抗原的刺激，其合成率为 33 mg/（kg·d）。IgG 45% 分布于血管内，55% 分布在其他体液内。

1. 免疫球蛋白制品的种类

1）正常人免疫球蛋白：正常人免疫球蛋白即肌内注射免疫球蛋白（IMIG）。国内也曾称丙种球蛋白，如标签上无特殊注明者均属此种。它是从上千人份混合血浆中提纯制得的，含有多种抗体，而特异性抗体含量则因批号不同而异。国内一般应用 10% 免疫球蛋白。这种制品主要含 IgG，具有抗病毒、抗细菌和抗毒素的抗体，而 IgA 和 IgM 的含量甚微。由于正常人免疫球蛋白抗补体活性高只能供肌内注射，禁止静脉注射。

2）静脉注射免疫球蛋白（IVIG）：是采用胃酶消化、化学修饰、离子交换层析等进一步处理制备的适宜静脉输注的免疫球蛋白，多为冻干粉剂，可配置成 5% 或 10% 的溶液使用，适宜静脉注射。静脉注射 IgG 能使循环中的抗体水平迅速升高，同时也使运用大剂量 IgG 治疗某些疾病成为可能。临床上允许的 IVIG 的抗补体活性标准应 $\leqslant 50\%$ CH_{50}/mg IgG。

IVIG 的主要作用是补充免疫抗体和进行免疫调节。此外对预防和治疗病毒和细菌感染疾病也有好的效果。

3）特异性免疫球蛋白：特异性免疫球蛋白与普通免疫球蛋白的区别是原料血浆来自已知血中有特定的抗体并且滴度较高的供者（免疫血浆），而后者是来源于大量的普通正常人血浆。特异性免疫球蛋白具有一般免疫球蛋白所有的生物学活性。由于其是预先用相应的抗原免疫供血者，然后从含有高效价的特异性抗体的血浆中制备而得，故比普通免疫球蛋白所含特异性抗体高，对某些疾病的治疗优于普通免疫球蛋白。

2. 适应证

1）原发性免疫缺陷性疾病：如抗体缺陷综合征、高 IgM 综合征、成人免疫缺陷综合征、低球蛋白血症、联合免疫缺陷综合征、侏儒症免疫缺陷和 X 染色体伴性淋巴细胞增生综合征等患者，若每年有 3 次以上呼吸道、消化道或泌尿道感染，可考虑使用免疫球蛋白制品，以帮助提高机体免疫力。

2）获得性免疫缺陷：如骨髓移植、肾移植、肝移植后、新生儿感染、严重烧伤、白血病、多发性骨髓瘤、病毒感染等患者，可考虑使用免疫球蛋白制品，以提高机体免疫力和抗感染能力。

3）自身免疫性疾病：如特发性血小板减少性紫癜（ITP）、系统性红斑狼疮、自身免疫性溶血性贫血、血小板输注无效、重症肌无力等，可大剂量注射静脉免疫球蛋白（IVIG）进行辅助治疗，进行免疫封闭。

4）特异性被动免疫：各种特异性免疫球蛋白制品，如抗 RhD、抗乙肝、抗狂犬病、抗破伤风等特异性免疫球蛋白，可应用于各种特殊情况下的被动免疫治疗。

5）其他疾病：IVIG 也可用于川崎病、干性角膜结膜炎综合征、小儿难治性癫痫和原因不明的习惯性流产等辅助治疗。

3. 剂量与用法

1）肌内注射免疫球蛋白：仅可用于肌内注射，禁止用于静脉注射。肌内注射后吸收缓慢，在组织酶的降解作用下活性逐渐降低。临床上可根据预防和治疗的需要，给予一次肌内注射 0.3～0.6 g，必要时加倍。

2）静脉免疫球蛋白：可配成 5% 或 10% 的溶液使用。剂量：100 mg/kg，每 3～4 周静脉注射 1 次，一般提高患者 IgG 水平达 2～4 g/L 即可。静脉注射开始时要低速，前 30 分钟为 0.01～0.02 ml/min，如无不良反应，可将输注速度提高到 0.02～0.04 ml/min。

3）特异性免疫球蛋白：国内常用的有抗乙肝、抗破伤风、抗 RhD 免疫球蛋白，其使用剂量可参考有关产品的说明书。

注意事项：静脉注射免疫球蛋白应单独输注，不可与其他溶液混合。输注中应仔细监视患者，特别是免疫缺陷患者的血压、脉搏、体温和呼吸等变化。IVIG 引起的反应往往发生在较快输注时，大多数是温和的，减慢速度反应可消失。

4. 不良反应与预防措施

肌内注射免疫球蛋白最常见的反应是注射部位的疼痛和硬结，也可有荨麻疹、皮肤发红、头痛和发热等。严重的全身性反应是少见的，其发生率只占肌内注射免疫球蛋白的 1/1 000。IVIG 输注副反应率为 1% ~ 15%。主要为过敏反应和非过敏反应两类。

1）非过敏反应：IVIG 输注后 15 ~ 30 分钟发生，包括热原反应，少数病例有全身症状、肌肉痛、发冷发热、头痛、下背部疼痛、恶心呕吐、血压改变、心动过速、呼吸短促、胸部压迫感，也可能出现在输注结束，并持续数小时。此类反应可能是输注速度快，特别是开始时太快，降低输注速度可以防止发生反应。还有可能是 IgG 聚合物或免疫复合物激活补体释放过敏素或血管活性蛋白酶泛染、炎性细胞因子及内毒素等污染所致。

2）过敏反应：IVIG 引起的过敏反应极为罕见，但反应较严重。典型症状为输后数秒至数分钟内，患者面部潮红、呼吸急促、胸闷、低血压，甚至休克或死亡。这种情况主要发生于选择性 IgA 缺乏者，其血清中存在 IgA 的抗体。尤其是同型特异性 IgE 抗体，禁忌输注 IVIG。按反应严重性可分为三种：轻度出现于输注后 30 分钟内，腰背痛、皮肤潮红和畏寒，一般可自行缓解；中度表现为支气管痉挛和喘鸣；重度则极少见如溶血性贫血等。由于这些反应的潜在危险，在医疗实践中尤应注意。

3）其他：慢性肾功能衰竭的患者，大剂量 IVIG 输入后可能导致一过性血肌酐水平升高。透析阶段的肾功能衰竭患者，禁忌输注免疫球蛋白；动脉粥样硬化的患者，大剂量 IVIG 输入可能诱发血栓形成；可干扰疫苗接种，尤其是接种活疫苗会影响主动免疫抗体产生。故要求最后一次输注 IVIG 和疫苗接种的间隔至少应为 3 个月。

输注过程中出现不良反应，可以暂停输注或降低流速，大多数症状减轻或消失。或根据症状采用对症药物治疗。预先给予氢化可的松或抗组胺的药物，是消除一些不良反应的有效手段。

（八）各种凝血因子制品

在某些病理情况下，机体可以缺乏某些凝血因子而造成出血。因此，凝血因子缺陷病补充治疗应根据缺乏的凝血因子来选择特定的凝血因子浓缩剂。

目前，凝血因子浓缩剂已广泛地用于治疗先天性缺乏这些凝血因子的患者，如甲型和乙型血友病及血管性血友病等。

1. 因子Ⅷ浓缩剂

因子Ⅷ（FⅧ）浓缩剂又称抗血友病球蛋白（AHG），是从 2 000 ~ 30 000 个供者的新鲜混合血浆中分离、提纯获得的冻干凝血因子浓缩剂。与冷沉淀相比，FⅧ浓缩剂活性高，储存和输注方便，过敏反应少，目前的病毒灭活工艺保障了患者安全。近年来，基因重组的 FⅧ（rFⅧ）制品也开始应用于临床。

FⅧ浓缩剂的适应证如下：

1）血友病 A 患者出血的治疗：所需使用的 AHG 量由以下因素决定。①患者原有的 FⅧ：C 水平；②损伤的严重程度；③出血部位；④抑制物存在与否；⑤其他止血机制是否完善；⑥患者的血浆容量。输注的间隔决定于 FⅧ的半寿期。

2）血友病 A 患者的手术治疗：由于长期、反复的出血，血友病 A 患者往往存在诸如关节畸形、内脏血肿等并发症。在充足的 FⅧ替代治疗情况下，手术治疗可以顺利进行。

3）血管性血友病的治疗：该病由于缺乏 vWF 对 FⅧ的保护作用，导致Ⅷ：C 水平下降。因子Ⅷ的补充可以改善患者的止血状态。部分中纯制品，由于含有一定数量的 vWF，对血管性血友病的效果更佳。

4）血友病 A 出血的预防：在小儿患者，定期给予 FⅧ制品，可以有效地预防出血和关节病变的发生。

5）FⅧ抗体产生的治疗：各种原因导致患者体内产生针对 FⅧ的抗体，需要大剂量的 FⅧ配合免疫抑制品进行治疗。

2. 凝血因子Ⅸ浓缩剂

凝血因子Ⅸ（FⅨ）是由人体肝脏合成的正常凝血途径中重要的凝血因子之一。FⅨ的缺乏见于各种疾病，如乙型血友病、肝功能衰竭等，可表现为明显的出血倾向。富含 FⅨ的浓缩剂是常用的制剂之一，具有广泛的临床用途。其适应证包括乙型血友病、维生素 K 缺乏症、严重的肝功能不全和 DIC 等。对有血栓性疾病和易栓症等患者应禁用，对存在 FⅨ抗体的患者也应慎用。

3. 凝血因子原复合物（PCC）

本品是混合人血浆制备而成的冻干制品，含有维生素 K 依赖性凝血因子Ⅱ、Ⅶ、Ⅸ和Ⅹ，并带有少量蛋白。目前制备的产品均已经病毒灭活处理，并添加肝素，以保证减少病毒的传染、DIC、血栓性栓塞并发症的发生。其主要适用于乙型血友病、先天性或获得性凝血因子原和因子Ⅱ、Ⅶ、Ⅸ、Ⅹ缺乏症、肝功能障碍导致的凝血功能紊乱等。使用前加 30 ml 注射用水溶解后立即快速静脉滴注，在该品使用期间禁用氨基己酸纤溶抑制剂，以免发生血栓性栓塞并发症。

4. 纤维蛋白原制品

目前应用的纤维蛋白原制品主要有两类：注射用和外用。在我国，注射用纤维蛋白原制品主要为冻干人纤维蛋白原，适应证主要有：①先天性无或低纤维蛋白原血症；②继发性纤维蛋白原缺乏；③DIC；④原发性纤维蛋白溶解症等。

外用纤维蛋白原制品，有纤维蛋白膜、纤维蛋白泡沫或海绵、纤维蛋白胶（FS）等。目前 FS 在外科领域得到了广泛应用。

FS 又称为纤维蛋白黏合剂，是一种由纯化并经病毒灭活的人纤维蛋白原和凝血因子所组成的复合制剂，市场上的纤维蛋白胶都由病毒灭活过的纯化的人纤维蛋白原、人凝血因子和氯化钙溶液组成。纤维蛋白原制剂中含有一定量的 FⅧ。一些纤维蛋白胶产品中还附有一定量的纤溶抑制剂牛抑肽酶，以防止纤维蛋白的过早降解。因具有不透气，不透液体，能生物降解，促进血管生长和形成，局部组织能生长和修复等优点而广泛应用于外科领域,如用于止血、封合伤口、促进伤口愈合等。

FS 不能直接注入血管或组织,以免发生血管内栓塞,危及生命;也不适用于动脉大出血的止血处理;此外,含有牛抑肽酶的纤维蛋白胶制品不适用于对异种蛋白过敏的患者。

5. 抗凝血因子（AT）

是体内重要的抗凝蛋白,对多个以丝氨酸蛋白酶为活性中心的凝血因子均具有抑制作用,后者在肝素存在的情况下大大加强。抗凝血因子浓缩剂是采用肝素琼脂凝胶亲和层析技术从血浆中分离纯化制备的血浆蛋白制品。其适应证包括先天性 AT 缺乏症、外科手术、围生期、DIC 和获得性 AT 缺乏症等。血浆 AT 水平正常和超过正常范围时,不必使用 AT 制剂,对 AT 制剂过敏者也应慎用。

（九）其他血浆蛋白制品

1. α_2 巨球蛋白

它是正常人血浆中的一种中等含量的血浆蛋白,含量为 2～3 g/L,体内半存活期为135 小时;它是纤维蛋白溶酶、凝血因子、胰蛋白酶、糜蛋白酶等多种蛋白水解酶的光谱抑制剂。它的生物活性为:①有提高动物辐射存活率,促进造血组织放射损伤后恢复再生的能力;②抑制肿瘤生长;③参与凝血与抗凝血的平衡;④清除循环中内源性及外源性蛋白水解酶的能力。

临床使用的 α_2 巨球蛋白是从健康人血浆制备的,浅黄色透明液体,蛋白浓度5%,每瓶装量为 5 ml,含 α_2 巨球蛋白的量相当于 200 ml 全血,适用于治疗放射性损伤,包括放射性皮肤溃疡、放射性脊髓病和放射性纤维性病变等。一次深部肌内注射 5 ml,第一个月隔日 1 次,其后每周 1～2 次,疗程视实际情况而定。

2. 纤维粘连蛋白（Fn）

它是一种高分子的糖蛋白,是目前已知的最重要的调理蛋白之一,能与衰老细胞、组织碎片、纤维蛋白复合物、纤维蛋白、细菌等结合,并促进巨噬细胞吞噬这些颗粒性物质。它在血浆中含量为 0.3 g/L,半衰期为 72 小时。纤维粘连蛋白注射液可耐受60℃,10 小时加热,无传播肝炎的危险,在临床可用于治疗败血症、DIC、严重烧伤、急性呼吸窘迫综合征、肝功能衰竭等获得性缺乏症,通过调理作用清除循环中的外来物、疱疹性角膜炎所致的上皮损伤、异体骨髓移植等。

3. α_1 - 抗胰蛋白酶（α_1 - AT）

α_1 - AT 是一种相对分子量为 52 000 的糖蛋白,其主要生理功能是抑制中性粒细胞弹性酶。其制剂主要用于治疗 α_1 - AT 缺乏患者。最常用的方法是静脉注射。目前,还采用人血浆 α_1 - AT 喷雾治疗。

4. 其他

目前,正在临床应用的制品还有:C1 - 酯酶抑制剂被用于治疗遗传性血管神经性水肿;α_1 抗胰蛋白酶被用于治疗肺气肿;转铁蛋白被用于治疗先天性无转铁蛋白血症、缺铁性贫血和抗感染。还有蛋白 C 浓缩剂等,在临床上也有相应适应证。

九、输血的并发症及其防治

输血可发生各种不良反应和并发症，严重者甚至危及生命。但是，只要严格掌握输血指征，遵守输血操作规程，大多数的输血并发症是可以预防的。

（一）溶血性输血反应

主要因输注异型血而引起。血型是按照红细胞表面是否存在某种特殊的抗原来划分的。目前已发现人类红细胞上抗原有 400 多种，据此将血型划分为 20 多种。其中以 ABO 血型系统和 Rh 血型系统最为重要。ABO 血型不合输血引起的溶血反应最严重，其次为 Rh 血型不合。

1. 溶血反应的分类

根据破坏的红细胞不同，溶血反应可分成两类。

1）输入红细胞的溶血反应

（1）即刻反应：输血后即刻（输入 10 ~ 15 ml）出现严重的溶血反应，以 ABO 血型不相容最为常见。

（2）延迟性反应：输血不相容血后 1 ~ 2 周，才发现溶血反应。常发生在过去曾输过血或妊娠后体内已形成抗体的患者，特别是 Rh 阴性患者接受过 Rh 阳性血后，或 Rh 阴性母亲怀有 Rh 阳性胎儿后，体内产生 Rh 抗体，再次输注 Rh 阳性血时，引起记忆反应，造成红细胞破坏。

2）受血者红细胞的溶血反应：输入的血液中含有抗受血者红细胞表面抗原的抗体，输血后引起受血者红细胞的破坏，如 O 型血输给 A、B 或 AB 型患者。由于输入抗体被患者血浆稀释，每个红细胞只被少量抗体包围，所以红细胞破坏少，出现的输血反应较轻。

2. 溶血反应发生机制

不相容血型的血输入后，抗体与红细胞表面抗原结合，继而激活补体系统，引起红细胞膜破坏，血红蛋白释放，并引起一系列变化：

1）红细胞破坏后，血红蛋白大量释放，出现溶血性黄疸。

2）激活内源性凝血系统、血小板和白细胞，触发弥散性血管内凝血（DIC）。

3）大量血红蛋白在肾小管内沉积堵塞，加之休克、脱水、DIC 等引起肾血流量减少，肾小球滤过率降低。抗原抗体反应激活某些血管活性物质，引起肾皮质微循环血管收缩，血液淤滞形成纤维蛋白栓塞，导致急性肾功能衰竭。

4）大量红细胞破坏而出现贫血。

3. 临床表现

症状轻重取决于溶血程度。一般输入 10 ~ 15 ml 异型血液即可产生症状，严重时可短期内引起死亡。典型症状是在输入少量血液后，突然感到头痛、头胀，心前区紧迫感，腰背部剧痛，很快出现寒战、高热、恶心、呕吐、呼吸急促，患者焦虑不安，继之大汗淋漓、面色苍白、皮肤潮冷，转入休克。严重者很快昏迷死亡。如休克得到有效救治，则患者可出现黄疸、血红蛋白尿及急性肾功能衰竭的表现。

溶血性反应诊断并无困难，溶血后组胺样物质释放，腰背部剧痛和心前区紧迫感是早期症状，要特别警惕。全麻下有不能解释的手术区渗血及低血压，应首先想到溶血性反应的可能，可立即抽血观察血浆颜色。输血后很快出现血红蛋白尿，亦为溶血性输血反应的重要依据。当怀疑有溶血反应时，应立即停止输血，核对血型并重新做交叉配血试验。

4. 处理

发现或可疑有溶血反应，应立即停止输血，更换全部输血器，即使是残余少量不合血也应避免输入，并严密观察体温、血压、脉搏、尿色、尿量和出血倾向。

5. 维持血容量，防止休克的发生和发展

1）立即皮下或肌内注射肾上腺素 0.5 ~ 1 mg，必要时可将肾上腺素 0.1 ~ 0.5 mg 加入生理盐水 10 ml 中静脉注射。或肌内注射或静注地塞米松 5 mg。

2）血容量不足时可首先补充血容量，一般可输血浆、右旋糖酐或 5% 白蛋白液来补充血容量，以维持血压。低血压时，如无血容量不足，可酌情使用升压药，一般选用多巴胺 20 ~ 60 mg 加于 5% 葡萄糖液 500 ml 中静脉滴注。禁用能使肾动脉强烈收缩的升压药如去甲肾上腺素和血管紧张素等。当溶血原因已查明时，可输同型新鲜血液，以补充凝血因子及纠正溶血性贫血。

3）保护肾功能：由于抗原抗体反应，血液循环中过量的游离血红蛋白、低血压、尿 pH 值减低等原因，引起肾皮质微循环血管收缩，血流瘀滞，形成纤维蛋白栓塞等，可致肾小管缺血、坏死，进而引起急性肾功能衰竭。因此，保护肾功能是抢救重点之一。

（1）应用渗透性强效利尿剂：在补充血容量，血压稳定的情况下，一般先用 20% 甘露醇 250 ml 快速滴注，15 ~ 30 分钟滴完，如 2 小时后尿量不足 100 ml，可再注射一次。若尿量每小时少于 10 ml，且其原因与血容量不足有关，则应先纠正血容量，再给 20% 甘露醇 250 ml，于 30 分钟内输完。甘露醇可每 4 ~ 6 小时注射一次，若 24 小时内仍无尿或少尿，则不应再用，以防水中毒。还可应用利尿合剂（普鲁卡因 1 g、氨茶碱 0.25 g、维生素 C 3 g，25% 葡萄糖液 500 ml）、呋塞米、依他尼酸钠等利尿药物。

（2）碱化尿液：以 5% 碳酸氢钠 200 ~ 250 ml/次，静脉点滴，24 小时可达 1 000 ml，甚至尿液碱化（pH 值 8 ~ 9），以防血红蛋白在肾小管内沉积及防治代谢性酸中毒。但应注意勿过量，以免引起中毒和肺水肿。

（3）输血、补液、维持血容量。

（4）硬膜外浸润麻醉亦具有增加肾血流量之作用。

4）肾上腺皮质激素的应用：不可作为常规治疗药物，只有在休克期，可大量应用数日，一般不超过 3 天。

5）防止 DIC：如前所述，红细胞大量破坏，磷脂类物质及抗原抗体复合物能始动凝血，引起 DIC，使血液凝固性增高，且可促进肾功能衰竭。因此，临床上应注意观察有否 DIC 之各种症状体征，并做有关实验室检查，避免 DIC 病理过程进一步发展。若患者创面及皮肤广泛出血，又有 DIC 消耗性低凝血期的实验室证据，则在应用肝素、低分子右旋糖酐、双嘧达莫静脉滴注的同时，输入血浆或全血，以补充凝血因子。若有继发性纤溶的实验室证据，则加用抑制纤溶药物。

6）肾功能衰竭的治疗

（1）应准备记录出入液体量，严格限制水的摄入，纠正水、电解质紊乱。

（2）休克期度过后，后期如有尿闭、氮质血症或高血钾等肾功能不全症状出现，治疗重点在于促进肾功能恢复。①少尿期限制水分摄入，每日补液量控制在 800 ml 左右。②注意纠正水、电解质和酸碱平衡的紊乱等。

（二）发热反应

为最常见的输血不良反应。多发生于反复输血或多次妊娠的受血者，体内产生抗白细胞或血小板抗体引起的免疫反应为其主要原因，一些细胞因子包括 IL-1、IL-6、IL-8，TNF-α 等起增强或协同作用。患者的相关情况如代谢速度、受体表达、抗细胞因子抗体等，在 NHFTR 的发生中也是一个重要因素。临床一般表现为寒战、高热、皮肤潮红、头痛等，有时伴有恶心或呕吐，症状多在输血后 1 小时发生，持续 1~2 小时后自行消退。但其他输血反应有时也可首先表现为发热。

预防有赖于严格执行无致热原技术与消毒技术，对已有多次输血史者输血前可肌内注射哌替啶 50 mg 或异丙嗪 25 mg，或选用洗涤红细胞，也可采用一次性去白细胞输血器移除大多数粒细胞和单核细胞。如已出现发热反应时要立即减慢输血速度，严重者应停止输血，并适当应用退热药物如阿司匹林等。

（三）过敏反应

原因不明，可能是抗原抗体反应或是一种蛋白质过敏现象。其临床表现轻者皮肤红斑、瘙痒和荨麻疹，严重者可发生喉头水肿、哮喘、呼吸困难、意识不清甚至过敏性休克等。防治措施包括选择合适的献血员，有过敏性疾病者不宜献血；献血前 4 小时献血员不吃蛋白质丰富的食物；对有过敏史的受血者可在输血前半小时肌内注射异丙嗪 50 mg，并选用洗涤红细胞输注。对已发生过敏反应者应停止输血，保持静脉输液通畅，可肌内注射异丙嗪 50 mg 或皮下注射 0.1% 肾上腺素 0.1~1 ml，氢化可的松 100~200 mg 加于 5% 葡萄糖液中静脉滴注，必要时行气管切开以防窒息。

（四）细菌污染反应

细菌污染血液较少见，但后果严重。污染细菌大多为革兰阴性细菌，如大肠杆菌等，亦可是非致病菌。前者可在 4~6℃冷藏温度中迅速滋生，即使输入 10~20 ml，其内毒素亦可使受血者发生感染性休克，甚则 DIC 表现，如烦躁不安、剧烈寒战、高热、呼吸困难、发绀、腹痛、血红蛋白尿和急性肾功能衰竭；后者由于毒性小，仅出现类似发热反应的症状。

最简捷的诊断方法是对容器内剩余血做直接涂片检查，同时进行患者血和血瓶血浆的细菌培养。必要时，患者的血、尿需重复做多次培养。

预防措施是从采血到输血的全过程中，各个环节都要严格遵守无菌操作。输血前认真检查血液质量，如怀疑有细菌污染可能应废弃不用，以策安全。其治疗与感染性休克的治疗方法大体相同。

（五）疾病传播

血源传播性疾病是一类与输注血液密切相关的急、慢性传染病。主要包括经由输血引起的乙型肝炎、丙型肝炎、庚型肝炎等病毒性肝炎及艾滋病、梅毒、疟疾、巨细胞病毒感染、成人 T 细胞白血病、弓形虫病等疾病。其中艾滋病、乙型肝炎和丙型肝炎尤为人们所关注。血液中潜伏的病原体通过血液及血液制品的输注，直接感染受血者，从而严重影响其健康，后果甚至是灾难性的。

1. 肝炎

输血后肝炎是输血的严重并发症之一。1985 年以前，其发生率为 3%～19%。此后，由于加强了对丙型肝炎病毒的筛选和检查，使其发生率降低。该肝炎 90% 以上为丙型肝炎，少部分为乙型肝炎，0.5% 死于暴发型肝炎。近年来，人们又关注输血与 δ 型肝炎的关系。δ 型肝炎病毒是一种半活性的 RNA 病毒，它必须依赖于乙肝 DNA 病毒才能存活，它可使轻微的慢性乙型肝炎变成严重的慢性活动性肝炎和肝硬化。

2. 获得性免疫缺陷综合征（AIDS）

AIDS 是 HIV（免疫抑制病毒）引起的全身性细胞免疫功能抑制，表现为各种感染、Kaposi 肉瘤和进行性衰竭直至死亡。输全血、血浆和血制品均可传播此病。目前，已通过对献血者进行抗 HIV 抗体的检测，来降低输血传播 AIDS 的发生率。另外，感染 HIV 后需数周到数月以后才能检测出抗体，所以，一些 HIV 感染的高危人群应尽量避免献血。

3. 人 T 细胞白血病病毒 I 型

人 T 细胞白血病病毒 I 型与 T 细胞淋巴瘤—白血病的发病有关。本病在我国福建东部沿海流行。已经证实此病可经输血传播，其潜伏期可在 10 年以上。

4. 输血后梅毒

梅毒是由梅毒螺旋体引起的一种慢性传染病，本病传染性强。其传染源是梅毒患者，传播途径主要是性接触传染和血源性传染。梅毒螺旋体属螺旋体属、苍白种。该病原体不耐干燥，体外环境下不易生存。肥皂水和 75% 乙醇等一般消毒剂可迅速将其杀灭。血液在 4℃保存 3 天以上及抗生素的广泛应用都有利于防止输血后梅毒的发生。输血后梅毒的临床表现、诊断和治疗与经由其他途径传染的梅毒相同。进行梅毒的检测，如梅毒螺旋体血凝法（TPHA）、不加热血清反应素试验（USR）和快速血浆反应素试验（PRP），提供检测阴性的血液以及血液至少在 4℃保存 3 日才可发出等，是预防输血后梅毒的有效方法。

5. 输血后疟疾

患过疟疾的人，体内和血中可能仍带有疟原虫，此种献血员的血液输入患者体内可能传染疟疾，一般于输血后 1 周至 1 个月发病，短者 1 天即可发病，长者则可达 2 个月，绝大多数为间日疟，少数为恶性疟，最少为 3 日疟。输血后疟疾的临床表现、诊断和治疗与由蚊传染者相同。输血后出现疟疾的临床表现但未查见疟原虫时，可行诊断性治疗。在疟疾流行区输血，可在输血后口服氯喹连续 7 天，或立即肌内注射氯喹来防治。

6. 巨细胞病毒感染

巨细胞病毒（CMV）是一种疱疹病毒，在人群中的病毒携带率为 6%～12%。巨细胞病毒感染是一种自限性传染性单核细胞增多症，其主要症状为不适、发热、咽炎、肝脾大及短期淋巴细胞异常。输血的患者感染巨细胞病毒多数无症状，但对新生儿、器官移植者、免疫缺陷者、老年体弱者，将导致严重的全身巨细胞病毒感染，如巨细胞病毒肝炎、脑炎、肺炎、肾炎、关节炎等。

7. 弓形虫病

本病是一种人畜共患的传染病。弓形虫可通过皮肤、黏膜或胃肠道使人感染，也可通过胎盘、输血、器官移植和骨髓移植传播。免疫力正常的人感染弓形虫后不出现临床症状，但当免疫力下降时，弓形虫在宿主体内随着全身各系统循环进行播散。

（刘倩）

第二节　静脉输液技术

静脉输液指通过静脉途径注入液体、药物、营养支持及输血治疗，是一项具有高度技术性和专业性的治疗方法。早期仅用于危重和手术患者，如今静脉输液已成为临床治疗与营养支持的重要手段，甚至扩展到家庭、护理机构、个体诊所及社区等。随着科学技术的创新、临床实践的深入和护理服务的发展，静脉输液治疗从单纯的护理技术操作逐渐涉及多学科、多层面的知识与技能，成为备受关注的专业领域。

周围静脉输液

周围静脉输液是将大量无菌溶液、药液、营养液周围经静脉输入体内发生疗效的一种治疗方法。通过输入不同种类的液体和药物达到不同的治疗目的，如维持水、电解质与酸碱平衡；补充血容量、改善微循环、维持血压；抗感染、纠正脱水、解除毒物、纠正心律失常；供给机体生理活动所必需的能量等。

一、目的和常用溶液

（一）目的

1）纠正水和电解质失调，维持酸碱平衡。常用于大手术及各种原因的失水，或因某些原因不能进食者，如剧烈呕吐、腹泻。

2）补充营养，维持热量。常用于慢性消耗性疾病，不能进食及胃肠道吸收障碍的患者。

3）输入药物，达到治疗疾病的目的。常用于中毒、各种感染、脑及各种组织水肿，以及各种需要静脉输入的药物治疗等。

4）抢救休克，增加循环血量，维持血压。

5）输入脱水剂。

（二）常用溶液

1. 等张性溶液

等张性溶液是指该溶液的渗透压接近血浆的渗透压（275～295 mOsm/L 即 275～295 毫渗透压单位/升）。输入等张性溶液不会改变血浆的渗透压，其目的主要是为了增加细胞外液。如果过量易引起循环负荷过重。临床常用的有 0.9% 的生理盐水、林格液、乳酸盐林格液、5% 的葡萄糖注射液等。

2. 高张性溶液

高张性溶液是指该溶液的渗透压高于血浆渗透压（＞295 mOsm/L）。高张性溶液可增加血浆的渗透压，使细胞及组织间的体液流入血管中。如果过量，可引起细胞性脱水及循环负荷量过重。临床常用的有 10% 葡萄糖注射液、5% 葡萄糖乳酸林格液、5% 葡萄糖盐水注射液等。

3. 低张性溶液

低张性溶液是指该溶液的渗透压低于血浆渗透压（＜275 mOsm/L）。输入低张性溶液可致使血浆渗透压降低，液体由血管流向细胞及组织间。如果过量，易引起水中毒，如0.45% 氯化钠注射液。

4. 胶体溶液

胶体的分子大，在血管内存留时间短，可增加血管内的胶体渗透压，使组织间液的水分被吸收入血管腔内，扩大循环血容量，从而起到升高血压、抗休克的作用。

1）右旋糖酐溶液：右旋糖酐为水溶性高分子葡萄糖聚合物，能提高血浆胶体渗透压，增加血浆容量和维持血压；能阻止红细胞及血小板聚集，降低血液的黏稠性。由于聚合的葡萄糖分子数目不同，而产生不同分子量的产品，常用溶液如下。

（1）中分子右旋糖酐：主要作为血浆代用品，用于出血性休克等。

（2）低分子右旋糖酐：能改善微循环，预防和消除血管内红细胞聚集和血栓形成等，用于各种休克所致的微循环障碍、弥散性血管内出血、心绞痛。急性心肌梗死及其他周围血管疾病等。

2）羧甲淀粉：提高血浆胶体渗透压，增加血容量。

（1）羟乙基淀粉注射液：又称 706 羧甲淀粉，为黄色或淡黄色澄明液体。用于外伤性、失血性和中毒性休克，亦可治疗血栓闭塞性脉管炎、冠状动脉功能不全、脑血栓、心肌梗死及顽固性荨麻疹等。

（2）聚乙烯吡咯烷酮：又称聚乙烯吡啶、PVP。用于外伤性休克、大出血、烧伤等，因其作用持久，亦可作为某些药物的延缓吸收剂及解毒剂。

二、周围静脉输液操作规程

（一）评估

1）患者的年龄、病情、意识状态及营养状况等。

2）患者对输液的认识、心理状态及配合程度。

3）患者穿刺部位的皮肤、血管状况及肢体活动度。

（二）计划

1. 目标/评价标准

1）患者能理解输液的目的，有安全感，愿意接受。

2）患者通过输液获得需要的药液和液体。

2. 用物准备

1）输液器 1 套（密闭式或开放式）。

2）注射盘 1 套，另加加药用注射器及针头、无菌纱布、止血带、胶布、小垫枕、瓶套、开瓶器，必要时备小夹板及绷带。

3）液体及药物：按医嘱准备。

4）输液卡、输液架。

5）静脉留置输液另备静脉留置针 1 套。

（三）操作步骤及注意事项

1. 操作步骤

1）密闭式静脉输液法

（1）按医嘱准备药液，擦净瓶上浮灰，认真核对药物（药名、浓度、剂量和有效期），检查药物有无混浊、沉淀、絮状物等，药瓶有无破裂。

（2）套上瓶套，将铝盖中心部打开，如需加入药物，则写好药物标签，贴于输液瓶上。

（3）常规消毒瓶盖，将输液器的输液管和通气管插入瓶塞至针头根部，关好输液管开关。

（4）进行排气，松开止回阀，挤压莫菲滴壶处，使其产生负压，随即横持（或倒立）滴管待液体流入滴壶 1/3 ～ 1/2 处时，速将滴壶摆正（即直立），使药液流入输液管并将管内气体驱除，关紧止回阀，将针头挂于输液架上或瓶套上，准备胶布 4 条。

（5）扎止血带，常规消毒皮肤，嘱患者握拳，使静脉充盈。取下导管，松开止回阀，排尽空气，再关紧止回阀，按静脉注射法进行静脉穿刺，见回血后，立即松开止血带和止回阀，同时嘱患者松拳，待液体流入通畅后，于针眼处敷盖无菌干棉球或棉签，以 3 条胶布分别固定好针头和输液管。在输液卡上打钩，记录输液开始时间并签名。将输液卡挂在输液架上。根据情况调节输液速度，一般成人 60 ～ 80 滴/分钟，小儿 20 ～ 30 滴/分钟，心肺疾患者、婴幼儿宜慢，严重脱水心肺功能良好者可稍快，高渗盐水、含钾药物及血管活性药物等宜慢。

（6）撤下油布治疗巾，协助患者取舒适卧位，冬季时注意保暖。整理用物，放回原处，洗手。

2. 开放式静脉输液

（1）将用物携至患者床旁，查对床号姓名，向患者做好解释并嘱其排便。

（2）协助患者取舒适体位，选择穿刺部位，将油布、治疗巾垫于穿刺部位下面，放好止血带。

（3）以碘酒消毒局部皮肤（直径6 cm以上），扎上止血带，用乙醇脱碘。

（4）去橡胶管套，换上针头，再次排尽空气，检查皮管内有无气栓。

（5）按静脉注射法进行穿刺，穿刺成功后，松止血钳，松拳，观察点滴情况。

（6）固定针头，用无菌纱布覆盖针头及穿刺部位，上活塞，调速，填写输液卡（时间、药名、滴数、签名），并挂于输液架上。

（7）经常观察患者输液情况，注意添加药液。

（8）输液毕，带拔针盘（棉签、血管钳、弯盘）拔出针头，稍压片刻。

（9）清理用物（包括病床单位及输液用物）。

3. 注意事项

1）严格执行无菌操作及查对制度。

2）长期输液者，应注意保护和合理使用静脉。

3）注意药物的配伍禁忌，药液现配现用，并在瓶签上注明床号、姓名、药名、剂量。

4）根据病情安排输液顺序，并根据治疗原则，按急、缓及药物半衰期等情况，合理分配用药。

5）输液前要排尽输液管及针头内空气，药液滴尽前要及时更换输液瓶或拔针，严防造成空气栓塞。

6）输液过程，应加强巡视，注意观察输液速度，针头有无移位、阻塞和脱落，注射部位有无肿胀疼痛，有无输液反应，遇到异常情况及时处理。

三、常见输液故障的排除

（一）溶液不滴或滴入不畅

1. 针头刺入过浅或过深

使针头滑出或穿透血管壁，导致溶液不滴或滴入不畅。应更换针头，另选部位穿刺。

2. 针头斜面紧贴血管壁

可调整针头角度或肢体位置使点滴通畅。

3. 针头阻塞

可折叠滴管上段输液管，轻轻挤压滴管若有阻力感，应更换针头重新穿刺。切忌加压疏通，以免造成栓塞。

4. 压力过低

患者周围循环不良或体位改变等原因所致。可视不同情况或适当提高输液瓶位置，或改变姿势体位。

5. 静脉痉挛

因液体或环境温度过低，或输注药物浓度和患者敏感性过高所致。可在穿刺部位上端热敷，必要时加温液体或稀释药液。

（二）滴管内液面过高

倾斜输液瓶，使输液瓶针露出液面，待滴管液面下降至适当高度时，恢复输液瓶位置。

（三）滴管内液面过低

折叠滴管下端输液管，挤压滴管，使液体流至适当高度，放松折叠部位。

（四）滴管液面自行下降

由滴管或滴管以上部位漏气所致，应立即更换输液器。

头皮静脉输液

头皮静脉输液法常适应于小儿。小儿头皮静脉丰富且分支多、互相沟通交错成网状、表浅易见，穿刺后易于固定，且便于患儿的肢体活动。头皮静脉输液法可能发生的并发症包括误入动脉、发热反应、静脉穿刺失败等。

一、头皮静脉输液技术操作规程

（一）评估

1）评估患儿病情、年龄、意识、心理状态、肢体活动能力及治疗目的、用药史、过敏史等。

2）患儿穿刺部位皮肤状况、静脉充盈程度及管壁弹性。

3）静脉用药的目的、药物的性质、作用及不良反应。

4）家长和患儿对静脉输液的认知及合作程度。

（二）用物

1. 治疗盘内

治疗盘内基础治疗盘用物一套、液体及药物（按医嘱准备）、加药用注射器及针头、4 号半 ~5 号半头皮针、无菌纱布、止血带、止血钳（视需要而定）、胶布、治疗巾、小垫枕、瓶套、砂轮、启瓶器、输液器一套、2% 碘酊、75% 乙醇、消毒棉签、弯盘、输液卡、10 ml 注射器（内盛等渗盐水）。

2. 治疗盘外

治疗盘外备小夹板、棉垫及绷带（必要时）、洗手毛巾、输液架。

3. 治疗车下层

治疗车下层污物桶 3 个，一个放置损伤性废弃物（用过的注射器针头），一个放置感染性废弃物（用过的注射器、棉签等），一个放置非损伤性废弃物（用过的注射器、棉签等外包装）。

（三）环境准备

清洁、安静、光线充足或有足够的照明，舒适、安全。

（四）操作步骤

1）洗手、戴口罩，必要时做好职业防护。

2）准备输液架，将备齐用物携至患儿床旁，核对患儿床号、姓名，嘱患儿先解大小便。对有理解能力的患儿，解释操作目的、方法、注意事项及配合要点，以取得合作；理解能力差或不能理解的患儿需助手协助，将患儿平卧或侧卧位。

3）同密闭式输液（1）~（6）。

4）将内盛等渗盐水的注射器接上头皮针，排尽空气。

5）选择穿刺部位（头部较大的静脉有颞静脉、额静脉、耳后静脉及枕静脉），先剃净穿刺部位毛发。

6）再次核对；常规用 75% 乙醇消毒穿刺部位皮肤，待干。按静脉穿刺方法进针，见回血后用胶布固定针柄，胶布固定稳妥后，取下注射器，连接预先准备好的输液器。

7）接上输液器后，根据病情和年龄调节滴速，儿童一般 20~40 滴/分钟。

8）协助患儿取舒适卧位。整理床单位，清理用物。

9）其余操作同密闭式输液法。

（五）注意事项

1）严格执行无菌技术操作原则和查对制度，加入药物时要注意配伍禁忌。

2）针头刺入皮肤，如未见回血，可用注射器轻轻抽吸以确定有无回血；如是因血管细小或充盈不全而无回血者，可试推入极少量液体，如畅通无阻，皮肤无隆起及变色现象，且滴注顺利，证实穿刺成功。

3）穿刺中注意患儿的面色、意识等情况。

4）根据患儿病情、年龄、药物性质调节输液速度，经常观察输液情况，局部有无肿胀，速度是否合适，针头有无移动、脱出，各连接处有无漏液，有无输液反应发生等。

二、头皮静脉输液操作并发症

（一）误入动脉

1. 发生原因

1）由于患儿肥胖、重度脱水、衰竭，患儿哭闹、躁动或穿刺不当造成误入动脉。

2）操作者业务欠熟练或选择血管不当，对静脉判断不准确，尤其是一些细小的动脉不能摸到其搏动，导致穿刺时误入动脉。

2. 临床表现

患儿呈痛苦貌或尖叫，回血呈冲击状，推药阻力大，且局部迅速可见呈树枝分布状苍白。

临床表现为输液滴注不通畅或不滴，甚至血液回流至头皮针内造成堵塞。

3. 预防及处理

1）了解患儿的病史、病情。条件许可时，尽量让患儿在安静或熟睡情况下穿刺。

2）护理人员加强技术操作训练，熟练掌握小儿头皮静脉的解剖位置及小儿静脉走向特点与分布，注意观察特殊患儿血管特点，总结小儿静脉穿刺技巧。

3）行静脉穿刺前，一定要用手指触摸血管有无搏动，确认是静脉后再穿刺。

4）输液过程中加强巡视，密切观察患儿反应。发现误入动脉，应立即挤压输液胶管，让血液回流入血管后反折、捏紧头皮针末端，快速拔针，稍用力按压5分钟，并向患儿家长做好解释，另选血管重新穿刺。

（二）糖代谢紊乱

1. 发生原因

多发生于代谢性、消耗性疾病患儿，如重症感染、极度衰竭患儿。静脉输入葡萄糖液的过程中，若输注速度突然变慢或中止，易发生低血糖。若输注速度过快，易发生高血糖。

2. 临床表现

患儿哭闹或懒散无力、拒乳、嗜睡。实验室检查血糖升高或降低。

3. 预防及处理

1）严格按计划输液，根据病情及时调节输液种类及输液速度，不宜太快或太慢。

2）对不能进食、长时间输液患儿，定期检查衡量电解质的各种指标，按需补给。注意监测患者电解质、血糖，并记录好患者的24小时出入量。

3）如发生低血糖，适当加快输液速度；出现高血糖时，暂停输入葡萄糖溶液。

（三）输液发热反应

1. 发生原因

1）输液器具不清洁或被污染，直接或间接带入致热原。药液不纯、变质或污染，可直接把致热原带入体内。

2）输液反应与患儿所患疾病的种类有关。即感染性疾病如小儿肺炎、菌痢等输液反应的比例相对增高。

3）输液反应和输液的量、速度密切相关。当输液速度加快时，输入的热原物质愈多，输液反应出现的机会也愈多。某些机械刺激也可以引起输液反应。如输液的温度与人体的温度差异过大，机体来不及调节，则可引起血管收缩，血压升高而发生输液反应。

2. 预防及处理

1）严格掌握患儿输液指征。

2）注意患儿体质，早产儿，体弱儿，重度肺炎、痢疾等患儿，输液前应采取适当的保护、隔离措施。

3）其余预防及处理参见发热反应的预防及处理。

颈外静脉插管输液

颈外静脉属于颈部最大的浅静脉，位于颈外侧皮下，因其表浅且较易固定，故可用来输液，但不可多次穿刺。选取医用人体硅胶管插入静脉内，该管具有质软、光滑、无毒、不易老化等优点，对组织刺激性小，并有短期抗凝作用。如使用得当，能在大静脉内存留较长时间，这样既可减少反复穿刺给患者带来的痛苦，又可避免发生静脉炎与栓塞的危险。

一、颈外静脉插管输液操作规程

（一）目的

1）长期输液周围静脉不易穿刺者。

2）长期静脉内滴注高浓度或有刺激性的药物，或行静脉内高营养疗法。

3）周围循环衰竭的危重患者，用来测量中心静脉压。

（二）评估

1）患者病情、意识状态、活动能力；询问普鲁卡因过敏史，并做过敏试验。

2）患者心理状态、对疾病的认识和合作程度。

3）穿刺部位皮肤、血管情况。

（三）计划

1. 目标/评价标准

1）患者理解颈外静脉插管的目的，愿意接受，积极配合。

2）插管输液顺利，无并发症发生。

2. 用物准备

注射盘内有1%普鲁卡因注射液2 ml，无菌手套，宽胶布（2 cm×3 cm），火柴，乙醇灯。无菌穿刺包内有20号穿刺针2个,硅胶管2条,8~9号平针头2个,10 ml与5 ml注射器各一只(10 ml注射器内吸满生理盐水并排净空气),6号针头2个,镊子,棉球数个,纱布,孔巾,弯盘。此外要准备输液架、输液器,并遵照医嘱准备药液。

(四)操作步骤

1)将用物携至患者床旁,置患者于去枕平卧位,肩部略垫高,头转向对侧,使颈部伸展充分暴露颈外静脉,术者立于患者头部对侧顶部。如患者系严重心肺功能障碍、呼吸困难不能平卧,可酌情取坐位或半坐位,但这种体位必须以患者能够承受为原则。取坐位时必须由助手帮助固定患者头部,术者需立于高处操作。

2)选择穿刺点在下颌角与锁骨上缘中点连线上1/3。打开无菌包,常规消毒皮肤,戴无菌手套,铺无菌巾,用1%普鲁卡因在穿刺点皮内注射,使局部出现一直径约0.7 cm的皮丘即可。如果注入麻药量较多、较深,则会影响进针速度与方向。

3)用5 ml注射器吸入生理盐水,接上装有硅胶管的平头针备用。

4)助手以手指压迫锁骨上窝颈外静脉流入处,阻断血流,而使其充盈怒张,术者即行穿刺。穿刺时用5 cm套管针沿静脉走行,使针头斜面朝下刺入皮肤,然后针尖沿静脉刺入。当刺入静脉时,将针头顺静脉方向再推进1 cm,以免针头滑出血管。

5)穿刺成功后,拔出针梗将针头连接在硅胶管上,再将硅胶管经套管针迅速插入至上腔静脉,距皮肤20~22 cm处。插管的同时,连接输液器,调节速度缓缓输注。然后术者用胶布固定导管,并覆盖无菌纱布,输液接头处用纱布包裹后固定于耳后。

(五)注意事项

1)严格无菌操作及查对制度。

2)加入药物时应注意配伍禁忌,并在瓶签上注明床号、姓名、药名、剂量。

3)根据病情安排输液顺序,并根据治疗原则,按急、缓及药物半衰期等情况,合理分配用药。

4)输液前要排尽输液管及针头内空气,药液滴净前要及时更换输液瓶或拔针,严防造成空气栓塞。

5)输液过程中应加强巡视,及时处理输液故障,并填写输液巡视卡,保持输液通畅,防止液体滴空和针头堵塞及滑出。

6)根据病情调节滴速,对心、肺、肾疾病患者,或老年患者,婴幼儿及输注高渗盐水,含钾及升压药液等的患者时,输液务必谨慎,速度宜慢。

7)密切观察有无输液反应,如有心悸、畏寒、持续咳嗽等情况,应立即减慢或停止输液,并通知医生,及时处理。

8)长期输液者,注意保护和合理使用静脉,一般从远端小静脉开始穿刺。

9)颈外静脉穿刺置管时,若插入过深,则较难通过锁骨下静脉与颈外静脉汇合角处,此时可牵拉颈外静脉使汇合角变直,若仍不能通过则应停止送入导管,并轻轻退出少许,在此固定输液,防止盲目插入使导管在血管内打折。如果管质硬,可能会刺破血管发生意外。

10）当颈外静脉输液暂停时，可用0.5%肝素2 ml封管，防止血液凝集在血管内，若已经发生凝血，应先用注射器抽出血凝块，再注入药液，或边抽出边拔管，切忌凝血块推入血管。

11）每天更换穿刺点敷料，常规消毒穿刺点，观察局部有无红肿。一般导管保留4~7天。

12）须持续输液者，应每天更换输液管。

二、颈外静脉插管输液操作并发症

（一）输液不畅

须注意下列情况是否存在：①硅胶管弯曲，影响液体输入；②硅胶管滑出血管外。

（二）血栓

拔管时，硅胶管末端接上空针筒，边抽吸边拔管，防止残留小血块进入血液，造成栓塞。

（三）其他

硅胶管遇乙醇、碘酒易脆化折断，应避免接触。

锁骨下静脉插管输液

锁骨下静脉位于锁骨后下方，其后上方有锁骨下动脉伴行。锁骨下静脉是腋静脉的直接延续。由第一肋骨外缘向内经过前斜角肌前方，至胸锁关节后方与颈内静脉汇合成无名静脉，左右无名静脉汇合成上腔静脉入右心房。此静脉较浅表、粗大，成人的锁骨下静脉直径可达2 cm，全长3~4 cm。常处于充盈状态，周围有结缔组织固定，血管不易塌陷，硅胶管插入后可保留较长时间。另外，锁骨下静脉距离右心房较近，当输入大量高浓度溶液或刺激性较强的药物时，由于管腔较粗、血量较多，药液随即被稀释，因而对血管壁的刺激较小。

在急症患者抢救中，凡须紧急大量输液、输血而周围静脉穿刺困难者，可选用此术。另外，锁骨下静脉穿刺还可同时测定中心静脉压、放置心内起搏器等，对四肢烧伤的患者，可长期保留输液，免行静脉切开。

一、锁骨下静脉插管输液操作规程

（一）评估

1）患者病情、意识状态、耐受程度。
2）患者心理状态、对疾病的认识及合作程度。
3）询问普鲁卡因过敏史并做过敏试验。

4）穿刺部位皮肤状况，并叩诊两侧背部肺下界，听诊两侧肺呼吸音，以便术后不适时进行对照。

（二）计划

1. 目标/评价标准

1）患者理解插管的目的，能积极配合治疗。

2）插管顺利，无并发症发生。

2. 用物准备

1）注射盘1套，另加1%普鲁卡因注射液、0.4%枸橼酸钠生理盐水、1%甲紫、无菌手套、胶布、输液器。

2）无菌穿刺包：内有20号穿刺针2个、硅胶管2条、射管水枪、8~9号平针头、5 ml注射器、纱布、镊子、洞巾、结扎线、弯盘。

3）输液卡、输液架。

（三）操作步骤

1）将用物携至患者床旁，挂输液瓶于架上排净空气备用。置患者为去枕仰卧位，肩下垫枕，形成头低肩高位。头转向对侧，穿刺侧肩略上提外展，充分暴露胸锁乳突肌外形。

2）选择进针点，在胸锁乳突肌外侧缘与锁骨夹角的平分线距顶角0.5~1 cm处，用1%甲紫标记穿刺点，以免铺洞巾后辨认不清穿刺点与进针方向。

3）打开无菌包，常规消毒皮肤，戴手套，铺洞巾，将装有硅胶管的注射器与针头连接，并吸入0.4%枸橼酸钠生理盐水15 ml，排净空气待用。

4）选定穿刺点后，如为插导管，可先用小针头局麻，并用局麻针试探穿刺，以便掌握方向与深度（但勿将局麻药注入）。

5）将5 ml注射器吸生理盐水5 ml，与穿刺针头连接，排净空气，连接处必须紧密，不得漏气。如插导管可用8号粗针头（或BD14~17号针头，其外径为2.5 mm，可通过外径1.85 mm导管），在穿刺点进针，针头方向指向头部，与胸骨纵轴约成45°角，并与胸壁平面成15°角，以恰能穿过锁骨与第一肋骨的间隙为准。

6）要紧贴锁骨背面刺入，当进针3~5 cm后有"穿透"感，然后抽动活塞，如有静脉血流入注射器则证明已刺入锁骨下静脉。

7）取锁骨下内中1/3交界处为穿刺点时，穿刺针应斜向同侧胸锁关节上缘；取锁骨下中点或锁骨下外中1/3处为穿刺点时，则穿刺针应斜向甲状软骨下缘。

8）穿刺成功后，如单纯静脉注射即可注药，则完毕后迅速退出注射针，并用无菌棉球压迫片刻。如输液、输血，可在患者呼气时取下注射器，由助手协助迅速换接输液器的玻璃接头，并在针座或接头下方垫无菌纱布，再用胶布固定针头，调整滴速。如插导管则在取下注射器后，迅速用左手拇指垫无菌纱布堵住针尾，助手将已盛满生理盐水的导管递给术者，放开左手拇指，迅速由针尾插入，一般插10 cm左右，再接输液或测压装置，局部盖以无菌纱布并用胶布固定。

二、锁骨下静脉插管输液并发症及防治

1）锁骨下静脉穿刺技术操作不当，可发生气胸、血肿、血胸、气栓、感染等并发症，故不应视为普通静脉穿刺，应严格掌握适应证。

2）躁动不安、呼吸困难、肺气肿患者，不宜施行此术。

3）由于硅管置入上腔静脉，故常为负压，输液时注意输液瓶绝对不应输空，更换接头或导管时应先弯折硅管，应使一段输液管低于患者心脏水平，以免空气吸入，发生气栓。

4）为防止血液在硅管内凝集，每次使用后宜用等渗溶液、肝素或 4% 枸橼酸钠生理盐水冲洗。

5）每日输液完毕后，可用无菌纱布覆盖，折弯硅管固定。

6）硅管外敷料一般每周更换 2 次，乙醇可使硅管老化，故宜用 0.5% 过氧乙酸液擦拭消毒。

7）严格无菌操作，预防感染。

静脉留置针输液

静脉留置针又称套管针，其作为头皮针的换代产品，已于 30 年前在欧美国家普及使用。10 年前在亚洲一些较发达的国家和地区也以套管针取代头皮针，使其成为临床输液的主要工具。静脉留置针可用于静脉输液、输血、动脉及静脉抽血等治疗，目前已在我国推广使用。尤其对长期输液、年老、衰弱、血管穿刺困难的患者，用静脉留置针输液法有其优越性。

一、评估

1）评估患者病情、年龄、意识、心理状态、营养状态、肢体活动能力及治疗目的、用药史、过敏史等。

2）患者穿刺部位皮肤状况、静脉充盈程度及管壁弹性。

3）静脉用药的目的、药物的量、性质、作用及不良反应。

4）患者对静脉输液的认知及合作程度。

二、计划（用物准备）

1）注射盘、小垫枕、止血带、宽胶布、胶条、无菌纱布（小包装）。

2）静脉留置针、静脉帽：静脉留置针内径自粗到细可分为 16 号、18 号、20 号、22 号、24 号 5 个型号。16 号、18 号可供成人大量快速输血、输液；24 号适用于新生儿、小儿和微小静脉穿刺；20 号、22 号适用于成人常规输液使用。

3）输液架、输液器，遵医嘱备药液。

4）封闭液准备

（1）无菌生理盐水，每次用量为 5～10 ml，停止输液后每隔 6～8 小时重复冲管

一次。

（2）肝素盐水溶液，每毫升生理盐水内含 10 ~ 100 U 肝素，每次用量为 2 ~ 5 ml，抗凝作用可持续 12 小时以上。

三、操作步骤

1）常规消毒穿刺部位。

2）穿刺前检查留置针，调整穿刺角度，进行穿刺。

3）留置针进入血管的同时，观察回血情况，见回血后缩小穿刺针与皮肤的角度，推进留置针入血管 5 mm 后，将留置套管继续推进，并将钢针回撤。

4）用敷料固定留置针套管。将钢针留置套管内，防止血液溢出，用中指按压血管内留置套管的前端，阻断血流，同时用示指按压套管后座，将钢针从套管中拔出。当钢针从套管中拔出时，具有的安全装置会自动启动锁住针尖（可避免刺伤皮肤），然后将钢针立即弃入锐器回收器内。

5）连接输液器，按常规用无菌敷料覆盖穿刺部位。

四、注意事项

1）使用静脉留置针时应严格无菌技术操作。

2）固定要牢固，避免过松与过紧。

3）注意保护有留置针的肢体。在不进行输液时，也尽量避免肢体下垂姿势，以免由于重力作用造成回血堵塞导管（对能下地活动的患者，避免在下肢留置）。

4）每次输液前、后，均应检查穿刺部位及静脉走行有无红、肿，并询问患者有无疼痛、不适。如有异常情况，可及时拔除导管进行局部处理。对仍需输液者应更换肢体，另行穿刺。

五、健康教育

1）操作前告知患者及家属留置针使用的必要性、优点。每天输液之前要用 3 ~ 5 ml 生理盐水冲管（先抽回血，见回血后冲管）；输液时，告知患者不要压迫置管侧肢体，保持输液畅通。

2）补液结束后，告知患者冲、封管的目的，防止留置针堵塞。留置针有少量回血现象属于正常现象，勿自行挤压。

3）保持敷贴干燥。留置侧上肢可适当活动，但不提重物，如有敷贴卷边要及时告知护理人员及时处理。一般留置针可以留置 3 ~ 4 天。

4）在留置针留置期间，患者可以洗澡，需要在留置针穿刺侧肢体用保鲜膜包裹好，将手臂抬高，洗澡时不要浸湿留置针处。

六、应用与维护

1）输液过程中注意保护输液侧的肢体，尽量避免肢体下垂，以免造成回血堵塞导管。如推注有阻力，应拔出，重新穿刺，切忌用力推注，以免将导管内的微粒、血凝块推进血管内引起栓塞。

2）严密观察留置针有无脱出、漏液、断裂，局部有无红、肿、热、痛等静脉炎表现，及时处理导管相关并发症。

3）每天输液前，抽回血，见回血，用生理盐水 3～5 ml 脉冲式冲管，再接输液器。

4）输液完毕，冲、封管以下两种方法均可。

（1）生理盐水＋稀释肝素盐水：将针尖斜面留在肝素帽内，采用生理盐水 3～5 ml 脉冲式冲管，稀释肝素盐水 3～5 ml 脉冲式冲管，余 0.5～1 ml 正压封管（推液的同时拔针）。

（2）预充式导管冲洗器（BD－福徕喜）5 ml 生理盐水脉冲式冲管，余 0.5～1 ml 正压封管（边推注边拔针）。

5）每次输液前、后检查穿刺部位，询问患者有无不适，发现异常及时处理。

6）保持穿刺部位清洁干燥，如有潮湿、渗血和卷边随时更换。

7）做好患者的健康宣教，留置期间穿刺侧手臂可适度活动，避免剧烈运动、用力过度，以防回血堵管；睡眠时，注意不要压迫穿刺的血管，更衣时，注意不要将导管勾出或拔出；洗澡时，留置针可用保鲜膜包裹保护，穿刺部位如有水渗入，及时告诉护士更换敷贴或重新穿刺。

8）留置时间：72～96 小时。

七、拔除

预防静脉炎的方法之一是定期更换血管内导管。浅表静脉留置针的研究显示，导管置入时间＞72 小时血栓性静脉炎和导管细菌定植的发生率会增加。

（一）拔除指征

1）当患者主诉有与短导管相关的不适或疼痛时，在调整无效的情况下，应拔除导管。

2）留置针成人在 72～96 小时更换一次。

3）在紧急情况下放置的血管通路装置应在 48 小时内尽快替换。

4）在 2011—INS 中强调：护士不应该常规更换患儿的外周静脉短导管，即儿童留置针可以留到治疗结束，除非有并发症（如静脉炎、外渗）。

5）如果怀疑存在导管相关性血流感染，应在拔除导管之后考虑对导管进行培养。

6）如果发疱剂药物已经渗出，在导管拔除之前，应明确治疗措施，同时护士应该从导管中抽出残留的药物。

（二）拔除方法

1）先轻轻除去敷贴。

2）将棉签轻放于穿刺点，拔除留置针。

3）向心方向按压穿刺点 1～2cm，按压 2～5 分钟。凝血功能差者需要延长按压时间，穿刺部位使用无菌敷料覆盖并保留 24 小时。

输液泵输液

输液泵是机械推动液体进入循环的一种电子机械装置，它通过作用于输液导管达到准确控制输液滴数和输液流速的目的，保证药物速度均匀、药量准确进入人体发挥作用，输入速度不受液体高度和患者体位影响。同时，输液泵内还有报警安全装置，保证患者安全。临床使用中，输液泵能提高给药操作的效率和灵活性，大大减少医护人员的劳动强度和护理工作量，是 ICU 病床单元最基本的仪器设备。

一、结构与原理

输液泵的驱动原理有蠕动、旋转挤压、双活塞挤压等多种方式，根据各厂家生产品牌的不同而异。通常的输液速度在 1 ~ 999 ml/h。多数输液泵需使用与其相配的专用管道，以保证其流量的精确和均匀。此外，输液泵还具有报警系统，提供安全保证，包括断电、泵门未关、走空、管路阻塞和管路中出现气泡等方面的报警功能。

二、操作步骤

在输液泵这一装置中，液体可装在玻璃瓶、塑料瓶或塑料输液袋的任何容器中。使用时，首先将输液管道与装置的相应部位妥善固定，小壶连接滴数传感器，输液管的另一端与患者的静脉通路相连。打开管路中的所有开关。按数字键设定输液速度，并按回车（Enter）键输入；设定要求输液的总量，按 Enter 键输入，按开始（Start）键或运行（Run）键开始输液。

三、设置及计算方法

临床无论在抢救休克时实施快速补充血容量，或救治心力衰竭时严格控制输液量，均可应用输液泵。

例如要求在 20 分钟内给予 20% 甘露醇 250 ml。开机并固定好导管后，设定所要求的输液速度，即 250 ml/20min，也就是 750 ml/h，故设置 750 ml/h；再设定输液的总量，本例为 250 ml。当 20 分钟走完 250 ml 液体时，输液泵会自动停机，并报警。

四、输液泵的常见报警原因及处理

（一）蠕动控制式输液泵

1. Drop alarm（滴数报警）
常见于输液泵传感器位置错误、液面过高、滴液室过度倾斜、摆动或输液瓶已空。
处理措施：①更换液体；②检查传感器并重新安装；③调整滴液室的位置。

2. Pressure alarm（压力报警）
常见于患者输液管路、静脉通路阻塞或输液管路松脱。
处理措施：检查输液管路和静脉通路，妥善固定避免打折，保持通畅。

3. Air alarm（空气报警）

常见于输液管路安装错误或输液管路中有空气（气泡），尤其是安装在输液泵内的输液管路。

处理措施：重新排气并正确安装输液管路。

4. Battery alarm（蓄电池预报警）

常见于蓄电池电量不足或耗尽。

处理措施：检查或连接主电源。

5. Pump door alarm（泵门打开报警）

常见于泵门打开或松动。

处理措施：关好泵门。

（二）微量泵

1. Occlusion（阻塞报警）

常见于输液管路有压折或静脉通路阻塞。

处理措施：检查输液管路，妥善固定避免打折，保持静脉通路通畅。

2. Near empty（预空报警）

常见于药液即将推注完毕预报警。

处理措施：药物需续用时，及时配药并更换药液；无须使用时可结束输注。

3. Empty（推注结束报警）

常见于药物已推注完毕。

处理措施：停止推注并关机。

4. Battery alarm（蓄电池报警）

常见于蓄电池电量不足或耗尽。

处理措施：检查或连接主电源，更换蓄电池。

五、输液泵临床应用时的注意事项

（一）正确使用输液泵

1）了解各种输液泵的系统构造和工作原理。

2）尽量使用配套的输液泵管，并掌握其正确安装。

3）掌握输液泵上各种功能键的使用方法并合理使用。

4）掌握各种常见报警的处理方法。

（二）加强人工管理

1）严密监测输液速度与实际进液量是否相符，防止因过度依赖输液泵而导致的患者安全隐患。

2）及时处理报警故障，杜绝空气栓塞的发生。

3）加强输液穿刺部位的观察，尤其是在快速大量补液和使用血管刺激性强的药物时，要特别关注意识不清或无法表达的患者，防止输液渗漏等严重事件的发生。

（三）注重日常保养维护

1）定期对输液泵进行功能测试与检查，保持功能状态，出现故障时及时送检维修。

2）避免输注的液体、药物渗入泵内，保持输液泵清洁干燥。

3）输液泵的存放和使用位置应避免阳光、强光直射，勿用湿手接触电源插头。

4）充电时，先将电源开关关闭，然后才能充电。若在首次使用或长时间放置后重新使用时，先将电池充满电后再开始使用。

六、输液泵输液法操作并发症

（一）导管堵塞

1. 临床表现

输液泵的各种报警未及时处理而致泵停止工作时间较长，血液回流堵塞导管。此时液体不滴或输注不畅，导管内可见凝固的血块。

2. 预防及处理

1）熟练掌握各种报警指示标识、报警原因及处理方法。

2）输液过程中加强巡视，及时处理各种报警状态。

3）告知患者及家属输液泵出现报警时应及时使用呼叫器通知医护人员。

4）查找输液导管、输液泵、患者三方面原因，排除故障。

5）导管或针头阻塞时，重新选择静脉进行穿刺。

（二）药液滴入失控

1. 临床表现

药液滴入快于或慢于病情、药液所要求的速度。

2. 预防及处理

1）使用输液泵时先检查仪器的各功能状态，确保各功能良好后方可使用。

2）告知患者不要随意触摸输液泵面板，以防改变输液速度。

3）设置各参数后及时将面板锁定。

4）输液过程中随时查看输液泵的工作状态，发现问题及时处理。

5）检查输液泵或注射泵的功能是否完好，必要时予以及时更换输液泵。

6）按要求重设输液速度。

7）向患者及家属讲解控制输液速度的重要性，嘱其不宜擅自调节控制面板。

（三）漏液

1. 临床表现

患者穿刺部位、管路连接处有液体漏出。

2. 预防及处理

1）适当调节输液泵的注入压力，防止压力过高而致管道连接处漏液或管道破裂。

2）因输液泵无漏液报警提示，较长时间使用输液泵输液加之患者翻身或其他活动易使管道连接处脱落，故应经常检查管路。

3）输液前应仔细检查各管路及连接部位是否紧密连接。

4）发生漏液后应先查找原因。

5）更换输液管路。

经外周中心静脉导管置入技术

经外周中心静脉导管（PICC）置入术是经外周静脉（贵要静脉、肘正中静脉、头静脉）穿刺置管，并使导管末端置于上腔静脉中下 1/3 的技术或方法。用于为患者提供中期至长期的静脉输液治疗（7 天至 1 年）。

一、PICC 适应证和禁忌证

（一）适应证

1）长期静脉输液患者（>7 天）。

2）输注刺激性药物，如胃肠外营养（TPN）、抗生素、化疗等。

3）外周静脉通路建立困难。

4）早产儿、低体重新生儿。

5）慢性疾病患者。

6）家庭、社区长期需要输液治疗的患者。

（二）慎用或禁用范围

1）穿刺部位皮肤有感染或损伤。

2）预置管部位静脉硬化、有静脉血栓形成史，血管外科手术史。

3）上腔静脉压迫综合征。

4）严重出血性疾病。

5）乳腺癌根治术和腋下淋巴结清扫侧手臂。

6）瘫痪侧肢体。

二、静脉选择

（一）贵要静脉

PICC 置管的首选静脉，90% 的 PICC 放置于此。该静脉直、粗，静脉瓣较少。当手臂与躯干垂直时，为最直接的途径，经腋静脉、锁骨下静脉、无名静脉，达上腔静脉。

（二）肘正中静脉

PICC 置管的次选静脉。粗直，但个体差异较大，静脉瓣较多，血管分支多，易汇入小血管及腋下小血管。最理想的汇合：肘正中静脉汇入贵要静脉，形成最直接的途径，经腋静脉、锁骨下静脉、无名静脉，达上腔静脉。

（三）头静脉

PICC 的第三选择静脉。前粗后细，且高低起伏，在锁骨下方汇入锁骨下静脉。

（四）肱静脉

肱静脉有两条，分为内侧支和外侧支，沿肱动脉的内、外侧上行，在肩胛下肌下缘与外侧支汇合并移行为腋静脉。在肱二头肌内侧缘中点，贵要静脉汇入到内侧支。该静脉位置较深，固定，粗、直，肉眼看不见，在血管彩超引导下可见，为血管彩超引导下穿刺置管常用的血管。

（五）其他静脉

新生儿和儿童患者，可选择颞静脉、头部耳后静脉、下肢大隐静脉。

三、PICC 置管操作规程

（一）经外周中心静脉导管置入术

以三向瓣膜式导管为例。

1）双人核对医嘱及患者知情同意书。

2）向患者简单介绍 PICC 导管操作程序及配合要领。

3）评估并选择静脉，常在肘部以贵要静脉，肘正中静脉和头静脉为序选择静脉，首选右侧。

4）用物

（1）治疗盘内备：PICC 穿刺包，包内含 PICC 硅胶导管、可撕裂的导入鞘（内含亲水性导丝，1.9 F 不含）、T 形延长管（1.9 F 不含延长管）、孔巾及手术方巾、5% 碘伏、75% 乙醇、皮肤保护剂、无菌透明敷贴、无菌胶带、测量尺 2 把、止血带、10 ml 注射器 2 副、2 cm×2 cm 纱布 4 块、4 cm×4 cm 纱布 6 块、镊子 1 把、剪刀 1 把。

（2）另备肝素帽或无针输液接头、无菌（无粉）手套 2 副、无菌生理盐水、无菌肝素盐水、10 cm×12 cm 无菌透明敷贴、弹力绷带、输液泵（必要时）、输液架。

（3）治疗车下层准备以下物品：污物桶 3 个，一个放置损伤性废弃物（用过的注射器针头、导丝等），一个放置感染性废弃物（用过的注射器、棉签等），一个放置非损伤性废弃物（用过的注射器、棉签等外包装）。

5）环境准备：整洁、安静、光线充足或有足够的照明，符合无菌操作要求，按需要遮挡，冬天备好暖炉。

6）操作步骤

（1）带患者至处置室并取仰卧位，穿刺侧手臂外展90°。

（2）将用物至床旁，在预穿刺点上方 10 cm 处扎止血带，涂抹超声耦合剂，用 Site - Rite超声系统查看双侧上臂，选择最适于置管的血管。

①正确使用探头：将超声探头垂直于血管放置（拇指和示指握紧探头，小鱼际肌和探头均平放轻贴于模拟血管，使探头与模拟血管垂直）。

②握探头力度：以血管成圆形为合适，如果变为椭圆形提示用力过大。使静脉血管的前后壁都清晰显像，避免选择硬化和有血栓的静脉。

③如果可能的话，尽量选择患者非利手一侧进行穿刺。

④避免在有可能发生侧支循环的肢体穿刺。

⑤选择肘部以上穿刺，避免日后肘部活动影响导管使用。

选择静脉及穿刺点：根据患者的静脉情况，首选贵要静脉，其次为肱静脉，最后为头静脉。

穿刺点的选择：上臂肘上，松开止血带。

（3）测量导管长度：上腔静脉测量法，患者平卧，穿刺侧手臂外展90°，从穿刺点沿静脉走向到右胸锁关节反折再向下至第三肋间隙。

（4）测量上臂臂围：距肘横线上 10 cm 处测量，两手臂同时测量并做好记录。

（5）建立无菌区：免洗消毒液洗手，夹层处取出第一副无菌手套；打开 PICC 包最后一层，完全打开置管包；取出消毒盘，并将无菌隔离衣、第二副手套置于置管包内边缘。

（6）消毒穿刺部位：助手协助抬高患者置管侧手臂，以穿刺点为中心环形消毒，先 75% 乙醇 3 遍（第一遍顺时针，第二遍逆时针，第三遍顺时针），整臂消毒；75% 乙醇待干后，再用碘剂消毒 3 遍（消毒方法及范围同乙醇），待干，铺治疗巾于患者臂下，放无菌止血带。

（7）脱手套，洗消手。穿无菌手术衣，更换第二副无菌手套，助手协助冲洗无菌手套后用干纱布擦干。

（8）铺大治疗单及孔巾，保证无菌区足够大。

（9）助手按无菌原则投递 PICC 套件、赛丁格穿刺套件、注射器 2 支、正压接头等到无菌区内。20 ml 注射器抽吸满生理盐水，1 ml 注射器抽吸 2% 利多卡因。

（10）按无菌原则打开 PICC 穿刺套件预冲 PICC 导管，注意观察导管的完整性，适度揉搓瓣膜口。

再预冲连接器、减压套筒、MC100 接头。

最后清洗导管外部，令导管浸泡于生理盐水当中将赛丁格套件按照穿刺顺序摆放整齐。去掉导引导丝前端的浅蓝色外套帽，拉出部分导引导丝，使其外露长度比穿刺针长 2 cm（约等于导丝前端柔软部分）。

（11）再次核对患者。

（12）助手给患者扎止血带，嘱患者握拳。

（13）超声准备及静脉穿刺

①将超声探头放在支架上，涂抹一层无菌耦合剂。

②为超声探头套上无菌罩（注意：市售探头无菌罩含有乳胶，天然乳胶有可能引起患者过敏反应）。

③使用插管套装里的无菌耦合剂涂抹在超声探头上。

④确保套袖已经卷起，将套袖套在探头上，注意不要把耦合剂抹去。

⑤将探头和电缆套入套袖，将耦合剂与套袖充分贴合，不要有气泡，使用松紧带固定套袖。

⑥隔着套袖在探头上再涂抹一层耦合剂。

⑦将导针架安装到探头上（徒手穿刺则不需要）。

⑧根据血管中心深度选择导针架为最佳（注：若血管中心不在标准刻度上，则宁浅勿深，安装好导针架后可将探头前后稍倾斜而调节进针深浅度），将导针架大头推至导针架上，使其咬合在导针架的沟槽上，将针尖斜面垂直于探头，放入导针架，将针稍退回，使其不要超过导针架。

⑨将探头放在手臂上，使导针架贴紧皮肤。

⑩将探头垂直于目标血管，并使其显像于超声仪屏幕上，将血管移至屏幕中心的圆点标记上。

（14）穿刺针行血管穿刺

①穿刺针斜面朝上，将探头垂直于模拟血管，将血管移至屏幕中心标记线上；眼睛看着超声屏幕，一边用手缓慢穿刺，当针触到目标血管时，可以在屏幕上看到针尖挤压血管上壁，一旦针尖刺破血管，血管壁会恢复到原来的状态。

②观察回血，良好的回血为均匀往外一滴滴冒（注意：观察回血的性质非常重要，这有助于判断是否准确刺入静脉而非动脉，比如血液的颜色和是否有搏动式血流，这些特征即便是在低血压的患者身上也非常容易判断）。

（15）递送导丝

①固定好导丝前端避免晃动（注：将导丝头段轻触左手手背），将预外露部分导丝递送进穿刺针，并固定。

②固定好穿刺针，将探头往后倾倒，使穿刺针与导针架分离。

③将穿刺针连同导丝放平，松止血带。

④取下导丝圆盘保护套均匀递送导丝，直至体外保留 10～15 cm，将穿刺针缓慢撤出，只留下导丝在血管中。

（16）穿刺点处局部麻醉，以 2% 利多卡因 0.1～0.2 ml 皮内注射。

（17）扩皮刀沿导丝上方做皮肤切开以扩大穿刺部位，注意不能切割到导丝。

（18）放置微插管鞘

①将导丝末端放于左手示指指腹，沿导丝送入插管鞘。

②将微插管鞘沿着血管走行方向边旋转插管鞘边用力持续向前推进，使插管鞘完全进入血管内。

（19）撤出导丝

方法一：将导丝回纳到导丝圆盘内，观察回血（若未见回血，可接注射器回抽），再拧开插管鞘上的锁扣，分离扩张器、插管鞘。

方法二：拧开插管鞘上的锁扣，分离扩张器、插管鞘，同时将扩张器和导丝一起拔出，检查导丝的完整性。

（20）置入导管

①左手按压插管鞘末端处上方的静脉止血，拇指置于插管鞘开口处。

②将导管自插管鞘内缓慢、短距离、匀速置入导管进入约 10 cm 时，嘱患者将头转向静脉穿刺侧，并低头使下颌贴近肩部，以防止导管误入颈静脉。

（21）撤出插管鞘：沿插管鞘继续置入 PICC 导管至插管长度后，从血管内撤出插管鞘，远离穿刺口后撕裂插管鞘，并校对插管长度。

（22）使用 Site – Rite 超声系统查看置管侧颈内静脉以排除导管颈内静脉异位。

（23）撤出支撑导丝

①将导管与支撑导丝的金属柄分离。

②轻压穿刺点以保持导管的位置。

③缓慢平直撤出支撑导丝。

④再从导管上撤出插管鞘。

（24）修剪导管长度

①清洁导管上血渍。

②至少保留体外导管 5 cm，用无菌直剪与导管保持直角（90°）剪断导管，注意不要剪出斜面或毛渣，导管的最后 1 cm 一定要剪掉，否则导管与连接器固定不牢。

（25）安装连接器

①将减压套筒安装到导管上。

②再将导管连接到连接器翼形部分的金属柄上，注意一定要推进到底，导管不能起褶。

③最后沿直线将翼形部分的倒钩和减压套筒上的沟槽对齐，锁定两部分。

（26）安装正压接头：注射器连接正压接头时，需将注射器乳头插入正压接头并顺时针旋转 45°或者直到摩擦力将两者连接紧密接上 20 ml 生理盐水。

（27）抽回血及冲封管：抽回血，在透明延长管处见到回血即可。20 ml 无菌生理盐水脉冲方式冲管，正压封管注意：正压封管后，在断开正压接头和注射器连接时，先握住正压接头，然后逆时针旋转注射器，直到松动。

（28）撤孔巾，清理干净穿刺点及周围皮肤的血渍。

（29）思乐扣固定法

①用乙醇清洁穿刺点以外的周围皮肤，待干。

②涂抹皮肤保护剂，待干 15 秒。

③按思乐扣上箭头所示方向（箭头应指向穿刺点）摆放思乐扣。

④将导管安装在思乐扣的立柱上，锁定纽扣。

⑤依次撕除思乐扣的背胶纸，将思乐扣贴在皮肤上。

⑥穿刺点上方放置小方纱，10 cm×12 cm 透明敷料无张力粘贴，透明敷料应完全覆盖住思乐扣胶带蝶形交叉固定贴膜下缘，再以胶带横向固定，胶带横向固定延长管。

（30）绷带加压包扎穿刺部位，范围超过透明敷贴，时间为小于 24 小时。

（31）脱手套、手术衣。

（32）消毒手。

（33）再次核对，签名。

（34）询问患者感受，交代注意事项。

（35）X 线拍片确定导管尖端位置。

（36）妥善安置患者，整理床单位。

（37）正确处理用物。

（38）洗手，记录（导管名称、编号、导管型号、置入长度，所穿刺静脉名称、X 线检查结果、臂围、穿刺者姓名、穿刺日期）。

（二）超声引导下结合塞丁格技术行 PICC 置管术

以三向瓣膜式导管为例。

1）向患者简单介绍 PICC 导管操作程序及配合要领。

2）双人核对医嘱、患者知情同意书。

3）准备用物：PICC 穿刺包、消毒物品、三向瓣膜式导管、超声附件—导引器、一次性治疗巾、无菌手套、无菌生理盐水、20 ml 注射器 3 支，1 ml 注射器、2% 利多卡因（根据需要）、皮尺、止血带、弹性绷带（根据需要）、SR5 超声机及附件。

4）摆放体位，评估血管，协助患者采取平仰卧位，手臂外展与躯干成 90°，扎止血带，超声下评估双侧上臂血管。穿刺静脉，首选贵要静脉，次选肘正中静脉，第三选择头静脉。确定穿刺点并做好标记。

5）测量导管置入长度：测量自穿刺点至右胸锁关节，然后向下至第 3 肋间（注意：体外测量永远不可能与体内的静脉解剖完全一致）。在肘窝上 10 cm 处测双臂臂围并记录。

6）皮肤消毒：整臂消毒，消毒方式：螺旋式消毒、顺时针和逆时针方向交替进行，消毒剂顺序：先三遍 75% 乙醇，再三遍碘伏。

7）建立无菌区：患者臂下垫无菌治疗巾。

8）穿无菌手术衣，戴无菌手套，用生理盐水冲洗干净手套上的滑石粉，铺垫无菌治疗巾，扩大无菌区，将导管、注射器等无菌物品置入无菌区，在注射器中抽足量生理盐水预冲导管。

9）助手协助套无菌探头罩。

10）穿刺：安装导针架，准备穿刺。助手扎止血带使静脉充盈，探头与皮肤垂直，右手握住探头并固定，操作者监测超声屏幕并实施穿刺。

11）递送导丝：松止血带，从穿刺针上移去探头，送入导丝 10~15 cm。

12）递送导管：在穿刺点处局麻，沿导丝向穿刺点外上方做一个小切口，扩大穿刺点，使扩张器及导入鞘沿导丝缓慢进入血管，并在下方垫无菌纱布。

13）按压穿刺点及导入鞘前方，将导丝及扩张器一同撤出。

14）固定导入鞘，将导管沿导入鞘置入，速度宜缓慢，以免损伤静脉瓣，当导管送入约 15 cm 时，助手协助患者头转向穿刺侧并下颌贴近肩部，以防止导管误入颈内静脉。

15）拔出导入鞘：送管至预定长度后，撤出导入鞘并远离穿刺点撕裂导入鞘。

16）助手用超声检查颈内静脉，初步判断导管是否异位。

17）撤出支撑导丝：将导管与导丝的金属柄分离，平行匀速撤出导丝。

18）修正导管长度：清洁导管上血渍，保留体外导管 5 cm，与导管保持垂直，剪断导管。将减压套筒安装到导管上，将导管连接到连接器翼形部分的金属柄上，注意，一定要推进到底，导管不能起褶，沿直线将翼形部分的倒钩和减压套筒上的沟槽对齐，锁定两部分。注意，导管的最后 1 cm 一定要剪掉，否则导管与连接器固定不牢。

19）抽回血、确定导管位置：抽回血时在透明延长管处见到回血即可（多腔导管则每个腔都要抽回血），20 ml 生理盐水脉冲方式冲导管（多腔导管则每个腔都要冲管）。

20）安装输液接头，正压封管。

21）导管固定：将导管出皮肤处逆血管方向盘一流畅的"U"弯，在穿刺点处垫以纱布，其上用透明贴膜固定，如使用思乐扣，要完全覆盖思乐扣。然后用脱敏胶布以蝶形交叉固定连接器和正压接头。在指示胶带上注明穿刺日期、时间及操作者，并贴于透明贴膜下缘。

22）确定导管末端位置：拍 X 线胸片确定导管末端位置。

23）记录：操作结束后应将相关信息记录在护理病历中，内容包括穿刺日期、穿刺时间、操作者、所选静脉及穿刺部位、导管规格和型号、置入长度、操作过程、X 线检查结果等。同时填写患者维护记录，并保留导管条形码粘贴于知情同意书上。

四、术后护理

1）密切观察穿刺点是否有渗血、感染及疼痛，肢体是否有肿胀等并发症，如果发现应随时更换敷料。

2）耐心听取患者主诉，询问有无胸痛、胸闷、肢体麻木及发热等症状。

3）健康教育：保持穿刺部位清洁干燥，贴膜有卷曲、松动、贴膜下有汗液等及时通知护士。告知患者植入侧上肢勿做剧烈外展运动。嘱患者注意勿使穿刺侧过度弯曲。穿衣服时，应先穿置管侧上肢衣服，脱衣服时，先脱没有置管侧上肢衣服。锻炼身体时，置管侧上肢切勿剧烈运动，勿过度弯曲、伸展，以免导管滑脱。辅助检查如 CT，注射显影剂时切勿从 PICC 管注入。防止因高压静脉注射导致 PICC 导管断裂。

五、PICC 导管的日常维护

（一）冲管

1. 冲管频率

1）每次静脉输液、给药、输血或血制品、输注 TPN 等高黏滞性药物后必须立即冲管。

2）治疗间歇期每 7 天冲管 1 次。

2. 冲管方法

消毒正压接头，使用 10 ml 的注射器，以脉冲方式注入生理盐水，最后正压封管。正压封管即将注射器针头留在正压接头内，推注封管液剩 0.5～1 ml 时，边推进生理盐水边撤出注射器，以防止在撤出注射器的瞬间使导管内形成负压，而有少量的血液反流进入导管末端。

（二）更换正压接头

洗手，使用无菌技术打开正压接头的包装，预冲正压接头。取下原有的正压接头，消毒导管接头的横断面及外壁，连接新的正压接头，用 10 ml 生理盐水冲洗导管，用脱敏胶布以蝶形交叉固定好连接器和正压接头。更换频率常规 7 天 1 次。正压接头如遇有裂纹、残留血液等特殊情况需立即更换。

（三）更换敷料

1）拆除敷料时注意从下向上，防止将导管带出体外，避免牵动导管。

2）检查导管穿刺点有无发红、肿胀，有无渗出物。

3）洗手，打开无菌包，戴无菌手套。

4）消毒：先用乙醇棉球避开穿刺点消毒 3 遍，从中心向外螺旋清洁，范围至少达到 20 cm 直径，清洁后待干 2 分钟。再用碘伏棉球以穿刺点为中心消毒 3 遍，待干 2 分钟。

5）贴敷料：消毒剂待干后，贴上敷料。先将敷料以导管形状塑形，敷料以穿刺点为中心覆盖全部体外导管，下缘固定到连接器的翼形部分的一半，注意请勿使用胶布直接固定导管，以免损伤导管。

6）固定：用脱敏胶布以蝶形交叉方式固定连接器和正压接头。

7）更换时间：穿刺置管后 24 小时更换第 1 次敷料，以后每 7 天更换 1 次，或者在敷料松动或潮湿时立即更换。

8）PICC 穿刺时建议使用无菌透明贴膜固定：使导管入口与外界环境隔离，便于观察导管及穿刺点。所有透明贴膜上应该清楚地记录更换敷料的时间及更换者姓名。

六、并发症观察与护理

（一）穿刺时并发症的处理

1. 送管困难

1）原因：患者体位不当、导管异位、静脉痉挛、导管型号、静脉瘢痕、静脉硬化、静脉瓣膜、静脉分叉。

2）处理：选择粗、直、静脉瓣少的血管穿刺，尽量不选择头静脉；送管速度不宜过快，可停止送管等待片刻，使患者尽量放松，调整位置，嘱患者做握拳松拳动作，调整导丝或撤出导丝；腋窝处扎止血带后再送管，或者一边推注生理盐水一边送管，均可打开静脉瓣利于导管的通过。

2. 导管异位

导管尖端异常位置，入旁路静脉。

1）原因：异常静脉解剖结构，既往手术史或外伤史；患者体位不当；测量误差；在头静脉穿刺。

2）处理：尽量避免在头静脉穿刺；如果导管异位入静脉，可用 5～10 ml 生理盐水快速冲管，改变体位，通过自然重力下降；X 线确认，重新定位。

3. 渗血、血肿

1）原因：导入针型号过大、留置导管过细、穿刺不当或创伤性穿刺、选择血管不当、有出血倾向者、抗凝治疗的患者、穿刺部位活动过度。

2）处理：加压止血、避免过度活动、停服抗凝剂，必要时给予止血剂。

4. 心律失常

1）原因：与导管尖端位置过深，刺激上腔静脉丛有关；或患者体位改变以及测量静脉长度不准。

2）处理：准确测量静脉的长度，避免导管插入过深，退出导管少许。

（二）导管留置时并发症的处理

1. 机械性静脉炎

1）症状：置管侧手臂沿血管走向出现红、肿现象。

2）处理：抬高患肢，避免剧烈运动，热湿敷每次 20 分钟（4 次/日），或使用理疗仪治疗。如上述治疗不能控制症状，应做 B 超排查血栓的可能。

2. 穿刺点感染

1）症状：局部分泌物、红、肿、痛、无全身症状。

2）处理：严格无菌技术，遵医嘱抗生素治疗。加强换药，细菌培养。

3. 导管阻塞

1）症状：给药时感觉有阻力、输注困难、无法冲管，无法抽到回血、输液速度减慢或停止。

2）处理

（1）操作者熟练掌握置管技术，熟悉置管长度。颈内静脉穿刺置管的长度在 15～17 cm；锁骨下静脉置管长度一般为 5～10 cm；PICC 置管前准确测量置管的长度。

（2）PICC 置管后应行胸部 X 线检查，以确认导管有无打折、盘绕，导管尖端是否到达上腔静脉。

（3）输注血制品或脂肪乳等黏滞性药物后，必须立即进行脉冲式冲管，再继续使用其他药物。严禁输注有配伍禁忌的药物。为长期保持导管通畅，在输注刺激性或黏附性强的药物前后应用生理盐水冲管。在输注酸碱药物之间用生理盐水冲管，先输乳剂后再输非乳剂。脂肪乳剂与氨基酸、葡萄糖必须分开输注。

（4）采用正确的冲、封管技术。应给以充分、正确的导管冲洗。同时应选择正确的冲管液冲洗导管，如 PICC 为末端开口式导管，应使用 10～20 ml 生理盐水脉冲式冲洗导管后，再用肝素盐水正压封管；若为三向瓣式导管则使用 10～20 ml 生理盐水脉冲式正压封管即可。

（5）留置中心静脉导管期间，尽量减少可能导致胸腔内压力增加的活动，如患者咳嗽剧烈，可使用祛痰、镇咳药物，必要时使用抗生素。加强患者的健康教育，反复告知患者留置 PICC 导管侧肢体要减少活动，勿做持重的锻炼或家务，不要在置管侧手臂上方测血压、扎血带等，及时评估患者的依从性。

（6）尽量不要经深静脉导管抽血，如确实需要，抽血后需用生理盐水冲洗导管，并以肝素盐水封管。

（7）发现导管阻塞时，首先检查导管是否存在导管打折等机械性阻塞的情况；确认导管尖端位置正确。再判断导管是非血凝性阻塞还是血凝性阻塞采取相应的措施。

①非凝性导管阻塞：由药物引起，解除导管阻塞药物的选择应根据导管阻塞的物质所决定，如为脂肪乳剂引起，选择 75% 乙醇有显著效果；如为药物沉积应根据药物的 pH 值选择弱盐酸或碳酸氢钠。处理无效时应拔管。

②血凝性导管阻塞：对于末端开口的导管阻塞可以接注射器持续用力回抽，将血凝块抽出，切不可加压推注，以免血凝块进入血液循环形成血栓。如无效，则使用尿激酶或其他溶栓药物溶栓治疗，亦应使用负压注射技术，所用尿激酶的浓度为 5 000～10 000 U/ml。导管通畅后，使用 20 ml 以上生理盐水以脉冲式方式冲洗导管并正压封管。如处理无效，导管仍不通畅，则应拔管，更管更换部位重新穿刺置管。

3）注意：为避免栓子流入血液循环，在通管不成功的情况下建议拔管。

4. 血栓形成、血栓栓塞

1）症状：注意观察整条手臂、腋部、肩膀、颈部、胸部、后背、耳周、颌面部有无疼痛、肿胀、静脉扩张、颜色改变、皮肤温度改变、液体自穿刺点处回漏。

2）处理：治疗应以临床症状和患者的全身状况为依据，拔除导管；抗凝治疗；溶栓治疗。

5. 纤维蛋白鞘、纤维包裹膜形成

1）症状：输注液体时，液体回流，特别是输注液体过快时；回抽困难；阻碍输液。

2）处理：适当增加冲洗导管的频率和速度；首先使用稀释的肝素液冲管；必要时使用尿激酶溶解附于导管开口处的纤维素。

（三）常见异常问题的处理

1. 回抽困难

1）可能原因

（1）没有按操作规程冲洗导管，引起导管堵塞。

（2）回抽时导管的开口吸附到血管壁上。

（3）回抽时有血块、纤维鞘或其他东西堵住瓣膜。

（4）导管打折。

（5）导管末端异位。

（6）有时导管通畅但无法抽回血，是回吸时负压致管壁塌陷。

2）解决方法

（1）检查导管的暴露部分有无打折、受压。

（2）嘱患者活动一下，改变位置后再回抽。

（3）脉冲冲管后再回抽。

（4）用 20 ml 的注射器回抽，可以产生更大的负压。

（5）若体外导管有破损，更换连接器。

（6）做胸透或造影检查，确定导管的位置和状态。

（7）如果有导管堵塞，使用尿激酶或其他药物疏通。

2. 导管破损

1）可能原因

（1）反复夹管。

（2）接触了尖锐物品。

（3）用小于 10 ml 注射器冲洗堵塞的导管。

2）解决方法

（1）必须夹闭导管时，使用边缘光滑、无损伤的导管夹。

（2）更换连接器，修复导管。

（3）永远使用大于 10 ml 的注射器冲管、给药。

3. 液体从穿刺点处渗漏

1）可能原因

（1）导管在置入前被刺破。

（2）使用小于 10 ml 的注射器。

（3）导管被纤维蛋白鞘包裹，阻挡液体进入静脉，则液体流入阻力最低的方向，即沿着导管外壁回流到穿刺点处。

（4）中心静脉处有血栓或肿瘤。

2）解决方法

（1）注入 10 ml 生理盐水并观察液体有无在皮下的渗漏。

（2）做造影检查。

（3）若发现体内导管有渗漏，拔除导管。

（4）如果体外导管有渗漏，更换连接器。

（5）使用尿激酶溶解纤维蛋白鞘。

4. 导管置入后的自发移位（发生率 3% ~ 12%）

1）可能原因

（1）固定不佳。

（2）解剖因素。

（3）胸腔内压力增加。

（4）血管穿透伤。

2）解决方法

（1）强化导管固定：胶布、免缝胶带、缝合固定。

（2）尽量减少可能导致胸腔内压力增加的活动。

（3）最初推送导管到达最佳位置。

5. 局部过敏反应

1）发生原因

（1）少数患者为过敏体质，对敷贴、导管、消毒液过敏。

（2）患者出汗多，汗液积聚在贴膜下，导致少部分患者局部皮肤过敏，尤其是夏季多见。

（3）患者置管后进食易导致过敏的食物，引起患者全身皮肤过敏，置管处的局部皮肤亦出现过敏。

2）临床表现：症状轻者，仅有皮肤发红、发痒；中度者，表现为皮肤发红、痛痒伴皮疹；严重者，表现为红肿、水疱、皮肤破损，最终导致拔管。

3）预防及处理

（1）置管前，先详细了解患者的过敏史。根据患者有无过敏史，选择相应的敷贴。

（2）置管后，告知患者所居环境应温、湿度适宜，宜在阴凉通风处休息、活动，夏天尽量避免户外活动，以免出汗过多。携带 PICC 导管患者洗澡时用保鲜膜包裹局部，以保护贴膜，防止局部受潮。洗澡时间不宜过长，穿刺侧肢体不宜冲洗，贴膜周围的皮肤可以用温水毛巾轻轻擦拭，若贴膜潮湿、污染，应及时至医院更换。指导患者穿宽松、柔软、棉质衣物，避免抓、挠，以防抓破皮肤。

（3）置管后，注意饮食护理。病情允许的情况下，鼓励患者多饮水，进清淡易消化饮食，忌辛辣、刺激性饮食，避免进食海鲜类食物，如对莴苣、山药、竹笋、芒果等蔬菜水果过敏者，应避免进食。

（4）如患者出现局部过敏反应，先揭开敷贴，生理盐水清洁皮肤，碘伏常规消毒，地塞米松注射液外涂患处。轻度过敏，隔日换药 1 次，停止使用引起过敏的敷贴，具有抗过敏成分的 3 MHP 透明贴；中、重度过敏者，每日换药 1 次，使用多爱肤超薄敷料外贴。同时注意患者的心理护理，主动关心患者，给予心理疏导，分析过敏发生的原因及应对措施，鼓励患者适当参加一些有兴趣的活动，分散其注意力，减轻患者心理负担。

（5）如过敏严重的患者，可给予中药治疗。即每天以野菊花、金银花各 15 g 煎水分次口服，具有清热、消肿散毒的作用，可促进过敏物质的排出。

七、拔除

PICC 导管比 CVC 发生静脉炎的危险性低。PICC 导管的平均置管时间每个医院的实际情况不一，报道留置时间不一，时间 54～123 天，有的患者在没有并发症的情况下，保留至 1 年，也有保留至 2 年的报道。

每天对置管部位评估，如出现静脉炎、皮肤过敏、局部感染征象等应立即采取有效措施及时处理，将伤害降低到最小。

（一）拔管指征

1）根据美国 INS 输液治疗护理实践标准，双向血培养阳性，确诊导管感染所致败血症，需迅速拔管。

2）静脉炎经处理后症状（包括条索状、红肿、疼痛）无改善，并加重，可见脓性分泌物，或出现导管相关性感染体征时，需考虑拔管。

3）怀疑导管感染，在无菌状态下将导管尖端剪下 5～6 cm，放置在无菌培养杯内做细菌培养，并记录撤出导管长度。

4）患者的治疗完毕，原则上不再保留导管，立即拔除。

5）如果导管出现断裂、沙眼样漏液、血栓、导管堵塞，通过溶栓等处理，不能再通，也应该立即拔出。

6）移位的导管不能调整至适宜位置，应拔除导管。

（二）拔管方法

1）操作者戴手套。

2）轻轻去除胶布及透明敷贴。

3）用 5 ml 空针回抽 1～2 ml 血（避免导管尖端附着的纤维蛋白鞘脱落，形成血栓）。

4）缓慢抽出导管（拔管时不能在穿刺点上用棉签加压），导管全部拔出后再用无菌棉签加压止血。

5）碘伏消毒穿刺点。

6）拔除导管应注意预防空气栓塞，可用示指、中指压穿刺点至出血停止。

7）用无菌敷贴（无菌纱布）覆盖并按压 5～10 分钟。

8）导管拔出后，评估穿刺部位皮肤、血管、导管长度、导管状况，必要时采取护理措施，并记录于患者病历。

9）拔管时如遇阻力，嘱患者放松、深呼吸，休息、湿热敷手臂，手臂变换位置。

10）24 小时后去除无菌敷贴（无菌纱布）。

八、出院健康指导

1）告知患者每周须到医院维护导管 1 次（更换贴膜、冲管和输液接头）。

2）请勿使用带导管手臂提拿重物、做大幅度动作，避免出现导管脱出、渗血、断裂等情况。

3）洗澡时，请用保鲜膜包裹好带导管手臂，避免进水，发生感染，如洗澡后发现有进水现，请立即到医院更换贴膜，保证穿刺点无菌、干燥。

4）穿刺点处如发现有红、肿、热、痛等全身发热、不适现象，请及时到医院就诊。

静脉输液港植入技术

是将一种静脉输液装置即植入式静脉输液港（VPA），简称输液港，植入皮下以长期留置，保证长期静脉输液的技术。该静脉输液装置是留在体内的完全管通道系统。主要由两部分组成：一部分为注射座，置于皮下；另一部分是三向瓣膜式硅胶导管中心静脉。该输液装置使用期限长，可使用 19 年（按穿刺隔膜能让 19 G 的无损伤穿刺针穿刺1 000 次，蝶翼针连笔使用 7 天来计算）。可用于输注各种药物、补液、营养支持治疗、输血、血样采集等。

一、适应证和禁忌证

（一）适应证

1）需长期或重复静脉输注药物的患者。
2）外周血管穿刺困难的患者。
3）缺乏外周静脉通道。
4）可进行输血、采集血标本、输注胃肠外营养液、化疗药物等。

（二）禁忌证

1）任何确诊或疑似感染、菌血症或败血症的患者。
2）患者体质或体型不适宜植入式输液港。
3）确定或怀疑对输液港的材料有过敏的患者。
4）经皮穿刺导管植入法禁忌证
（1）严重的阻塞性肺疾病。
（2）预穿刺部位曾经放射治疗。
（3）预插管部位有血栓形成迹象或血管外科手术既往史。

二、静脉输液港植入技术穿刺操作规程

（一）评估

1）评估患者病情、年龄、意识、同侧肢体活动能力、输液港周围皮肤情况及治疗目的、用药史、过敏史等。

2）静脉用药的目的、药物的量、性质、作用及不良反应。

3）患者的对静脉输液港日常维护的认识、依从性及合作程度。

（二）用物

1. 治疗盘

内备治疗包1个，包内含：镊子、无菌换药盘、无菌剪刀、孔巾、无菌透明敷贴、无菌棉球（或棉块）、无菌纱布。输液港专用无损伤针、充满无菌生理盐水的10 ml 注射器、带有导管夹延长管、肝素帽、无菌（无粉）手套2 副、肝素盐水、生理盐水、5％碘伏、75％乙醇。

2. 输液泵等

输液泵（必要时）、输液架。

3. 治疗车下层

准备以下物品：污物桶3 个，一个放置损伤性废弃物（用过的注射器针头等），一个放置感染性废弃物（用过的注射器、棉签等），一个放置非感染性废弃物（用过的注射器、棉签等外包装）。

（三）环境准备

整洁、安静、光线充足或有足够的照明，按需要遮挡。

（四）操作步骤

1）同密闭式输液法。

2）协助患者取舒适卧位，暴露穿刺部位，评估穿刺部位皮肤情况，必要时使用表面麻醉剂。

3）戴手套，应用无菌技术。

4）将无损伤针接好延长管，用10 ml 注射器中的无菌生理盐水排气，然后夹闭延长管。

5）用75％乙醇棉球清洁、脱脂，以输液港为圆心，向外用螺旋方式擦拭，其半径为10～12cm，75％乙醇待干后，再用5％碘伏棉球消毒3 次待干。

6）更换无菌手套，铺孔巾。

7）用一手找到输液港注射座的位置，此手的拇指与示指、中指做成三角形，将输液港固定，确定此三指的中点。

8）将输液港拱起，轻柔地从输液港中心处垂直刺入穿刺隔（不要过度绷紧皮肤），

直达储液槽基座底部。

9）依实际情况确定纱布垫的厚度，将剪裁好的无菌纱布垫在无损伤针尾下方，用无菌透明敷贴固定无损伤针，并注明时间。

10）打开延长管夹子，抽回血，以确定针头位置无误。

11）用生理盐水脉冲方式冲洗输液港，夹住延长管并分离注射器，连接输液器，放开夹子输液，调节流速。

12）边接输液泵压力要小于 25 psi（1 psi = 6.89 kPa）。

13）观察注射部位有无渗血、渗液等渗漏现象。

14）输液完毕，拔除针头后，皮肤穿刺点按压止血，用无菌敷料覆盖。

15）脱手套，洗手并记录，按医疗垃圾分类处理废弃物。

16）向患者及家属解释日常护理要点并确认。

（五）注意事项

1）严格执行查对制度和无菌技术操作规范。

2）必须选择输液港专用的无损伤针头穿刺。

3）输注两种有配伍禁忌的药物之间或输液结束后进行冲管，可将输入的药物从导管腔内清除，防止药物间发生配伍禁忌或药物残留。每次输液结束后必须先进行冲管，然后封管。治疗间歇期进行输液港的维护，可防止血流回流，减少血管通路堵塞的危险。

4）根据患者的情况正确选用冲、封管液体，常用的封管液有：

（1）0.9% 氯化钠溶液。每次 10 ~ 20 ml，输液期间每隔 6 ~ 8 小时冲管 1 次；治疗间歇期每隔 4 周冲管 1 次。

（2）肝素稀释液。浓度为 100 U/ ml，每次用 2 ~ 5 ml，冲管后使用。

5）使用脉冲式冲管，正压封管法。冲管过程中发现推注不畅顺时，不能强行冲管，以免将血栓推进循环系统中，应查找原因，是否与体位有关、堵管等其他问题。

6）冲、封管过程中注意观察输液港座周围皮肤有无肿胀、疼痛；患者是否有寒战、发热等不适症状出现。

三、并发症的护理

（一）气胸或血气胸

主要发生在置港过程中，主要为穿刺过程中损伤胸膜或血管破裂出血所致。患者常表现为突发一侧胸痛，有时伴有背痛，呼吸困难，憋气、烦躁。

处理：应立即停止穿刺，给予镇痛、吸氧，酌情胸腔穿刺或闭式引流，必要时抗生素治疗。置港过程中应安慰患者，指导患者放松双肩，穿刺过程中避免咳嗽，上肢制动，同时注意观察患者呼吸情况。

（二）输液不畅或无法回抽的处理

输液不畅或无法回抽最常见的表现是回抽无回血或推注阻力很大，不能输液。

处理：明确蝶翼针是否完全穿过硅胶膜进入到港座底部，如怀疑是由于蝶翼针插到港体侧壁上或是蝶翼针插入过深或过浅导致，则应重新插入；如回抽仍无回血可能是导管末端贴于血管壁上，让患者活动上肢、咳嗽或改变体位，并可注入 5 ml 生理盐水，使导管头端漂浮于血管内，用 20 ml 注射器回抽若仍不成功，则可使用纤维蛋白溶解药物（如尿激酶 5 000 U/ml，3 ml 静脉注射 20 分钟后回抽，同法应用尿激酶 1~3 次）。如果导管发生堵塞，不应强行冲洗，因压力过大可能导致导管断裂。

（三）感染

感染包括局部表现和全身感染。

1. 局部感染

局部感染主要发生在穿刺部位、隧道和囊袋，局部红、肿、热、痛，甚至皮下积脓等。

处理：分泌物培养，局部感染部位用碘酒、乙醇消毒，更换敷料并可局部使用抗生素。

2. 全身感染

全身感染主要表现为发热、血白细胞计数升高等，此时需监测外周血与导管血培养，观察生命体征，输液港导管内应用抗生素，必要时全身应用抗生素。

预防：在输液港使用过程中，要严格执行无菌操作及输液港操作规程，进行输液港无损伤针穿刺前注意评估局部皮肤情况，输液前后严格消毒各连接处，长期输液者严格按要求更换，无损伤针每 7 天更换 1 次，每周更换 1~2 次敷贴，保持敷贴平整、干燥，固定良好。并注意观察局部皮肤有无红肿，认真听取患者主诉，有无发热等症状。

（四）港外漏

又称旋转综合征，指输液港座偏移原来位置发生倒置或裸露在皮肤外面，主要是由于患者皮下组织的松弛导致港座旋转脱离原来位置。

预防：手术医生根据输液港的型号分离皮下组织，掌握好皮下埋置的厚度，是可以预防的。护士穿刺前应仔细评估输液港注射座局部皮肤及其形状，如发现皮肤较薄或皮肤异常时停止使用输液港，通知医生，及时处理，可以给予二次缝合或更换港座置入部位。

（五）导管夹闭综合征

导管夹闭综合征主要是由于导管经锁骨下静脉穿刺置管时进入第 1 肋骨和锁骨之间狭小间隙，受第 1 肋骨和锁骨挤压而产生狭窄或夹闭而影响输液，持续的夹闭活动最终可致导管破损或断裂。导管发生不全断裂，锁骨区域会有液体外渗而引起肿胀和不适，多数表现为液体不滴或滴速减慢，只有患者在胳膊或肩部上抬或保持某种体位时方可输液；导管完全断裂，可表现为无法抽回血，并推注困难，断裂的末端导管可能会脱落至右心房从而引起突发胸痛，甚至危及患者生命（表 8 - 1）。

表 8 - 1　导管夹闭综合征分级及处理方法

分级	处理方法
0 级：导管无压迫	无须处理
1 级：导管有轻微压迫，但不伴有管腔狭窄	3 个月复查胸片，监测有无发展到 2 级夹闭综合征的表现
2 级：导管有压迫，同时伴有管腔狭窄	应考虑手术取出导管
3 级：导管破损或断裂	立即手术取出导管

预防：关键在于置港时远离锁骨和第 1 肋间的位置，或置港选择颈内静脉或其他静脉穿刺。

（六）液体外渗

输液港液体外渗可以发生在其任何部位，多见于导管与港座相连接处，与术中固定不牢固有关，从而导致导管锁脱落，连接点断裂。另外，输液过程中不正当的反复穿刺硅胶膜导致压力过大亦可导致连接部位液体外渗。还有导管头端纤维蛋白鞘形成，逐渐包裹整个输液港导管，造成输液时液体通过纤维蛋白鞘和导管之间腔隙反流导致液体外渗。

预防：由经过培训的医护人员进行输液港的植入及蝶翼无损伤针的穿刺，输液过程中注意观察输液港局部有无肿胀、疼痛，液体有无外渗，询问患者有无憋胀感，如怀疑液体外渗时应立即停止输液，行 X 线胸片检查是否异常，防止输液港外渗。

（七）导管脱落或断裂的预防与处理

1. 预防
1）应使用 10 ml 以上注射器，执行各项推注操作。
2）应正确实施冲、封管技术。
2. 处理
1）出现导管脱落或断裂时，应立刻通知医生，并安抚患者。
2）医生根据患者的具体情况采取不同方法，修复或将断裂的导管拔除。

四、健康指导

1）告知患者按期维护，静脉输液港的维护应由经过专门培训的医护人员进行。
2）教会患者自行观察输液港注射座周围皮肤情况，保持局部清洁干燥，注意观察输液港位置，港体植入处周围皮肤有无肿胀及分泌物，如有异常应及时就诊。
3）植入部位不能以重力撞击，以免港体移位、翻转或损伤。
4）避免做可能引起港体周围皮肤张力增大的运动，如上肢的外展及扩胸运动；插针后避免剧烈活动，以防插针脱出、移位。

5）植入输液港的患者不能接受 MRI 检查。

（薛明）